Second Edition

프리미어 내과

The Essence of Internal Medicine

PREMIER INTERNAL MEDICINE

Second Edition

프리미어 내과

The Essence of Internal Medicine

PREMIER INTERNAL MEDICINE

프리미어 의학연구회

Volume 4

고려의학

Volume 1
순환기학
Cardiovascular Diseases

Volume 1
호흡기학

Respiratory Diseases

Volume 2

소화기학

Gastroenterology

Volume 2
소화기학
Gastroenterology

Volume 2
내분비학
Endocrinology

Volume 3
신장학

Nephrology

Volume 3
혈액종양학
Oncology and Hematology

Volume 3
혈액종양학

Oncology and Hematology

Volume 4
감염학

Infectious Diseases

Volume 4
류마티스학

Rheumatology

Volume 4
알레르기학

Allergy

프리미어 내과

The Essence of Internal Medicine

PREMIER INTERNAL MEDICINE

감염

Infectious diseases

감염학

Infectious Diseases

1

Introduction to Infectious Diseases

감염학 총론

서론 (introduction)

A. 감염(infection)이란?

· 원인 미생물(pathogen)이 tissue(또는 body)를 invasion해서 발생한 병적인 상태

B. 감염질환에 영향을 주는 3가지 요소

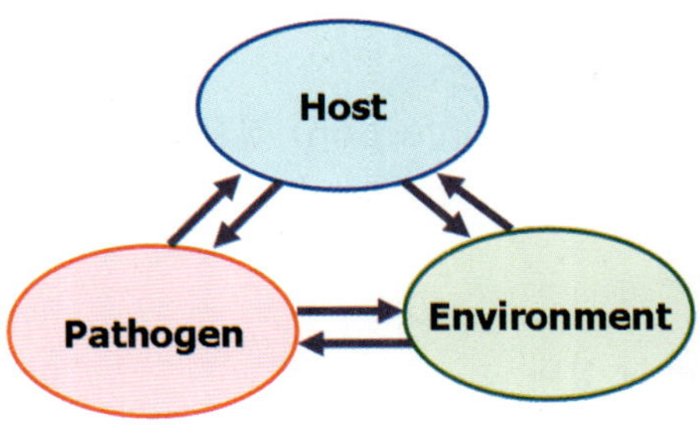

Figure 1-1 감염병의 3요소.
감염병은 숙주, 원인미생물, 환경의 상호영향에 의해 발생한다.

C. 현재 감염질환의 역학적 특징

1. Pathogen의 특징

(1) **항균제 내성 증가** : 항생제의 비약적인 발전으로 곧 감염질환은 과거의 유물이 될 것이라 생각한 학자들도 있었으나 이미 다양한 resistance가 증가하고 있는 실정

① PRSP : 우리나라에서는 *S. pneumoniae*의 80%가 penicillin에 대해 중등도 이상의 내성을 보이고 있음.

② MRSA (methicillin resistant *S. aureus*)

③ VRE (vancomycin resistant enterococcus)

④ VISA (vancomycin intermediate resistant *S. aureus*)

⑤ ESBL (extended spectrum beta-lactamase) 생성 *E. coli*, *K. pneumoniae*

⑥ Imipenem resistant *E. coli* 등

(2) 새로운 감염질환의 출현 (**emerging infectious disease**) : HIV, SARS, 조류 독감

(3) 과거 사라졌던 전염병이 다시 나타나는 경우(re-emerging infectious diseases)도 있다. eg, *P. vivax* malaria : 우리나라에서 없어졌다가 1993년 이후 다시 나타남

(4) 해외 유입 전염병의 증가 : 세계 각국과 교류가 늘어나면서

(5) 과거 non-infectious agent로 생각하였던 것들이 infectious organisms으로 확인되기도 eg, *H. pylori*

(6) 다른 질환의 원인으로 새롭게 부각되기도 한다.

① HPV : uterine cervix cancer

② HHV-8 : Kaposi's sarcoma

③ EBV : Hodgkin's lymphoma

④ Chlamydia : Atherosclerosis

(7) 면역저하환자가 증가하면서 기회감염 (opportunistic infection) 질환 증가

① PCP ← HIV

② CMV ← organ transplantation

③ Aspergillosis ← 항암 치료 후 neutropenia 상태

(8) 생물테러 (bioterrorism) : 미생물을 무기로 사용하는 것(**Table 1-1**)

Table 1-1 생물테러에 이용될 수 있는 미생물들 (미국 CDC category) : A, B, C 순으로 위험

Category A	Category B
① Anthrax (*Bacillus anthracis*)	Brucellosis
② Smallpox (Variolar major)	Melioidosis (*Burkholderia pseudomallei*)
③ Botulism (Clostridium botulinum toxin)	Q fever
④ Plague (Yersinia pestis)	Food/water safety threats : Salmonella, Shigella, EHEC(O157:H7), *V. cholerae* 등
⑤ Tularemia (*Francisella tularensis*)	Viral encephalitis : western equine virus 등
⑥ Viral hemorrhagic fevers : Ebola, Marburg 등	기타 : Glanders (*B. mallei*), Psittacosis, Typhus fever, Staphylococcal enterotoxin B 등
	Category C
	: Emerging infectious diseases (SARS 등)

* 생물테러에 적합한 미생물의 조건
① 병원성이 강해야 : high morbidity, mortality
② 사람간 전파 (person-to-person transmission) 가능해야
③ 적은 양의 폭로로도 감염력이 높아야 (highly infective)
④ 신속한 진단이 어려워야
⑤ 효과적인 예방수단 (eg, vaccine) 구하기 어려워야

2. Host의 특징

(1) 면역저하 환자의 증가 : HIV, 항암치료, 장기이식, glucocorticoid use

(2) 만성 질환자의 증가 : 당뇨병, 결합조직 질환, 염증성 장질환, 죽상경화 등

3. Environment의 특징

(1) **병원 감염 (hospital-acquired infection) 증가**

① **지역사회 감염(community-acquired infection)과 병원체의 종류가 다르다.**

② **Medical care가 infection의 위험을 증가시키는 까닭**

〈1〉 **입원기간 동안 pathogen과 contact하게 됨**

〈2〉 **Protection barrier(피부, 점막)의 손상: IV catheter, surgical procedure**

〈3〉 **Foreign body 삽입**

〈4〉 **Antibiotics 사용에 따른 normal flora의 변화**

〈5〉 **Immunosuppressive agent 사용 등으로 immunity 저하**

(2) 새로운 치료법의 등장

① 새로운 antimicrobials

② Activated protein C : sepsis 등

D. Host factor와 관련된 감염질환

1. Nonspecific immunity

Table 1-2 Nonspecific immunity 저하와 관련된 감염질환.

면역력 저하	질병	호발 감염
Impaired cough	Rib fracture, N-M dysfunction	**Pneumonia** pathogens (*S. pneumoniae* etc.)
Gastric acidity loss	H_2 blocker, Achlorhydria	*Salmonella spp.*, Enteric pathogens
Loss of intact skin	Penetrating trauma **Burn** IV catheter	**Staphylococcus, Streptococcus** ***Pseudomonas aeruginosa*** *S. aureus*, CNS, Streptococcus, G(-) rods
Implantable device	Heart valve Artificial joint	Streptococcus, CNS, *S. aureus* Staphylococcus, Streptococcus, G(-) rods
Normal flora loss	**Antibiotics use**	***C. difficile*, Candida**
Impaired clearance **Poor drainage** **Abnormal secretions**	 UTI Cystic fibrosis	 *E. coli* *P. aeruginosa*

2. Inflammatory response

Table 1-3 Inflammatory response 저하와 관련된 감염질환.

면역력 저하	질병	호발 감염
Neutropenia	Hematologic malig., AA, MDS, **Cytotoxic chemotherapy**	**G (-) rods, *P. aeruginosa*, *S. aureus*,** **Candida, Aspergillus**
Chemotaxis	Chediak-Higashi syndr., Job's syndr., Protein-calorie malnutrition, Leukocyte adhesion defects 1,2	*S. aureus*, *S. pyogenes*, *H. influenzae*, G(-) bacilli Skin/systemic bacterial infection, gingivitis
Phagocytosis ↓	SLE, CML, Megaloblastic anemia	*S. pneumoniae*, *H. influenzae*
Splenectomy	-	Encapsulated bacteria (*H. influenzae*, S. pneumoniae, *N. meningitidis*), *Capnocytophaga spp.*, *Babesia microti*
Microbicidal activity ↓	**Chronic granulomatous disease** Chédiak-Higashi syndrome INF-γ Rc defect, IL-12 deficiency, IL-12 Rc defect	**Catalase-negative** bacteria/ fungi : Staphylococci, *E. coli*, *Klebsiella* spp., *P. aeruginosa*, Aspergillus, Nocardia *S. aureus*, *S. pyogenes* *Mycobacterium spp.*, *Salmonella spp.*

3. Innate immunity

Table 1-4 Innate immunity 저하와 관련된 감염질환.

면역력 저하	질병	호발 감염
Complement system		
C3	Congenital liver ds., SLE, Nephrotic syndr.	*S. aureus*, *S. pneumoniae*, *Pseudomonas spp.*, *Proteus spp.*,
C5	Congenital defect	*Neisseria spp.*, G(-) rods
C6, C7, C8	Congenital defect, SLE	*N. meningitidis*, *N. gonorrhoeae*
Alternative pathway	Sickle cell disease	*S. pneumoniae*, *Salmonella spp.*
Toll-like Rc 4 (TLR4)	Congenital	G(-) bacilli
INF 1 Rc-associated kinase(IRAK) 4	Congenital	*S. aureus*, *S. pneumoniae*
Mannan-binding lectin	Congenital	*N. meningitidis*

4. Adaptive immunity

Table 1-5 Adaptive immunity 저하와 관련된 감염질환.

면역력 저하	질병	호발 감염
T-cell	Thymic aplasia, Hodgkin's ds., Sarcoidosis, Lepromatous leprosy	Listeria, *Mycobacterium spp.*, Candida, Aspergillus, HSV, VZV, *C. neoformans*
	AIDS	***Pneumocystis carinii*, CMV, HSV, MAC, *C. neoformans*, Candida**
	Mucocutaneous candidiasis	Candida
	Purine nucleoside phosphorylase deficiency	Fungi, Viruses
B-cell	Bruton's X-liked agammaglobulinemia	***S. pneumoniae***, other streptococci
	Agammaglobulinemia, CLL, MM	***H. influenzae*, *N. meningitidis***, *S. aureus*, *K. pneumoniae*, *E. coli*, *Giardia lamblia*, Pneumocystis, Enteroviruses
	Selective IgM deficiency	*S. pneumoniae*, *H. influenzae*, *E. coli*
	Selective IgA deficiency	*G. lamblia*, Hepatitis virus, *S. pneumoniae*, *H. influenzae*
Mixed T/B	Common variable hypogammaglobulinemia	*Pneumocystis carinii*, CMV, *S. pneumoniae*, *H. influenzae*
	Ataxia-telangiectasia	*S. pneumoniae*, *H. influenzae*, *S. aureus*, Rubella virus, *G. lamblia*
	Severe combined immunodeficiency	*S. aureus*, *S. pneumoniae*, *H. influenzae*, *Candida albicans*, Pneumocystis, VZV, Rubella virus, CMV
	Wiskott-Aldrich syndrome	Agents of infections associated with T-/B-cell abnormalities
	X-linked hyper-IgM syndr.	Pneumocystis, CMV, Cryptosporidium

E. 감염질환의 전파 경로 (mode of transmission)

(1) Respiratory

① **Aerosolized droplets** : 감염자의 sneezing, cough 등에 의한 직접 접촉 전파
→ 대부분의 respiratory infections, mumps, rubella 등

② **Airborne transmission** : 〈 **5μm**의 작은 aerosol은 공기중을 일정기간 떠다닐 수 있어 (이를 'airborne droplet'이라 한다) 직접 접촉이 없었던 host에 전파 가능
→ 물론 직접 접촉으로도 전파 가능하다.

* Airborne transmission이 가능한 감염질환

① **TB**

② Anthrax

③ **Chickenpox**

④ Smallpox

⑤ **Measles**

⑥ Influenza

⑦ SARS ?

(2) Gastrointestinal : fecal-to-oral transmission

① Acute diarrheal diseases : Shigella, Salmonella, EHEC, Rotavirus, Norovirus

② HAV 등

(3) Sexually transmission

① STIs : *T. pallidum* (syphilis), *N. gonorrhoeae*, *C. trachomatis*, HIV, HBV, HCV, HPV, HSV-2, Molluscum contagiosum virus, *Trichomonas vaginalis* 등
→ 신장학 Chapter 16 참조

② HAV도 oral sex 형태로 감염 가능

(4) Vertical transmission : maternal-to-fetal

① HIV

② HBV 등

(5) Blood-borne transmission

① HBV

② HCV

③ HIV 등

감염학

발열 환자에 대한 접근 (approach to febrile patients)

A. 발열(fever)과 고체온(hyperthermia)

1. 체온

(1) **Fever란?** Oral temperature 기준으로 **오전에 〉37.2°C, 오후에 〉37.7°C에 해당하는 체온**

(2) Hyperpyrexia : 체온 〉 41.5℃ → tissue damage 일으킬 수 있다.

← ① Severe infection

② Hypothalamic disorder/cerebral hemorrhage

③ Hyperthermia (fever와 구별하며 아래 참조)

(3) Diurnal variation

① 하루중 체온의 정상 variation : 0.5℃ (6 am에 가장 낮고 4~6 pm에 가장 높음)

② Febrile illness 회복기에는 1.0℃까지 variation의 폭 커질 수도

(4) Pregnancy, ovulation, postprandial 때도 체온 상승(+)

(5) 체온 측정 방법

① **Rectal temperature는 oral temperature보다 0.4°C 더 높다.**

② Tympanic membrane temperature(고막 체온계)는 간편하지만 보다 variable

③ Lower esophageal temperature : core temperature를 근접 반영

④ Axillary는 reproducibility 떨어진다.

2. 발열(fever) : hypothalamic set point ↑ 에 따른 체온의 상승

(1) 발열의 발생기전 (**Figure 1-2**)

* 열 방출 조절의 대표적인 신체 반응

열 방출 ↓ : 오한(chill, ← peripheral vasoconstriction), 옷입기 등

열 방출 ↑ : sweating

cf. 개(dog)는 sweat glands가 거의 없어 헐떡거림으로써 열을 방출한다.

열 생성 ↑ : 떨림(shivering), non-shivering hepatic thermogenesis

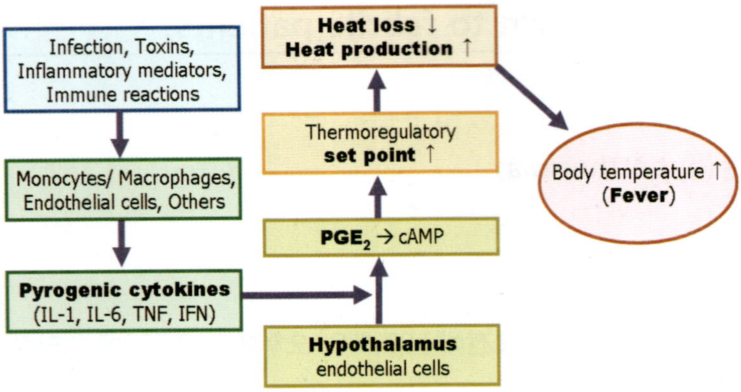

Figure 1-2 발열의 발생기전. Fever는 hypothalamus thermoregulatory set point의 상승에 의한 것이다. IL-1,6, TNF, IFN α와 같은 'pyrogen'이 만들어지는 모든 상황에서 fever가 생길 수 있다. Infection, inflammation 때 macrophage와 endothelial cell은 pyrogenic cytokine을 생성하며 이는 hypothalamus의 endothelial cell을 자극하여 PGE_2를 만들어낸다. PGE_2는 cAMP를 증가시키고 이에 의해 hypothalamus의 thermoregulatory set point가 상승한다. 높아진 set point로 체온을 끌어올리기 위해 신체는 열 방출(heat loss)을 줄이고 열 생성(heat production)을 증가시키며 이에 따라 fever가 발생한다.

(2) 원인 질환 : IL-1,6, TNF, IFN과 같은 'pyrogen'이 만들어지는 모든 상황

… Infection, inflammatory diseases, tumor 등

→ 임상에서는 대개 "이 fever의 원인 질환이 infection인가 아닌가?"가 촛점이 된다.

* IL-1, 6, 12, TNF를 suppression하는 anti-cytokine therapy 시는 fever masking

3. 고체온 증후군 (hyperthermia syndromes)

(1) **Heat stroke**

① Exertional : 고온다습 날씨에서 운동하던 젊은이 ← 발생한 열을 땀으로 다 발산하지 못해

② Non-exertional : anti-cholinergics (eg, anti-histamines), anti-Parkinsonian drugs, diuretics, phenothiazines

(2) **Neuroleptic malignant syndrome (NMS)** : schizophrenia drugs (eg, haloperidol)

(3) **Malignant hyperthermia** : 수술 중 succinylcholine 사용과 관련

(4) Drug-induced hyperthermia : amphetamines, cocaine, phencyclidine, methylenedioxymethamphetamine ('ecstasy'), LSD, salicylate, Li, anti-cholinergics, sympathomimetics

(5) Serotonin syndrome : SSRIs, MAO inhibitors, TCA

(6) **Endocrinopathy : thyrotoxicosis, pheochromocytoma**

(7) CNS damage : cerebral hemorrhage, status epilepticus, hypothalamic injury

B. 발열 환자에 대한 접근 (approach to febrile patients)

1. 병력청취 (history taking)

(1) 증상 (symptoms)

① 호소하는 증상 외에도 systemic review를 잘 해야.

② Onset, duration → acute vs. subacute vs. chronic ?

(2) Underlying diseases, Hospitalization history → community vs. hospital acquired?

(3) Drug history, surgical, dental procedure

(4) Occupational history : exposure to animals, toxic fumes, potential infectious agents 등

(5) 여행력이나 거주지의 특성 eg, 휴전선 부근(말라리아), 남부지방 들판(리켓치아)

(6) Dietary history

eg, 바다 날 생선, 굴(*Vibrio vulnificus*), 민물회(*P. westermani*), 덜익힌 햄버거 (EHEC) 등

(7) Family history eg, 결핵

2. 신체검진 (physical examination)

(1) 발열의 양상 (**Table 1-6**)

① Intermittent vs. Remittent … 주로 '하루 중 변화'에 대한 용어

· Remittent fever : 체온의 변화는 있으나 정상 체온까지는 떨어지지 않는 형태

· Intermittent fever : 발열 상태에 있다가 정상으로 내려가는 경우가 있는 형태

② Continuous vs. Relapsing … 어느 '기간내 변화'에 대한 용어

· Continuous fever : 기간 내 발열 상태가 지속되는 경우

· Relapsing fever : 발열 상태와 정상 상태를 되풀이하는 체온 변화의 형태

* 'Relapsing fever'는 *Borrelia* infection의 명칭이기도 함.

*** Infection 있어도 normo-/hypothermia를 보일 수 있는 경우**

① Newborn ② Elderly ③ CRF

④ Drugs : Glucocorticoid, NSAIDs, anticytokine therapy

⑤ Septic shock : 이 때 저체온은 나쁜 예후 인자

Table 1-6 발열 양상에 따라 의심할 원인 질환.

발열 양상	원인
Continuous 'undulating fever'	Typhoid fever, Brucellosis
Relapsing pattern	
Tertian (하루 걸러 하루 열이 남)	*P. vivax*, *P. ovale*
Quartan (이틀 걸러 하루 열이 남)	*P. malariae*
4~6일 계속 열 나다가 9~10일쯤 정상이다 다시 열 나	Relapsing fever
3~10일 계속 열 나다가 3~10일 정상	Pel-Ebstein fever (Hodgkin's disease)

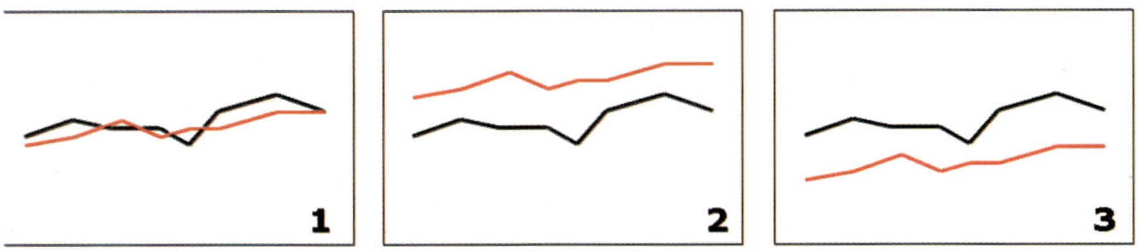

Figure 1-3 Vital sheet에서 체온과 심박수 그래프. (— : 체온, — : 심박수)
(1) 정상 : 체온과 심박수 그래프는 vital sheet 상에서 비슷한 위치에 그려진다.
(2) Relative tachycardia : 체온에 비해 심박수가 빨라 그래프끼리 간격이 생긴다.
(3) Relative bradycardia : 체온에 비해 심박수가 느려 그래프끼리 간격이 생긴다.

(2) 심박수 (heart rate)

- 심박수는 13~15%/ 1℃ 정도로 체온과 같은 방향으로 움직인다. 'Vital sheet'에서 심박수와 체온은 꺾은선으로 거의 같은 높이에 그려진다(Figure 1-3).
- 심박수와 체온 사이에 간격이 벌어지는 경우
  ① Relative tachycardia : non-infectious diseases, toxin-mediated diseases
  ② Relative bradycardia : Infectious diseases(typhoid fever, brucellosis, rickettsia, 일부 viral diseases), IICP가 동반된 meningitis, cardiac conduction abnormality, medication, cancer, drug fever, factitious fever

(3) 주의깊은 신체검진 (careful physical examination)

① Rectal, pelvic, skin, gingiva도 잘 봐야

② '가을성 열성 질환' … eschar 주의 깊게 찾는다.

3. 검사소견 (laboratory findings)

(1) **미생물학 검사 (microbiologic test)**

① **Blood culture :** 단순한 viral infection 이상의 **중증도를 보이는 감염질환이 의심될 때**

② **Urine culture : UTI가 의심될 때**

③ **Sputum exam.** (bacterial smear/ culture, AFB smear, Mycobacterial culture)
: **Pneumonia 또는 pulmonary TB가 의심될 때**

④ **CSF exam : meningitis 의심될 때** (meningismus, severe headache, altered mental status)

⑤ **Stool exam & culture : community acquired acute diarrheal disease에서** 시행

(2) 생화학적 검사 (biochemical tests)

① CBC

a. PBS

- Juvenile/band form, toxic granulations, Dohle bodies → bacterial infection 시사
- Malaria
- Atypical lymphocytes : EBV, CMV, HIV, rubella, varicella, measles, viral hepatitis, serum sickness, toxoplasmosis

b. Neutrophilia : infection, inflammation, glucocorticoid use 시사

c. Neutropenia : Typhoid fever, Brucellosis, viral infections (parvovirus B19 etc.), drug reaction, SLE, BM infiltrative diseases (leukemia, lymphoma)

d. Lymphocytosis : Typhoid fever, Brucellosis, TB, viral diseases

e. Monocytosis : Typhoid fever, Brucellosis, TB, Lymphoma

f. Eosinophilia : Hypersensitivity drug reactions, Hodgkin's ds., Adrenal insufficiency

② Chemistry : e', glucose, BUN/Cr, liver panel

③ Acute phase reactant : CRP 등

④ Urinalysis

⑤ Stool exam.

⑥ 기타 : BM, joint fluid, abnormal body fluid

(3) Chest x-ray

C. 감염질환의 진단 (diagnosis)

1. Infectious disease를 시사하는 소견들 (정말 감염병인가?)

(1) **환자가 힘들어하고 비교적 높은 BT ± chill, shivering** ··· non-infectious cause의 fever보다 비교적 높은 체온으로 set point가 올라가며 이를 위해 열손실을 줄이고 열생산을 늘리는 신체반응이 나타남.

(2) BT 상승을 좇아 HR도 상승한다 ... 그렇지 못한 경우를 'relative bradycardia'라고 하며 typhoid fever와 같은 감염질환에서도 나타나지만 대개 infection은 HR도 좇아 올라간다.

(3) **Infection focus로 의심될 만한 병변이 있다** ... 물론 FUO도 있지만 대개 focus를 찾을 수 있다.

(4) **Sepsis, SIRS** 소견이 있는 경우 : 아래 내용 참조

(5) ESR 또는 CRP 상승 등

2. 패혈증 (sepsis)

(1) **Bacteremia (균혈증) : 혈액에 세균이 존재하는 것** ... 'blood culture 양성'

(2) Septicemia : 혈액에 microorganism 또는 microorganism의 toxin이 존재

(3) **SIRS (Systemic inflammatory response syndrome) : 2 of**

① **BT 〉 38°C or 〈 36°C**

② **RR 〉 24/ min.**

③ **HR 〉 90/ min.**

④ **WBC 〉 12,000/uL *or* 〈 4,000/μL *or* Band 〉 10%**

(4) **Sepsis : Infection에 의한 것으로 증명되었거나 의심되는 SIRS**

(5) **Severe sepsis (=sepsis syndrome) : Sepsis + 1 of organ dysfunction**

① Cardiovascular

: Arterial SBP ≤ 90 mmHg *or* mean arterial pressure (MAP) ≤ 70 mmHg
← IV fluid를 주면 BP가 반응하여 상승함

② Renal : adequate fluid resuscitation*에도 불구하고 urine output 〈 0.5 mL/kg for 1h

③ Respiratory : $PaO_2/FiO_2 \leq 250$ (lung이 유일한 dysfunctional organ일 때는 ≤ 200)

④ Hematologic : Platelet 〈 80,000/μL 또는 지난 3일간 최고값에 비해 50% 감소

⑤ Unexplained metabolic acidosis

〈1〉pH ≤ 7.30 *or* Base deficit ≥ 5.0 mEq/L and

〈2〉Plasma lactate 〉 1.5 × upper normal limit

* Adequate fluid resuscitation

〈1〉PCWP ≥ 12 mmHg

〈2〉CVP ≥ 8 mmHg

(6) **Septic shock : Sepsis + Hypotension** → 순환기학 Chapter 8 참조

① Adequate fluid resuscitation에도 불구하고 1시간 이상 arterial SBP 〈 90 mmHg *or* 평소 BP보다 〈40 mmHg

② SBP ≥ 90mmHg, MAP ≥ 70 mmHg 유지하기 위해 vasopressors 사용해야 하는 경우

(7) Refractory septic shock : fluid나 vasopressor에도 불구하고 〉1시간 지속되는 septic shock

(8) Multi-organ dysfunction syndrome (MODS) : homeostasis를 유지하기 위해서는 intervention이 필요한 정도의 기능부전이 2개 이상의 장기에서 발생한 것

3. 감염 질환 진단의 3가지 요소

※ 정확한 진단은 3가지 요소를 다 설명할 수 있어야 한다.

(1) **해부학적 진단 (anatomical diagnosis)** : 해부학적으로 어떤 부위의 감염질환인가?

eg, Meningitis, Infective endocarditis, URI, Pneumonia, Osteomyelitis

(2) **임상적 진단 (clinical or syndromic diagnosis)** : 임상적으로 어떤 특징적인 상황, symptom, 그리고 sign을 보이는 감염병인가?

eg, Neutropenic fever, Catheter-related infection, Febrile seizure etc.

(3) **미생물학적 진단 (microbiological diagnosis)** : 어떤 pathogen에 의한 질환인가?

eg, ESBL, *E. coli*, MRSA, Typhoid fever, Brucellosis

※ 예컨대, gonococcal urethritis는

· Anatomical diagnosis : Urethritis

· Clinical diagnosis : STI (또는 urethritis)

· Microbiological diagnosis : *N. gonorrhoeae* infection

※이런 진단적 요소가 불분명할 경우, 특히 (3)이 불확실한 경우 '경험적인 진단'이라 말할 수 있다.

4. 미생물학적 진단법 (배양법)

(1) **혈액배양 (blood culture)**

a. 적응증 (indications) : 균혈증, 폐렴, 뇌수막염, 요로감염 등 중등증 이상의 감염질환 의심 시

b. 방법 (method)

① 채취 시기 : 짧은 간격을 두고 동시에 (simultaneously)

· 양성률 : fever spike 때와 관련성 불분명, 24 h 이내 간격으로 해도 차이 ×

· 여러 차례 검사 필요한 경우 : continuous bacteremia 확인이 필요할 때

eg, infective endocarditis, catheter-related infection 의심될 때

② 채취 갯수와 양 : 서로 다른 정맥천자 부위 × **2~3쌍 (한 site 당 20~30 mL**)

③ **피부 소독** (venipuncture site disinfection)

· Glove를 반드시 착용 : disinfection 후 맨 손으로 절대 site 만지지 않는다.

· 먼저 70% alcohol로 site와 bottle 입구 cleansing → 마를 때까지 기다려

· Disinfectant : **iodine tincture**, **chlorhexidine gluconate** (CLSI guideline)

· 30초 동안 기다려야 효과 있어　cf. iodophors는 1.5~2분

· 검사 뒤는 70% alcohol로 닦아 내야 (∵ iodine 남으면 화학적 피부 손상)

cf. chlorhexidine은 닦아낼 필요 없으나 생후 2개월 미만에서는 금기

④ 각 bottle을 upright 상태에 놓고 각각 **10 mL** 이상씩 담는다. *

· **BHI (brain-heart infusion) : aerobe**

· **Thioglycolate : anaerobe**

* Sampling 뒤에는 clotting 방지 위해 부드럽게 아래위로 뒤집어 준다.

c. 배양 (cultivation) : 최소 1주일

· **HACEK, fungi 등 배양기간 긴 미생물이 의심될 경우 배양기간 연장 필요**

· CMBCS (continuous-monitoring blood culture system) : 균이 자라 CO_2를 만들어내면 이를 detect하여 알려줌.

d. 해석 (interpretation) : True pathogen vs. Contamination ?

① Blood culture 1쌍에서 균이 자랐을 때 true bacteremia의 가능성

· 가능성 〉 90% : *S. aureus, S. pneumoniae, E. coli, P. aeruginosa, C. albicans*

· 가능성 꽤 높은 경우 : *Streptococcus pyogenes, Streptococcus agalactiae, Listeria monocytogenes, Neisseria meningitidis, Neisseria gonorrhoeae, Haemophilus influenzae, Bacteroides fragilis, Candida spp. other than C. albicans, Cryptococcus neoformans, Clostridium spp.* other than *C. perfringens*

② **Blood culture 1쌍에서 (+)일 때 contamination 가능성이 많은 균**

〈1〉*Corynebacterium spp.*

〈2〉*Bacillus spp.* other than *B. anthracis*

〈3〉*Propionibacterium acnes*

〈4〉**CoNS** (*S. epidermidis* 등)

〈5〉*Clostridium perfringens*

〈6〉*Aerococcus*, *Micrococcus*

* 단, 이들 균들도 2쌍 이상에서 자랐을 경우는, 특별히 오염 가능성이 높지 않다면 (한번 sample해서 나누어 담는 등), 실제 pathogen일 가능성도 고려해야 한다.

(2) 호흡기 검체 배양

a. 인후 도말 (throat swab)

① 방법 (method) : 환자에게 '아' 소리를 내게 하고 설압자로 혀를 누른 상태에서 면봉으로 uvula 뒤 tonsillar pillar 사이를 도말한다.

② 적응증 (indications) : pharyngitis의 원인균 확인 … 구강 상재균 감별해야

③ ***S. pyogenes*** 검출이 주 목적이며 influenza 등 viral culture도 할 수 있다.

b. 객담 (sputum) 검사

① **적응증 (indications) : 폐렴(또는 호흡기 결핵)이 의심될 때**

… 폐렴이 의심되지 않는 상태에서 객담 검사를 시행할 경우 수많은 구강 상재균, 집락화(colonization)된 균과 감별하는 것이 매우 어렵다.

※ 구강 상재균 (throat normal flora) : Streptococci, CoNS, Neisseria, Lactobacillus, Corynebacterium, Micrococcus, Enteric G(-), Anaerobes 등

② 방법

- 큰 기침을 하여 무균통에 객담을 받는다.
- 침이나 코분비물과는 다르다는 것을 환자에게 이해시켜야 한다.
- 아침에 일어나 양치 후 밤새 기도에 쌓여있는 객담을 얻는 것이 좋다.
- 검사실에 즉시 보낼 수 없는 경우 냉장 보관한다.

③ **적절한 검체 (adequate specimen)**

: Epithelial cell 〈 10/ LPF (×100), WBC 〉 25/ LPF → '침'이 아닌 '가래'

c. 기타 : TTA (transtracheal aspirate), BAL (bronchoalveolar lavage) 등

(3) 요 배양 (urine culture)

a. 적응증 (indications) : 요로 감염 (UTI, urinary tract infection) 의심될 때

b. 방법 (method)

- 환자의 요도 주위를 비눗물로 씻은 다음 **중간뇨** 10mL를 무균용기에 받는다.
- 중간뇨를 받지 못하거나 무균 조작이 필요한 환자는 catheter를 사용한다.

c. 해석 (interpretation) : 세균뇨 (bacteriuria) 〉 10^5/CFU → "감염", 〈 10^3/CFU → "오염"

(4) 뇌척수액 검사 (CSF exam)

a. 적응증 (indications) : 뇌수막염(meningitis)이 의심될 때

b. 방법 (method)

- 요추천자 (lumbar puncture) : 대개 L3~L4 사이
- 미생물 검체는 두번째 이후 bottle로 받는다
  ∵ 첫번째 bottle은 skin contamination 가능성도 고려해서
- 검사항목 : C/C, D/C, pressure, smear/culture, Latex agglutination

5. 감염 질환의 경험적인 진단 (Figure 1-4)

· 확진이 되지 못한 경우 경험적으로 어떤 미생물에 의한 질환인지를 판단해야 한다.

(1) Anatomical diagnosis : 가장 보편적인 첫 접근 방법이다. 그러나, 중환자에서 또는 병원 획득 감염 등에서는 불분명한 경우가 많다.

(2) Acute vs. subacute vs. chronic ?

* **우리 나라에서는 특히 chronic infection은 결핵을 의심해야**

(3) Community acquired vs. Nosocomial ?

(4) Bacterial vs. Viral vs. Fungal vs. Others ?

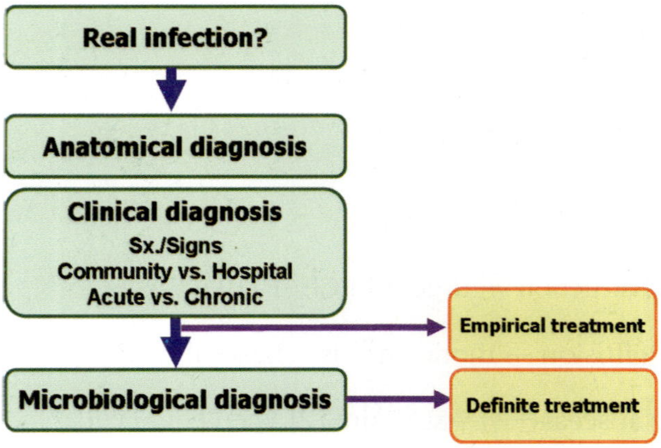

Figure 1-4
감염질환에 대한 접근법.

D. 치료 (treatment)

1. 많은 경우 '즉시' '적절한' antibiotics를 투여해야 한다.

(1) '즉시' : **경험적 진단 뒤 기본적인 culture만 하고 항생제를 바로 사용해야 하는 경우**

① **Bacterial meningitis** : CSF exam 늦어질 경우

② **Neutropenic fever**

(2) **'적절한' antibiotics란?**

① 위의 **C. 4.** 의 감별과정을 통해 **가장 가능성이 많은 원인균주를 target으로**

… 해당 지역사회의 data에 따른다.

② **해당 감염부위로 적절하게 delivery될 수 있으며**

· Abscess로는 aminoglycoside는 도달하지 못한다.

· Intracellular organism은 macrolide, quinolone이 적합하다.

· 각 장기에 excretion이 잘 되는 약제를 쓴다.

③ **그 지역사회의 항균제 내성을 고려하여 susceptible한 약제를 사용한다.**

* 이상의 ①, ②, ③을 만족하는 약제가 곧 'drug of choice'이다. **결국 'drug of choice'라고 알려져 있는 약제를 적절한 용법으로 쓰면 된다.**

2. '확진'이 이루어진 뒤에야 antibiotics를 투여하는 경우도 있다.

… 늦었다고 죽지 않는 감염병, culture 결과가 중요한 감염병

(1) Subacute bacterial endocarditis : "치과치료 후 1달동안 fever..." → 며칠 culture 더 기다린다고 그 사이에 죽지 않는다.

(2) Low virulent pathogen에 의한 infection eg, Enterococcus

(3) Tuberculosis

3. 감염병은 antibiotics으로만 치료하는 것이 아니다!!!

(1) Drainage : 고여서 썩은 물은 빼주지 않으면 악화된다.

(2) Acute cholangitis with CBD obstruction → urgent ERCP/ PTBD

(3) Complicated parapneumonic effusion → thoracentesis/ chest tube

(4) Abscess → I & D 예외) lung abscess는 함부로 drain하지 않는다.

(5) Surgical intervention : 필요할 경우 적극적으로!!!

① Complicatedinfective endocarditis

② Localized MDR TB

③ Complicated necrotizing pancreatitis

④ Acute cholecystitis

⑤ Deep soft tissue infection etc.

4. Fever control

(1) Fever가 있다고 해서 무조건 열을 떨어뜨려 주는 것이 아니다. 왜냐하면,

① Fever는 일종의 host defense mechanism이다.

② 치료가 제대로 되고 있는지를 평가할 수 있는 주요 요소는 fever이므로 다른 방법으로 떨어뜨리면 평가에 어려움 있다.

③ Antipyretic drug에 의한 adverse effects 고려해야 한다.

eg, 중환자 중에는 liver function reservoir가 많이 떨어진 이들이 있으며 이들에게 간독성이 있는 acetaminophen을 주는 것이 문제가 될 수 있음.

(2) **Fever control 적응증**

① **Underlying cardiac, pulmonary insufficiency가 있는 경우** : 체온이 1℃ 상승하면 oxygen demand가 13% 많아지므로 이들 질환이 있는 경우 상태가 악화될 수 있다.

② **Underlying cerebrovascular disease** : 체온 상승이 mental change 유발가능

③ **Febrile seizure**

④ **Hyperpyrexia**

(3) Fever control 방법

① 원칙적으로 antipyretics를 쓴다 : acetaminophen, aspirin, NSAIDs

a. 체온을 떨어뜨리는 효과는 drug들 간에 동등하다.

b. 기전 : cyclooxygenase inhibition → PGE_2↓

c. External cooling(cooling blanket etc.)은 rebound effect 등으로 권장되지 않는다.

② Hyperpyrexia는 cooling blanket 사용

a. Antipyretics를 함께 사용해야 한다.

b. Thyrotoxic crisis 때는 acetaminophen을 써야 한다 : aspirin은 peripheral T4 → T3 conversion rate 높여 안 씀.

③ Hyperthermia management

a. Physical cooling : sponging, fan, cooling blanket, ice bath

b. IV fluid

c. Malignant hyperthermia

-1. D/C anesthesia

-2. IV dantrolene

-3. Procainamide : ventricular fibrillation 예방

d. NMS

-1. IV dantrolene

-2. Bromocriptine, Levodopa, Amantadine, Nifedipine

-3. Muscle paralysis induction with curare, pancuronium

불명열 (FUO, fever of unknown origin)

A. 서론 (introduction)

1. 불명열이란?

- 불명열은 말 그대로 '원인을 진단하지 못한 발열'이란 의미이다.
- 1961년 이래 Petersdorf, Beeson 등이 제시한 정의(① 수차례 〉 38.3° C의 발열이 ② 〉3주 계속되며 ③ 병원에서 1주일간 검사를 했는데도 불구하고 진단을 하지 못할 경우)가 사용되어 왔으나 최근에는 Durack, Street가 제안한 4가지 분류(1991)에 따라 정의를 하고 있다.
- 4가지 분류 가운데 'classic FUO'가 이전 Petersdorf의 FUO에 해당한다.

2. 분류(Durack, Street, 1991)

Table 1-7 FUO의 분류.

	임상적인 상황	검사 기간**	원인질환의 예
Classic FUO	발열* ≥ 3주	3일 (또는 외래 3회 방문)	Infection, Malignancy, inflammatory diseases, Drug
Nosocomial FUO	입원 당시는 감염질환이 없었으나 입원 후 급성 발열* 발생	3일 (최소 2일의 배양기간 포함)	Septic thrombophlebitis, Sinusitis, *C. difficile colitis*, Drug
Neutropenic FUO	Neutrophil 〈 500/μL 또는 1,2일 내 〈 500/μL 도달 예상인 상태에서 발열* 발생	3일 (최소 2일의 배양기간 포함)	Perianal infection, Aspergillosis, Candidemia
HIV-associated FUO	HIV(+) 확진 환자에서 발열*	3일 (또는 외래에서 4주)	MAI (M. avium/ *M. intracellulare*) infection, TB, Non-Hodgkin's lymphoma, Drug

* Fever : BT ≥ 38.3℃ (101℉)

** "intelligent & invasive ambulatory investigation"

2. Classic FUO의 원인

(1) **3대 원인**

① **감염질환(infectious diseases)**

② **교원성 질환(collagen vascular diseases) 등 비감염성 염증질환**

③ **신생물(neoplasms)**

\+ 이 밖에 drug fever 등이 있다.

(2) 원인질환 : Table 1-8, Table 1-9 참조.

※ 6개월 이상 지속되는 FUO : 예후 나쁘다.

① 원인 끝까지 모름 (19%)

② Infection, collagen vascular disease, neoplasm 이외의 원인 (13%)

③ Factitious cause (9%)

④ Granulomatous hepatitis (8%)

⑤ Neoplasm (7%)

⑥ Adult onset Still's disease (6%)

⑦ Infection (6%)

⑧ Collagen vascular disease (4%)

B. FUO의 진단

1. 주의깊은 병력 청취 + 신체검진

(1) Table 1-9에서 열거된 원인 질환의 가능성을 고려해서 병력청취와 신체검진을 한다.

(2) 최근에는 scrub typhus(tsutsugamushi)도 증가추세이므로 병력 및 eschar도 잘 찾아봐야 한다.

2. 검사소견

(1) CBC with Diff., ESR/CRP, U/A, LFT, muscle enzymes (CK/CK-MB/LDH), electrolytes, BUN/creatinine, Ca, Fe/TIBC/transferrin, vitamin B12, serum protein electrophoresis

(2) VDRL, HIV, CMV, EBV, acute/convalescent serum, PPD

Table 1-8 미국의 FUO 원인질환 (%).

Year	Infection	Neoplasm	Noninfectious inflammatory	Other	Undiagnosed
1952~1957	36	19	19	19	7
1970~1980	30	31	16	11	12
1980~1989	22.5	7	23	21.5	25.5
1992~1994	26	12.5	24	8	30

Table 1-9 우리나라 FUO의 원인질환 (%).

	1981-1990	1991-1999
Infectious diseases	**37.8**	**25.0**
Extrapulmonary TB	8.2	17.2
Pulmonary TB	19.4	4.4
Liver abscess	4.1	1.1
Endocarditis	2.0	1.1
Collagen vascular diseases	**17.3**	**20.5**
SLE	9.2	11.7
Adult-onset Still's disease	5.9	3.3
Rheumatoid arthritis	4.1	3.3
Takayasu's arteritis	2.0	1.7
Malignancies	**8.2**	**18.9**
Lymphoma	5.1	12.8
Acute leukemia	2.0	2.8
Others	**11.2**	**25.0**
Drug fever	5.1	17.2
Endocrine disease	2.0	2.8
Pulmonary embolism	1.0	1.7
Inflammatory bowel ds.	1.1	2.2

(3) Culture (blood, urine, sputum, body fluids)

(4) FANA, Rheumatoid factor

(5) CT : chest, abdomen, pelvis

(6) ^{67}Ga scan, ^{111}In PMN scan, FDG PET scan

C. FUO 환자의 치료

1. 원칙

(1) 최대한 evaluation을 하며 observation.

(2) 경험적 항생제 치료는 culture의 결과를 false negative로 만들어 진단을 불가능하게 만들 수 있음. 비록 환자의 상태 때문에 경험적 치료를 하더라도 evaluation은 지속해야 함.

2. 경험적 치료 (empirical treatment)

(1) Antibiotic therapy

① Indications : unstable V/S, Neutropenia, Liver cirrhosis, Asplenia, Immunosuppressive treatment, recent exotic travel

② Empirical treatment를 했더라도 evaluation은 계속해야 한다.

* Extrapulmonary TB가 흔한 FUO의 원인이므로 anti-TB treatment도 고려

(2) 진단에 도움을 얻기 위한 empirical treatment

① NSAIDs : Rheumatic fever, AOSD(Adult-onset Still's disease)에 dramatic response(+)

② Glucocorticoid : temporal arteritis, polymyalgia rheumatica, granulomatous hepatitis

③ 단, infection이 아니라고 판단되었을 경우에만 시도. Infection이 있을 경우 이들 drug은 fever를 masking시켜 진단에 혼란을 줄 수 있음.

2

Antimicrobials

항생제

서론 (introduction)

A. 항생제의 작용 부위와 작용 기전

Figure 2-1, Table 2-1 참조.

※ 항생제가 적절하게 작용(antimicrobial activity)하기 위한 요건
(1) **특정 세균에 효과 있는 약물이**
(2) **Target site of infection에 제대로 전달되어**
(3) **작용에 충분한 농도와 시간을 유지할 수 있어야**

- 단순히 in vitro drug susceptibility 검사 결과에서 susceptible하게 나온 것이 치료 성공을 보장하지는 않는다.
- 여기에는 'host factor'도 중요한 역할을 한다. 예컨대 foreign body가 있으면 항생제가 충분히 도달하기 어렵다. 또한 immune function이 떨어진 경우 등 가급적 bactericidal drug을 쓴다.
- 또한 'microbiological factor'도 영향을 미친다. 예컨대 증식을 하지 않는 결핵균은 항생제로 제거하기가 어렵다.
- 이러한 host factor와 microbiological factor를 제외했을 때 어떤 감염질환에서 (1), (2), (3)을 만족시키는 항생제가 바로 그 감염질환의 'treatment of choice'가 된다. 우리는 treatment of choice로 알려져 있는 항생제를 쓰면 된다.
- 이를 이해하기 위해서는 항생제의 작용기전과 내성기전, 약동학, 약력학에 대한 이해가 필요하다.

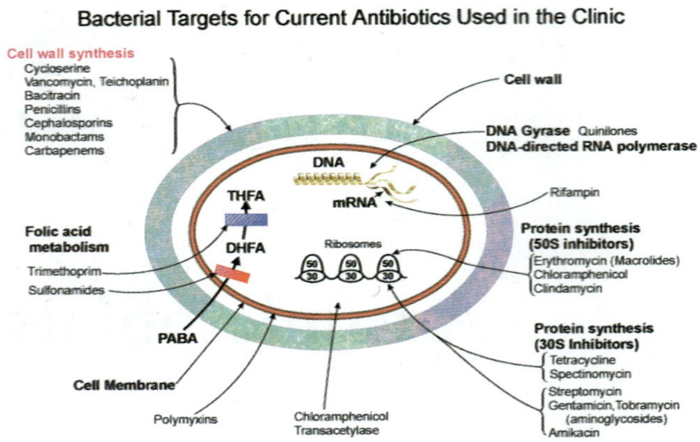

Figure 2-1
Antibacterials의 target of action.
① Cell wall
② Cell membrane
③ Protein synthesis
④ Nucleic acid synthesis
⑤ Folic acid synthesis

Table 2-1 **Mechanisms of action of antibacterials.**

Target of action	Antibacterials
Cell wall	
Peptidoglycan subunits addition	**Glycopeptides (vancomycin, teicoplanin)**, bacitracin
Cross-linking	**β-lactams (penicillin, cephalosporins, monobactam, carbapenem)**
Others	Isoniazid, ethambutol, cycloserine
Cell membrane	Antifungals (polymyxin, azoles, amphotericin-B), daptomycin
Protein synthesis 30S	**AG (aminoglycosides)**, tetracycline
50S	**Chloramphenicol**, **macrolides**, ketolides, lincosamides (**clindamycin**), Quinupristin/dalfopristin, linezolid
Nucleic acid synthesis	**Rifampicin**, **metronidazole**, **FQ (fluoroquinolone)**
Folic acid synthesis	**Sulfonamides**, **trimethoprim**

B. 항균제에 대한 세균의 저항성 (antibacterial resistance, Table 2-2)

* 균이 항균제에 대해 내성을 나타내는 기전
① Altered target site : 항균제가 작용하는 목표 부위를 변화시킨다.
② Inactivating enzyme : 항균제를 무력화시키는 효소를 만들어낸다.
③ Decreased permeability : 항균제의 균 내부로 투과능을 감소시킨다.
④ Active efflux : 균 내부로 들어온 항균제를 퍼낸다.

Table 2-2 Antibacterial resistance.

Mechanisms	Bacteria	Anti-bacterials
Altered target		
Altered PBP	**MRSA**, **PRSP**, *E. faecium*	β-lactams
Substitution of peptidoglycan subunit terminal amino acid	VRE, VISA/ VRSA	Vancomycin
Gyrase gene mutation		FQ
Inactivating enzyme		
β-lactamase	**MSSA**, *E. faecalis*, Enterobacteriaceae (**ESBL****포함), *H. influenzae*, *M. catarrhalis*, *N. gonorrhoeae*	β-lactams
Aminoglycoside-modifying enzyme		Aminoglycoside
Decreased permeability	Enterobacteriaceae, *P. aeruginosa*	β-lactams, AG
Active efflux	Enterobacteriaceae, *P. aeruginosa*	β-lactams, AG, FQ

** ESBL → Chapter 8 참조 (Table 8-3, Figure 8-4)

C. 살균제 (bactericidal) vs 정균제 (bacteriostatic) (Table 2-3)

(1) 살균제 : 18~24 h 내 세균을 죽임

(2) 정균제 : 세균의 성장을 억제함

Table 2-3 Bactericidal vs bacteriostatic.

Agents	Cidal	Static
β-lactams	+	Occasionally (enterococci)
Vancomycin, teicoplanin, daptomycin	+	Occasionally (enterococci)
AGs	+	
Tetracyclines, chloramphenicol, macrolides, ketolides, clindamycin	Occasionally	+
Quinupristin/dalfopristin	+	+ (with quinupristin resistance)
Linezolid	Occasionally	+
Rifampicin, metronidazole, FQs	+	
Sulfonamide, Trimethoprim	Occasionally	+

D. 약동학과 약력학 (pharmacokinetics and pharmacodynamics)

1. 약동학 (pharmacokinetics) 측면에서 고려할 점들

(1) 흡수 (absorption) : 약물에 따라 경구 투여, 비경구 투여 등 투여방법이 다르다.

- Bioavailability가 높은 약물 : amoxicillin, FQ, metronidazole 등

(2) 분포 (distribution)

- Intracellular concentration이 높게 유지되는 약물들 : FQ, Macrolides
- Abscess에는 항생제가 침투하기 어렵고 침투하였다 해도 균들이 천천히 자라고 pH가 낮아 항생제의 충분한 효과를 나타내기 어렵다.

(3) 대사 (metabolism)

- 주로 대사와 배설은 liver나 kidney로 이루어진다. 따라서, kidney로 주로 배설되는 약물은 renal failure시 그대로 투여하면 혈중 농도가 상승하여 부작용의 우려가 커진다.

① Hepatic failure 때 투약을 금해야 할 약물들 : doxycycline, tetracycline, sulfamethoxazole

② Renal failure 때 투약을 금해야 할 약물들 : imipenem, tetracycline, SMX/TMP

2. 약력학 (pharmacodynamics) 측면에서 고려할 점들 (Figure 2-3)

(1) **Concentration-dependent**

a. 개념 : **약물 농도가 높으면 높을수록 더 많이, 그리고 더 빨리 균을 죽일 수 있는 성질**

b. 중요한 약력학적 지표 : **Cmax/MIC**, 24h **AUC/MIC**

c. **해당 항균제 : AG, FQs**

- 예컨대 AG는 peak level이 MIC의 8~10배 정도 되어야 충분한 효과를 나타낼 수 있다.
- 이 범주의 약물은 postantibiotic effect가 길고 peak level이 중요하므로 같은 daily dose를 하루에 여러 번 나누어 주는 것보다 한번에 많은 양을 주는 것이 유리하다. eg, AG 1일 1회 용법

(2) **Time-dependent**

* 개념 : **MIC를 넘는 약물 농도에 오래 노출되면 될수록 균이 더 많이 죽는 성질**

① Short post-antibiotic effect

- 중요한 약력학적 지표 : **T〉MIC**
- 해당 항균제 : **β-lactams**
- β-lactams이 충분한 효과를 나타내기 위해서는 T〉MIC가 dose interval의 30~50% 이상 되어야 한다.

② Long post-antibiotic effect

- 중요한 약동학적 지표 : 24h AUC/MIC
- 해당 항균제 : **Vancomycin**, Tetracycline, Clindamycin, Macrolide

* Post-antibiotic effect : 항생제에 한 번 노출되면 항생제의 농도가 MIC 이하로 떨어지더라도 어느 정도 시간동안은 균의 재증식이 억제되는 현상

a. Short post-antibiotic effect를 보이는 약물의 예 : β-lactams

b. Long post-antibiotic effect를 보이는 약물의 예 : AG, FQ, Vancomycin

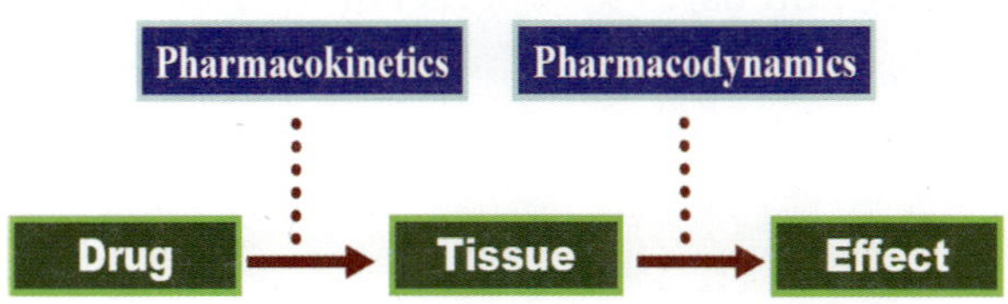

Figure 2-2
Pharmacokinetics & pharmacodynamics.
Pharmacokinetics (약동학)이란 항생제가 target이 되는 조직까지 도달하는 과정, 곧 absorption, distribution, metabolism, excretion에 관련된 부분이며 pharmacodynamic (약력학)이란 조직에서 충분한 microbial activity를 나타낼 수 있는 약물 농도와 시간에 관련된 부분이다.

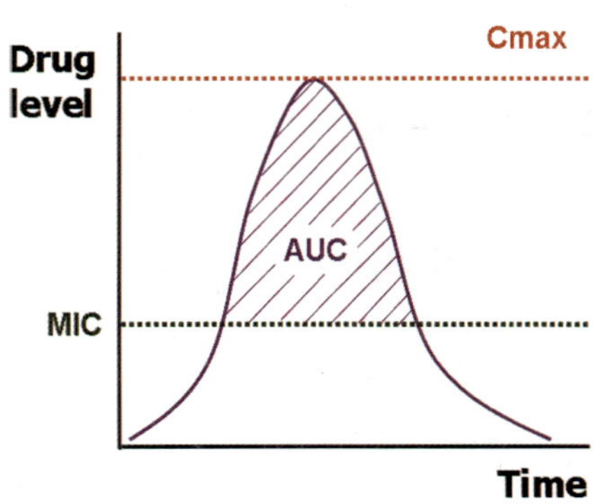

Figure 2-3 약력학적 지표들.
항생제가 우리 몸에 들어오면 혈중 농도가 상승하여 세균을 억제할 수 있는 최소 농도(**MIC, minimal inhibitory concentration**)를 넘어서서 최고 농도(**Cmax, peak concentration**)에 도달한 뒤 점차 농도가 감소하게 된다. 이 혈중 농도 곡선의 아래부분 면적을 **AUC(area under the curve)**라 한다. MIC 이상의 혈중 농도를 유지하는 시간을 **T〉MIC(T above MIC)**라 한다. 빗금친 부분은 T〉MIC에 해당하는 동안의 AUC이다. 혈중 최고 농도가 중요한 경우 Cmax/MIC, AUC/MIC ratio가 중요한 약력학 지표가 되며, 시간이 중요한 경우 T〉MIC가 중요하다.

항생제 각론

A. β-lactams

※ "가장 많이 쓰이고 있는 종류의 항균제"

1. 작용기전 (mechanism)

· PBP(penicillin-binding protein)에 결합하여 cell wall의 주요 구성 성분인 peptidoglycan의 cross-linking을 억제함으로써 cell wall synthesis를 inhibition 한다.

2. 내성 (resistance)

(1) **β-lactamase** : *S. aureus*가 penicillinase를 만들어 penicillin에 내성을 띠기 시작한 뒤 β-lactamase에 내성을 띠는 semi-synthetic penicillin ("penicillinase-resistant penicillin")인 methicillin(또는 nafcillin, oxacillin)이 개발되었다. Methicillin에 susceptible한 *S. aureus*를 **MSSA**(methicillin-sensitive *S. aureus*)라 한다.

(2) **Altered PBP** : β-lactam의 target site인 PBP의 구조를 변화시켜 내성을 획득하였다. **MRSA** (methicillin-resistant *S. aureus*), PRSP(penicillin-resistant *S. pneumoniae*)가 해당한다.

3. 약력학 (pharmacodynamics)

· Time-dependent with short post-antibiotic effect

4. 종류(Table 2-4)와 임상적 사용

(1) **Penicillin** : 이 고전적인 항균제가 아직도 **다음의 감염질환에서 drug of choice**

① **대부분의 streptococcal infection**

〈1〉특히 acute pharyngitis와 erysipelas의 원인균인 ***S. pyogenes***는 대부분 sensitive

〈2〉Streptococcal IE : penicillin에 대한 sensitivity에 따라 사용 가능

〈3〉Enterococcal disease : sensitive한 경우 단독으로는 쓰지 않지만 AG와 병합 사용 가능

② Meningococcal disease (***N. meningitidis***) : 내성 때문에 3세대 cephalosporin을 써야 하는 'gonococcal disease(*N. gonorrhoeae*)'와는 달리 penicillin에 sensitive하다.

③ **Actinomycosis**

④ **Syphilis**

⑤ 기타 : rat-bite fever, *Pasteurella multocida*, periodontal infection

* Benzathine penicillin G : penicillin G의 일종으로 IM 투여 → serum level 낮아 highly susceptible organism에만 사용 eg, syphilis, streptococcal pharyngitis, rheumatic fever prevention

(2) Penicillinase-resistant penicillins

① 종류 : **Nafcillin**, **Methicillin**, Oxacillin, Cloxacillin, Dicloxacillin

② **MSSA**의 drug of choice

(3) Amino-penicillins

① Ampicillin, Amoxicillin ··· penicillin의 spectrum을 enteric organism 등으로 좀 더 확장

· Enterobacteriaceae에도 효과(+) → 특히 소아의 acute diarrhea에서 사용 가능 *but* 우리 나라는 *E. coli*가 ampicillin에 80% 내성.

· *H. influenzae*에도 효과적 → Acute bacterial sinusitis, otitis media

〈1〉**Ampicillin** ··· 주로 IV로 쓰임. (소아 급성 장염에서는 PO form ∵ GI 흡수↓) → **Enterococcus, Listeria**에 drug of choice

〈2〉**Amoxicillin** ··· bioavailability 우수 → ***S. pneumoniae***에 drug of choice eg, Community-acquired pneumonia

(4) Anti-pseudomonal penicillins : Enteric organism에 듣고 anti-pseudomonal effect 있어

· 종류 : **Piperacillin**, Ticarcillin, Mezlocillin, Carbenicillin

(5) **β-lactam/ β-lactamase inhibitor (BL/BLI)**

* BLI가 다음의 세균의 β-lactamase를 억제하여 spectrum이 넓어짐

〈1〉β-lactamase : MSSA, *Bacteroides fragilis*, *Klebsiella*

〈2〉Plasmid-mediated β-lactamase : *H. influenzae*, *E. coli*

→ MSSA, anaerobic infection, *H. influenzae*, enteric organisms에도 작용

cf. Chromosome-mediated β-lactamase는 억제 못 함

→ Enterobacter, Citrobacter, Serratia, Pseudomonas에는 효과 (-)

① **Amoxicillin/Clavulanic acid (Augmentin®), Ampicillin/Sulbactam (Unasyn®)**

· Upper/lower respiratory infection, skin infection, bite wound, enterococcus, Listeria

② Ticarcillin/Clavulanic acid, **Piperacillin/Tazobactam (Tazocin®)**

· Nosocomial pneumonia, intra-abdominal infections, severe soft tissue infection

(6) **1st generation cephalosporin**

① 적용

〈1〉**MSSA, Streptococcal infection**에서 penicillin의 대용

* Cellulitis의 경우 *S. pyogenes* 또는 *S. aureus*가 원인균이다. *S. pyogenes*가 원인균이면 penicillin, MSSA가 원인균이면 nafcillin을 쓰고, 두가지 원인균이 모두 가능성이 있으면 둘을 다 cover할 수 있는 1st generation cephalosporin을 쓴다.

〈2〉**Surgical prophylaxis** : skin incision 30분 전 1회로 충분.

(7) **2nd generation cephalosporin**

① Haemophilus-active : Cefuroxime, Cefdinir, Cefpodoxime, Cefprozil 등

· β-lactamase producing *H. influenzae* 등 upper/lower respiratory tract infection에서 효과적, G(-)에도 어느 정도는 activity 있다.

· BBB 통과해 meningitis에도 쓸 수 있음

② Cephamycin 계열 : Cefoxitin, Cefotetan, Cefmetazole

· Anaerobe인 *Bacteroides fragilis*에 대한 activity를 향상시킨 것. G(-)에도 activity 보여 G(-)와 anaerobic mixed infection에 쓸 수 있음.

(8) **3rd generation cephalosporin**

① **Cefotaxime, Ceftriaxone** 계열

· **Enteric bacteria**에 대한 activity 매우 우수. G(+)에 대한 activity는 2nd generation보다 약하지만 ***S. pneumoniae***에 대한 activity는 우수. ***P. aeruginosa*, MRSA에는 효과 (-)**

· BBB 통과하여 meningitis에 효과적

② **Ceftazidime**, Cefoperazone 계열

· *P. aeruginosa*에 대한 activity 우수. **G(+)에 대한 activity는 거의 없음.**

(9) **4th generation cephalosporin : Cefepime**

· **G(+), G(-), *P. aeruginosa***에 대해 activity 우수. **MRSA, anaerobes에 대한 activity 없음.**

(10) Carbapenems

① 종류 : **Imipenem**, **Meropenem**, **Ertapenem**

* Imipenem은 kidney에서 dehydropeptidase에 의해 inactivation되므로 이 효소를 차단하는 cilastatin을 첨가하여 사용함으로써 nephrotoxicity를 줄이고 urine에서 높은 농도를 유지한다. Meropenem과 ertapenem은 cilastatin을 첨가하지 않아도 된다.

② 적용 : **G(-) (ESBL 포함), *P. aeruginosa**, Anaerobe**에 대해 activity 우수. **G(+)에는 미약.**

* Ertapenem은 anti-pseudomonal effect (-)

(11) Monobactam : Aztreonam

① Aerobic **G(-)**에만 효과 있음.

② Cross-reactivity가 없어 다른 **β-lactam allergy 때 alternative drug**으로 사용 가능

Table 2-4 Classification of β-lactam antibiotics.

Class	Parenteral	PO
Penicillins		
β-lactamase-susceptible		
Narrow-spectrum	**Penicillin G** (including Ben Pen)	Penicillin V
Enteric-active	**Ampicillin**	**Amoxicillin**, **ampicillin**
〃 & anti-pseudomonal	Ticarcillin, piperacillin	-
β-lactamase-resistant		
Anti-staphylococcal	Oxacillin, **Nafcillin**	Cloxacillin, dicloxacillin
with β-lactamase inhibitor	Ticarcillin/clavulanate, **ampicillin/sulbactam**, **piperacillin/tazobactam**	**Amoxicillin/clavulanate**
Cephalosporins		
1st generation	**Cefazolin**, cephalothin, cephapirin	Cephalexin, cephradine, cefadroxil
2nd generation		
Haemophilus-active	Cefamandole, **cefuroxime**, cefonicid, ceforanide	Cefaclor, cefuroxime, ceftibuten, cefdinir, cefprozil, cefpodoxime
Bacteroides-active	Cefoxitin, cefotetan, cefmetazole	-
3rd generation		
Extended-spectrum	**Ceftriaxone**, **cefotaxime**, ceftizoxime	-
〃 & anti-pseudomonal	**Ceftazidime**, **Cefepime**[1]	-
Carbapenems	**Imipenem**, **meropenem**, **ertapenem**	-
Monobactams	**Aztreonam**	-

[1] 흔히 4th generation cephalosporin으로도 분류한다. 1st & 3rd의 activity를 보이며 anti-pseudomonal effect도 있다.

5. 중요 부작용 (adverse effects)

※ 가장 많이 사용하는 항균제이기 때문에 **빈도로는 가장 많음**.

(1) Penicillin allergy (1~4%) → 다음의 대체 항생제(alternative drugs)가 있다.

① Monobactam

② Vancomycin

③ 기타 : 3rd generation cephalosporin　cf. Imipenem은 50% cross-reactivity (+)

(2) Non-allergic skin rash　eg, ampicillin rash

(3) Antibiotics-associated diarrhea

(4) Neutropenia

(5) Nephrotoxicity

〈1〉Cephalosporin은 AG에 의한 nephrotoxicity를 더욱 조장

〈2〉Imipenem은 renal failure에서 금기.

(6) Hypokalemia : Ticarcillin 등 (nonreabsorbable anion)

B. AG (aminoglycoside)

1. 작용기전 (mechanism)

· 30S ribosome subunit에 결합하여 protein synthesis 억제

2. 내성 (resistance)

※ 4가지 내성 기전 모두 (+)

(1) AG-modifying enzyme inactivation : G(+), G(-) 모두에서 가장 흔한 내성 기전

(2) Outer membrane alteration → uptake↓ : *P. aeruginosa*

3. 약력학 (pharmacodynamics)

· Concentration-dependent with long post-antibiotic effect

4. 종류와 임상적 사용

(1) 종류 : **Amikacin**, **Streptomycin (SM)**, **Gentamycin (GM)**, **Tobramycin**, **Kanamycin (KM)**, **Neomycin** 등

(2) 적용

· **Aerobic G(-)**에 주로 작용

· A/E 때문에 **주로 combination하여 사용**. 단독으로 쓰는 경우는 없다고 알면 됨.

① SM, GM → *Staphylococci*, *Streptococci*, *Enterococci**에서 β-lactam과 combination하여 사용하면 synergic effect 있음 … infective endocarditis 등에서 주로 이용

* High level AG-resistance 있는 경우 제외

② SM, KM → **TB**, tularemia, plague, brucellosis에도 사용

③ Tobramycin : anti-pseudomonal effect (+)

5. 부작용

(1) **Nephrotoxicity : non-oliguric**, reversible

(2) **Ototoxicity** : irreversible vestibular/ auditory damage 가능

C. FQ (fluoroquinolone)

1. 구조 (structure)

· Nalidixic acid와 fluorinated derivatives로 구성

2. 작용기전 (mechanism)

· DNA gyrase, topoisomerase I에 binding → nucleic acid 합성↓

3. 내성 (resistance)

· 여러 가지 기전 가능 * 최근 사용량 증가하며 내성률도 증가 추세

(1) DNA gyrase, topoisomerase IV mutation : 가장 흔한 내성 기전

(2) Outer membrane porin permeability ↓

(3) Active efflux

4. 종류와 임상적 사용

(1) Ciprofloxacin

① **G(-)** Bacilli, ***P. aeruginosa***에 activity 우수

→ **Adult의 acute diarrhea**에서 EHEC, amebic colitis 등 몇 가지 경우를 제외하고 treatment of choice

② Tissue, urine, 장관 내 농도 높음.

(2) New (respiratory) quinolones

① 종류 : **Levofloxacin**, Gemifloxacin, Moxifloxacin

② G(-) bacilli에 대한 효과는 약화, PRSP 등 G(+)에 대한 효과 강화

→ **PRSP** 많은 곳에서 community acquired pneumonia에 많이 쓰임.

③ Intracellular organism에 activity 우수하여 ***Chlamydia, Mycoplasma, Legionella*** 등에 사용. (atypical pneumonia 포함)

5. 부작용

(1) CNS adverse effects : Headache, Dizziness, Insomnia, Tremors, **Seizure**, Nervousness

(2) Antibiotic-associated diarrhea

(3) 〈18세, 임신부에서는 contraindication : growth inhibition, fetal toxicity 우려

D. 기타

1. Macrolides

(1) 종류 : **Erythromycin, Clarithromycin, Azithromycin**

(2) 내성 기전 : altered target (rRNA methylation, 23S rRNA mutation), active efflux ※ Ketolide는 DRSP에 내성↓

(3) 적용 : ***Chlamydia*, *Mycoplasma*, *Legionella* … pneumonia, STI (*C. trachomatis*)**

* Anti-inflammation 목적으로도 쓰임 eg, DPB, asthma

(4) 부작용 : G-I trouble, ototoxicity, cardiac toxicity (QT prolongation)

2. Clindamycin

(1) 적용

① Toxin producing inhibitor → severe staphylococcal, streptococcal infection

② **Anti-anaerobic effect**

(2) 부작용 : *C. difficile* colitis, allergic reaction, neutropenia, thrombocytopenia

3. Rifampicin

(1) 작용 기전 : RNA polymerase에 binding → nucleic acid 합성 억제

(2) 내성 : RNA polymerase β-subunit (*rpoB* gene) mutation

(3) 적용 : TB, meningococcal prevention, staphylococcal disease

(4) 부작용 : hepatotoxicity, orange discoloration, hemolysis, renal failure

4. Glycopeptides

(1) 작용 기전 : peptidoglycan stem peptide terminal D-Ala-D-Ala binding → cell wall 합성↓

(2) 내성 기전 : D-Ala-D-Ala → D-Ala-D-Lac (VanA, VanB)

: **VRE, VISA/ VRSA → quinupristin/dalfopristin, linezolid 써야**

* 단, VanB는 teicoplanin에는 감수성

(3) 종류 : **Vancomycin**, Teicoplanin

(4) 적용 : **MRSA, MRCoNS, ampicillin/ β-lactam-resistant enterococci**

(5) 부작용 : anaphylactoid reaction ('red man syndrome'), nephrotoxicity, ototoxicity, allergy, neutropenia, thrombocytopenia

5. Quinupristin/Dalfopristin, Linezolid

(1) 종류 : Quinupristin/ Dalfopristin (Synercid®), Linezolid (Zyvox®)

(2) 내성 : 23S RNA mutation (in vitro) ⋯ 실제 내성은 rare

(3) 적용 : VRE, VISA/ VRSA

단, Quinupristin/Dalfopristin은 *E. faecalis*에는 안 들음.

E. Combination therapy을 고려할 때

(1) **Resistant mutants의 출현을 방지하고자 할 때**

eg, anti-TB treatment, rifampicin for staphylococci, imipenem + (AG or FQ) for systemic pseudomonal infection

(2) **Synergic 또는 additive effects를 기대할 때**

eg, β-lactam + AG for enterococci, viridans streptococci, pseudomonas

(3) **Multiple pathogens을 target으로 할 때**

3
Prevention and Traveler's Medicine
전염병의 예방 및 여행자 의학

Immunization

A. 서론 (introduction)

1. 용어

(1) Immunization : active 또는 passive한 방법으로 면역력을 유도 또는 제공하는 것.

(2) Vaccination : immunization의 한 방법으로서 vaccine을 주입하는 것.

2. Immunization의 방법

(1) **Active immunization (vaccination)** : 몸 속의 immune system을 이용하여 antibody를 만들어 내게 하여 감염을 예방하는 것. Passive immunization에 비해서 지속 기간이 길며 평생 지속되기도 한다.

① Live, attenuated vaccine

- 병원체의 독성을 실험실에서 인위적으로 약화시켜 주입 후 체내에서 증식하지만 질병을 일으키지 못하도록 만든 vaccine.
- 장점 〈1〉실제 질병에 걸려 얻어진 경우와 유사한 면역력을 얻을 수 있다.
  〈2〉소량으로도 면역력 유도가 가능하다.

· 단점

〈1〉 열, 빛 등에 의해 병원체가 손상되거나 죽을 수 있다.

〈2〉 체내에 항체가 존재할 경우 증식이 방해받아 면역력을 나타내기 어렵다.

〈3〉 Mutation 등으로 병원체가 독성을 되찾으면 질병을 일으킬 수 있다.

② Inactivated (killed) vaccine

· 병원체를 배양시킨 후 열이나 화학약품으로 불활성화시킨 vaccine.

· 장점 : 독성 또는 병원체 고유의 질환을 일으키지 않고 체내 항체의 영향을 받지 않는다.

· 단점 : 체내에서 증식하지 못하므로 면역력 획득을 위해서는 많은 양이 필요해 여러 번 접종해야 하고 추가접종도 필요하다.

(2) **Passive immunization** : 이미 만들어져 있는 항체(immunoglobulin)나 항독성 등을 투여해서 면역력을 획득하게 하는 것. 효과의 지속기간은 짧다.

① Immunoglobulin for general use (IVIG)

② 특수한 immunoglobulin : HBIG (hepatitis B), VZVIG (Varicella Zoster virus), TIG (tetanus), smallpox, CMV, RSV 등.

③ Animal sera 및 항독소

(3) Vaccine의 분류 : live냐 inactivated냐 정도만 알아도 충분함.

① Live, attenuated vaccine : Ty21a, OPV, MMR, Yellow fever, BCG, chickenpox, smallpox

② Inactivated (killed) vaccine

〈1〉 Whole cell vaccine : 병원체 전체를 불활성화시켜 만든 vaccine → influenza, IPV, rabies, HAV, HBV

〈2〉 Split vaccine : whole cell을 분쇄하여 일부를 사용하는 vaccine

〈3〉 Subunit vaccine : 보다 정제하여 antigenicity를 나타내는 병원체의 일부를 이용해 만든 vaccine → influenza, preS2 HBV, pertussis, Vi typhoid, cholera

〈4〉 Polysaccharide vaccine : 병원체 세포막의 polysaccharide로 만든 일종의 subunit vaccine. 영유아에서는 immunity를 유도하지 못한다 → Hib, 24 valent pneumococcus, meningococcus

〈5〉 Conjugate vaccine : 면역 효과를 높이기 위해 polysaccharide vaccine에 단백질을 결합시켜 만든 vaccine → Hib, influenza, 7 valent pneumococcus

〈6〉 Toxoid vaccine : 병원체 toxin의 일부로 만든 vaccine → diphtheria, tetanus

〈7〉 Recombinant vaccine : 유전자 재조합 방식으로 새로이 만들어낸 vaccine → HBV

B. 예방접종 (vaccination)

1. 소아 예방접종 스케줄 : Table 3-1, Figure 3-1 참조.

2. 성인의 예방접종

(1) Influenza : 적응증이 되는 경우 매년

① 〉 65세 (〉 50세)

② Chronic cardiovascular or pulmonary diseases

③ DM ④ Renal disease

⑤ Hemoglobinopathy ⑥ Immunosuppression

⑦ Pregnancy : 유행시기에 임신 제2기 또는 제3기일 경우

⑧ 보건의료 종사자 (healthcare employee)

⑨ Nursing home 또는 long-term-care facility 거주자

⑩ 이상 고위험자에게 influenza를 전파시킬 가능성 있는 사람

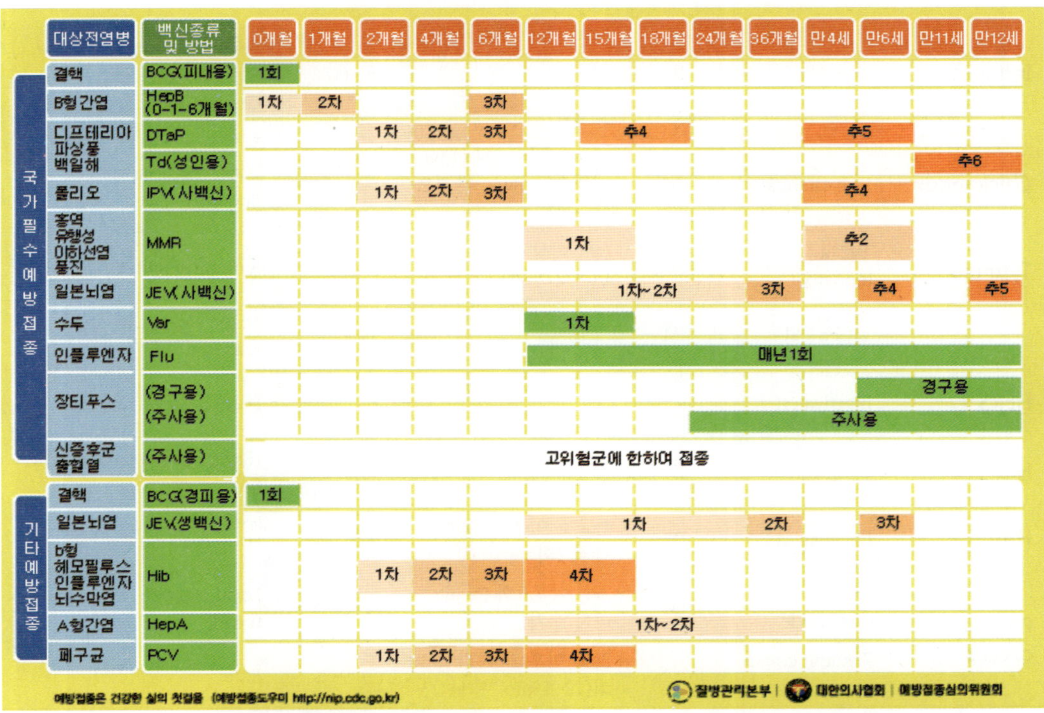

Figure 3-1 우리나라 권장 예방접종 스케줄.

Table 3-1 소아의 예방접종.

Vaccine		Type	Route	Schedule	Efficacy	Adverse events
BCG		Live attenuated	Intra-dermal	~1mo.	50%	Regional lymphadenitis, disseminated disease (in immunocompromised)
HBV		Recombinant	IM	0, 1, 6mo.	80~95%	Fever, anaphylaxis
DTaP		DTa : Toxoid	IM/ SC	2, 4, 6mo. (15~18mo., 4~6yr.추가)	80~90%	Local reaction, arthus-like reaction
		P : acellular SU				Fever
Polio	**OPV**	Live attenuated	PO	2, 4, 6mo. (4~6yr. 추가)	95%	VAPP†, hypersensitivity
	IPV	Whole cell	IM/SC			Hypersensitivity, local reactions
MMR		Live attenuated	SC	12~15mo. (4~6mo. 추가)	M : 95% M : 90% R : 95%	M : Acute encephalopathy M : Parotitis, orchitis (rare) R : Arthralgia MMR : Fever, rash, thrombocytopenia
Japanese encephalitis		Inactivated	SC	12~24mo.에 1~2wk. 간격 2회, 2차 12mo.후 3차 (6, 12yr.에 1회씩 추가)	80~90%	Fever, local reaction, ADEM, anaphylaxis, delayed allergic reaction
		Live attenuated		12~24mo.에 1회, 12mo.후 2차, 6yr. 3차		Fever, cough, rash
Influenza		SU, split	IM	6mo. 이후 매년 유행 2wk. 전 (9세 미만은 첫 접종은 4wk.간격으로 2회)	40~60%	Fever, myalgia, headache, allergy (egg-allergy), Guillain-Barré syndrome
Chickenpox		Live attenuated	SC	12mo. 이후 1회 (13yr. 이상은 4~8wk. 간격으로 2회)	86 ~100%	Local reaction, varicella-like rash
Typhoid*		Ty21a : Live attenuated	PO	6yr. 이상 격일 3회 (5년마다 추가)	51%	Rare (abdominal pain, N/V)
		VICPS : SU	IM	2yr. 이상 1회 (3년마다 추가)	55%	Fever, headache, local reaction
HFRS*‡		Inactivated	IM/ SC	1mo. 이내에 2회, 12mo. 후 1회	?	Local reaction, fever
Hib		Conjugated	IM	2mo. 이후 2mo.간격 2~3회	90%	(Rare, mild) local reaction, fever
HAV		Inactivated	IM	1~2yr. 이후 6~12mo. 간격 2회	94%	Local reaction
Pneumococcus		23-valent polysaccharide	IM	2yr. 이후 1회 (3~5yr. 마다 추가)	60~80%	Local reaction, anaphylaxis (rare)
		7-valent conjugated	IM/ SC	2mo. 이후 2mo.간격 3회(12~15mo.추가)	73~94%	Rare

* 고위험군만 투여; †vaccine-associated paralytic poliomyelitis, ‡hemorrhagic fever with renal syndrome.

(2) **Pneumococcal** : 23-valent polysaccharide vaccine

① **〉65세**

② **Chronic cardiovascular or pulmonary diseases** (asthma 제외)

③ DM

④ Chronic renal failure 또는 nephrotic syndrome*

⑤ Immunosuppression* 및 장기간 glucocorticoid use*

⑥ Nursing home 또는 long-term-care facility 거주자

⑦ Chronic liver disease

⑧ Asplenia*

⑨ Leukemia, Lymphoma : chemotherapy*

⑩ Transplantation*

⑪ 미국의 경우 알래스카 거주자 등 일부 주민들도 적응증

* : 추가접종 (5년마다) 대상

(3) **Td (tetanus & diphtheria)** : 〉7세는 DTaP 대신 Td를 맞는다.

① 소아예방접종을 다 시행한 경우 10년마다 booster

② 어른이 되어 처음 시행할 경우 4주 이상 간격으로 #1, #2 시행 후 6~12mo. 뒤 #3

③ 50세 이상은 다시 1 dose 추가접종

④ Wound injury 때 예방적치료는 아래 참조

(4) **Hepatitis B** : 미국은 적응증이 따로 있으나 우리나라는 높은 유병률로 인해 대부분 국민이 접종대상임.

① 기본접종 : 3회 접종을 기본으로 시행

② Booster vaccination의 적응증 : Anti-HBs antibody는 접종 5년 후 80~90%, 10년 후에는 60~80%로 알려져 있는데 antibody titer가 검출되지 않더라도 protective effect는 여전히 유효한 것으로 알려져 있어 일반적으로 다음과 같은 적응증을 제외하고는 booster는 시행하지 않는다.

· Anti-HBs 〈 10 IU/L인 면역억제 환자

· Anti-HBs 〈 10 IU/L이면서 지속적으로 HBsAg(+)에 경피적 접종 노출되는 사람

· 혈액투석 시행중인 환자는 매년 검사하여 Anti-HBs 〈 10 IU/L이면 booster 시행

(5) **Hepatitis A**

① 위생상태의 개선으로 우리나라는 1980년대 10세 이상 인구의 항체보유율이 90%이었던 것이 1996년에는 20세 미만 인구의 항체보유율 20% 미만으로 현저히 감소하였다.

② 성인 : 1회 접종으로 3~4주 이후부터 예방효과가 90~100%로 나타나 최소 20년간 유지된다.

③ 일반적인 접종 적응증 : clotting factor disorders, chronic liver disease, 남성 동성애자, IV drug user, HAV에 감염된 영장류나 HAV virus를 다루는 연구기관 종사자, 풍토지역으로 여행하려는 사람

(6) Varicella

① 과거 chickenpox를 앓았던 성인은 대부분 항체가 있으며 chickenpox 병력이 불분명해도 대개 검사하면 항체가 있다.

② 다음의 고위험군의 경우 검사를 해서 항체가 없으면 접종 : 4~8주 간격으로 2회 접종

- 어린이를 가르치는 초등학교/ 유치원 교사
- 탁아소 종사자
- 기숙사 등 집단생활하는 대학생, 군인
- 교도소 수감자 또는 근무자
- 임신계획이 있는 여성
- 어린이와 함께 사는 가족들
- 유행지역 여행자

(7) MMR

① 우리나라는 1965년부터 measles vaccine을, 1979년 이후는 MMR vaccine을 사용하였으며 이 시기 이전 출생자는 면역력이 대개 있다고 볼 수 있다.

② 성인에서 MMR 접종 적응증

- 홍역은 1965년 이후 출생자, 볼거리, 풍진은 1979년 이후 출생자이면서 이들 질환의 병력, 예방접종력, 항체가 없으면서
- 고위험군(대학생, 군인, 의료계 종사자, 유행지역 여행 예정자) 인 경우

3. 기저질환에 따른 vaccination

(1) 만성간질환자

① Influenza

② Pneumococcal

③ Hepatitis A

(2) 무비증(asplenia)

① Pneumococcal : 가능하면 splenectomy 2주 전에 접종, 5년마다 추가 접종

② Hib

③ Meningococcal

(3) 만성 심폐질환자, 당뇨병, 만성신부전

① Influenza

② Pneumococcal

③ Hepatitis B : hemodialysis 중인 환자의 경우 (위 내용 참조)

(4) 면역억제자

① Influenza

② Pneumococcal : 5년마다 추가접종도 시행

③ Hepatitis B

④ MMR 등 생백신은 단순 HIV 감염자 정도 외에는 접종하지 않음

4. 임신과 관련된 vaccination

(1) MMR

① 생백신 접종에 따른 선천성 감염의 가능성 때문에 **임신한 여성은 출산 후에 접종**

② **MMR 접종 후 3개월간 임신을 피해야 함.**

(2) Varicella

① 예방접종 후 1개월 간 임신을 피해야 함.

② 임신 중 exposure된 경우 합병증 위험 높음 : immunoglobulin 투여도 고려해야

(3) Influenza : influenza 유행시기에 임신 2, 3기에 해당하는 여성은 예방접종 받아야

(4) Td

① 기본접종을 안 받은 임신여성은 4주 간격을 두고 2회 기본접종 실시

② 기본접종을 하였으나 10년 내 추가접종을 안 받은 임신여성은 추가접종 실시

(5) Hepatitis B : 임신중 HBsAg 검사를 시행하여 (+)이면 신생아 에 대해 예방적 치료 시행

5. 직업에 따른 vaccination

(1) 의료 종사자 : HBV, Influenza, MMR, varicella

(2) 실험실 종사자 : HAV, HBV, specific vaccine (anthrax, pest, rabies, typhoid, yellow fever etc.)

(3) 수의사, 동물 취급자 : rabies, specific (HAV, pest)

(4) 교사 : Influenza, varicella

(5) 산림 경비원 : rabies, pest

(6) 하수시설 관리자 : Td

C. 노출 후 예방적 치료 (post-exposure prophylaxis)

1. 바늘에 찔렸을 경우

(1) HBV : **Table 3-2**

(2) HCV

① Baseline anti-HCV, ALT check → 4~6mo. 후 anti-HCV, ALT F/U (HCV PCR을 시행할 경우는 4~6wk. 후에)

② No specific prophylaxis

(3) HIV : **Table 3-3**

Table 3-2 HBV 노출 후 예방적 치료 권고안 (CDC).

환자의 예방접종/항체 상태	Treatment		
	Source HBsAg(+)	**Source HBsAg(-)**	**Source unknown**
Unvaccinated	HBIG ×1 and initiate HB vaccine series	Initiate HB vaccine series	Initiate HB vaccine series
Known responder*	No treatment	No treatment	No treatment
Known non-responder†	HBIG × 1 and initiate HB vaccine series or HBIG ×2	No treatment	If known high risk source, treat as if source were HBsAg(+)
Ab response unknown	Test exposed person for anti-HBs 1. if adequate, no treatment 2. if inadequate, HBIG × 1 and vaccine booster	No treatment	Test exposed person for anti-HBs 1. if adequate, no treatment 2. if inadequate, and vaccine booster and recheck titer in 1~2 months

* responder란 적정한 항체가가 생긴 사람 (anti-HBs ≥ 10 mIU/mL)
† non-responder란 적정한 항체가가 생기지 않은 사람 (anti-HBs 〈 10 mIU/mL)

Table 3-3 HIV percutaneous exposure 후 예방적 치료.

Exposure type	infection status of source		
	HIV-1 (+)	**HIV-2 (+)**	**Unknown status**
Less severe	Basic 2-drug PEP	Expanded 3-drug PEP	Generally, no PEP warranted; consider basic 2-drug PEP for source with HIV risk factors
More severe	Expanded 3-drug PEP	Expanded 3-drug PEP	Generally, no PEP warranted; consider basic 2-drug PEP for source with HIV risk factors

FEP, postexposure prophylaxis;

2. Wound injury

(1) Tetanus : **Table 3-4**

Table 3-4 Wound injury 때 tetanus immunization.

Vaccination Hx.	Clean, minor wound		All other wound	
	Td	TIG	Td	TIG
Unknown or < 3 doses	Yes	No	Yes	Yes
3 doses	No	No	No	No

Td : vaccine, TIG : tetanus immunoglobulin.

(2) Rabies : **Table 3-5**, **Figure 3-2**

Table 3-5 공수병에 노출 후 immunization.

예방접종 상태	Vaccine/ product	Dose	투여 회수	Schedule (days)	경로
이전에 예방접종을 하지 않은 경우	RIG plus	20IU/kg Bwt	1	0	Infiltrated at bite site(if possible); remainder intramuscular
	HDCV or PCEC or RVA	1.0mL	5	0,3,7,14,28	IM
예방접종을 시행한 경우	HDCV PCEC RVA	1.0mL	2	0,3	IM

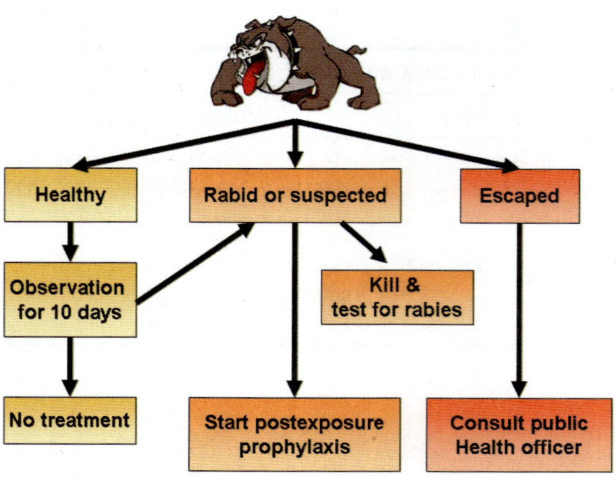

Figure 3-2 개에 물렸을 때 rabies 대처. 노출 후 예방적 치료는 rabies vaccine을 0, 3, 7, 14, 28일에 접종하고 human rabies IG를 0일에 1dose 투여한다. (RIG 구하기 어려울 경우 7일 이내에 투여 가능)

3. Nonsurgical bacterial infections (예방적 항생제 치료 대상 감염질환)

(1) Infective endocarditis prophylaxis → 순환기학 Chapter 12 참조

(2) Rheumatic fever prevention → 순환기학 Chapter 11 참조

(3) Meningococcal disease : rifampin, fluoroquinolone, Ceftriaxone, Azithromycin → Chapter 12 참조

(4) *H. influenzae* : rifampin → Chapter 12 참조

(5) Bite wounds : penicillin V or amoxicillin/clavulanic acid

(6) Recurrent cystitis : TMP/ SMX or Fluoroquinolone

(7) Recurrent *S. aureus* infection : intranasal Mupirocin

(8) 결핵 → 호흡기학 Chapter 10 참조

(9) 성매개 질환 (STI, sexually transmitted illness) → 신장학 Chapter 20 참조

(10) Malaria → 아래 Advice to Travelers 참조

(11) Influenza → Chapter 18 참조

4. 수술적 예방적 치료

(1) **Clean (cardiac, vascular, neurologic, orthopedic) : Cefazolin**

(2) Clean-contaminated (H&N, high-risk gastroduodenal, biliary tract, high-risk C/S, hysterectomy) : cefazolin

(3) Clean-contaminated (high-risk genitourinary) : fluoroquinolone

(4) Clean-contaminated (colorectal, appendectomy) : cefoxitin 또는 cefotetan (+ PO neomycin, erythromycin for colorectal)

(5) Dirty (ruptured viscus) : Cefoxitin 또는 Cefotetan ± Gentamicin

(6) Dirty (traumatic wound) : Cefazolin

여행자에 대한 건강정보 (advice to travelers)

A. 여행자들에 대한 일반적인 권고

1. 항공여행을 견딜 수 있는가?

(1) 비행기는 고도 2,500 m(8,000 ft)로 비행하는데 이는 PaO_2 〈 55 mmHg 에 해당

(2) 심폐질환 환자는 비행 전 비행에 적절한지 꼭 확인해야

(3) 최근 수술력, 급성 심근경색증, 뇌혈관질환, 심부정맥혈전증 환자는 비행 중 질병이 환 고위험군

2. 여행지가 특정 전염병의 풍토지역인 경우 사전에 또는 여행지에서 이에 대처해야 해야함

(1) 예방접종

① 정기 예방접종 : 여행에 상관 없이 필수 예방접종의 기본 및 추가 예방 접종

② 필수 예방접종 : 특정 나라에 입국하거나 국경을 넘을 때 국제 규정상 요구되는 예방접종

③ 권고 예방접종 : 여행으로 인해 위험이 증가하는 질환들에 대해 예방효과가 알려져 있는 예방접종

(2) Prevention (prophylaxis) : malaria, traveler's diarrhea

B. 여행자들의 예방접종

1. 여행자들에게 시행되는 예방접종

Table 3-6 참조.

Table 3-6 해외 여행시 시행되는 예방접종 (WHO 권장).

항목	예방접종
정기 예방접종	디프테리아/파상풍/백일해(DTP) B형 간염 백신(HBV) 헤모필루스 인플루엔자 B형(Hib) 홍역(MMR) 소아마비(OPV 또는 IPV)
권고 예방접종	콜레라 독감 **A형 간염 백신(HAV)** 일본뇌염 라임병 수막구균성 질환 폐렴구균 **공수병** 진드기매개 뇌염 결핵 **장티푸스**
필수 예방접종	**황열** 수막구균 질병(사우디아라비아로 성지순례 방문하는 경우)

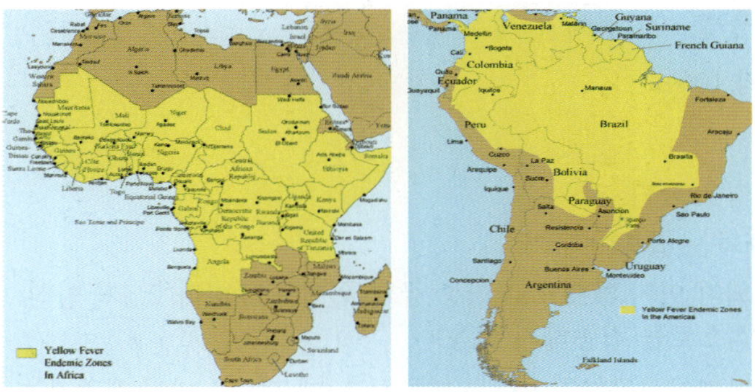

Figure 3-3
Yellow fever의 풍토지역.
주로 사하라 사막 이남의 중앙아프리카와 남미의 아마존강 유역이다.

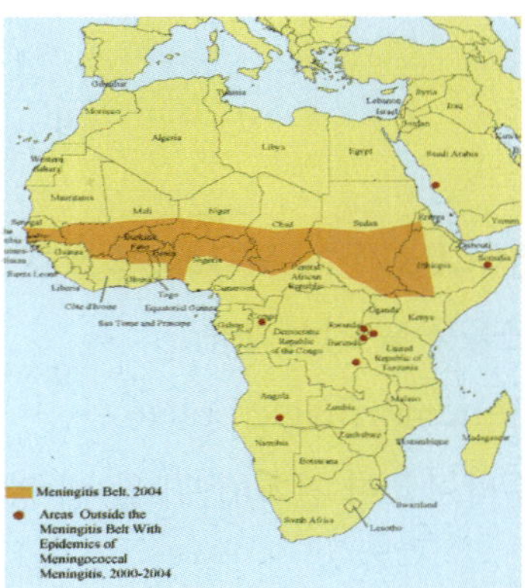

Figure 3-4 **Meningitis belt.**

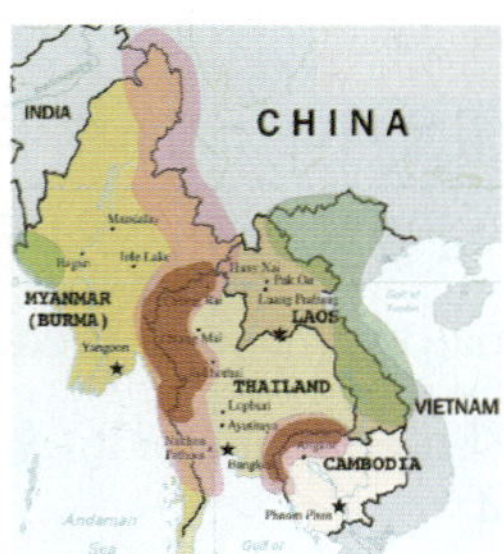

Figure 3-5
Mefloquine-resistant malaria area.
미얀마와 태국의 국경지역 및 태국과 캄보디아의 국경지역(갈색 표시지역)은 mefloquine 내성빈도가 높은 지역이고, 붉은 색 표시지역은 낮은 지역이며, 녹색 지역은 mefloquine 감수성(치료 실패율 〈 20%) 지역이다.

2. 황열의 예방접종

(1) 황열이란?

① Flaviviridae과의 RNA virus로 *Aedes aegypti* 모기에 의해 매개

② 출혈열(hemorrhagic fever)과 심한 간괴사를 특징으로 한다.

③ 잠복기는 3~6일로 잠복기 후에는 갑작스런 발열, 황달 등이 발생하고 신장 침범으로 신부전과 출혈열로 사망

④ 사망률은 20~60%로 보고

⑤ 특별한 치료는 없으며 대증적 치료가 치료의 근간임

(2) 황열의 풍토 국가 : **Figure 3-3** 참조.

(3) 황열의 예방접종

① 사하라 사막 이남의 중부 아프리카 여행시 필수 예방접종

② 남미(브라질, 콜롬비아, 볼리비아, 페루, 베네수엘라)의 풍토지역으로 여행하는 경우 황열 예방접종이 권고

③ 1회 투여 후 10년에 한 번씩 추가접종

④ 항체형성기를 고려하여 출발 10일전에 투여

⑤ efficacy : 95% 이상(거의 100%)

⑥ 예방접종 시 주의사항

- 계란 알레르기가 있는 경우 금기
- 생백신이므로 면역억제자는 접종이 금기
- 임신 시 안전성이 확보되어 있지 않으므로 접종 금기(위험도에 따라 2,3기 임신 때 접종 가능하나 원칙적으로는 접종하지 않음)

⑦ 우리나라 : 국립의료원, 국립인천공항검역소를 비롯한 13개 검역소에서 접종가능

3. Vaccination of meningococcus

(1) Meningococcal meningitis

① 수막구균은 다당질의 항원에 따라 크게 5가지 혈청형(A,B,C,Y 및 W-135)로 구성

② 수막구균 혈증 시 갑작스런 발열, 오한, 오심/구토, 근육통 및 전신쇠약

③ 특징적인 발진 : erythematous macule→petechiae→hemorrhagic bullae

④ 말리부터 에티오피아까지 meningitis belt : 혈청A 수막구균이 건기(6~12월)에 정기적으로 유행(**Figure 3-4**)

(2) 예방접종

① 4가 백신(serogroup A,C,W-135, Y) 1회 접종 → 건강한 성인의 경우 80~95% 면역력 획득

② 항체형성기간 : 7~14일 정도 필요

③ 우리나라의 경우 아직 식약청에서 승인되지 않고 있다.

4. 기타 권고되는 예방접종

(1) Hepatitis A

① 개발도상국에 1개월 거주 시 100,000 여행객 당 300명 발생

② 배낭여행족 및 통상의 여행코스에서 벗어난 지역을 여행할 경우 약 5~7배 위험 ↑

③ 예방접종

- 1회 투여 후 4주 경과하면 95%에서 면역력 형성
- 최소한 여행 4주 전 예방접종 권장
- 국내에서는 1997년부터 Havrix(GlaxoSmithKline), 1998년부터 VAQTA(Merck & Co., Inc.)가 도입되어 사용되고 있다(**Table 3-8**).

(2) Typhoid fever

① 개발도상국 여행 시 한 달 체류기간 동안 30,000명당 1명 발생

② 인도, 세네갈, 북아프리카의 경우 10배 정도 위험도 높음 → 미국 CDC의 경우 위험지역 방문 여행객에 대해 예방접종 권고

③ 특히, **배낭여행족, 가족 및 친지방문, 통상의 여행코스를 벗어나는 경우**

④ 예방접종 : 현재 가능한 typhoid fever vaccine은 2가지

- 경구용 Ty21a와 비경구용 Vi 다당질 백신
- 2가지 모두 50~80% 정도의 면역력을 보임

(3) Rabies

① 풍토지역에서 노출 위험도 : 1-3.6명/1000명/1month

② 고위험국가 : 멕시코, 필리핀, 스리랑카, 인도, 태국, 베트남

③ 예방 vaccination

〈1〉 human diploid cell rabies vaccine (HDCV)

〈2〉 purified chick embryo cell (PCEC) vaccine

〈3〉 rabies vaccine absorbed (RVA)

Table 3-8 HAV vaccines.

	나이	Dose	volume	No. of doses	Schedule(months)
HAVRIX	2~18	720 EL.U.	0.5 mL	2	0, 6~12
	≥ 19	1,440 EL.U.	1.0 mL	2	0, 6~12
VAQTA	2~18	25 units	0.5 mL	2	0, 6~18
	≥ 19	50 units	1.0 mL	2	0, 6~18

EL.U.= enzyme-linked immunosorbent assay (ELISA) units

Table 3-9 Dosage and Schedule for typhoid fever vaccination.

Vaccination	Age(yr)	Dose/MOA	No. of doses	Dosing interval	Boosting interval
Oral, live, attenuated Ty21a vaccine					
Primary	≥6	1 cap/PO	4	48 hrs	Not applicable
Booster	≥6	1 cap/PO	4	48 hrs	Every 5 yrs
Vi Capsular polysaccharide vaccine					
primary	≥2	0.5mL/IM	1	Not applicable	Not applicable
booster	≥2	0.5mL/IM	1	Not applicable	Every 2 yrs

④ 예방접종이 필요한 여행객 : 수의사, 사육사, 현장 생물학자, 동굴탐험가, 선교사

⑤ 여행 중 주의 : 야생동물과 집에서 기르는 동물, 특히 개와 고양이와의 접촉을 피함

⑥ 동물에 물렸을 경우 : 상처를 소독제 혹인 비누, 세정제와 물로 청결히 소독 후 필요 시 노출 후 예방적 치료(postexposure prophylaxis)를 시행

⑦ 노출 전 공수병의 예방접종

Table 3-10 Preexposure prophylaxis.

Vaccine	Dose(mL)	투여횟수	스케줄(일)	경로
HDCV	1.0	3	0,7,21 또는 28	IM
PCEC	1.0	3	0,7,21 또는 28	IM
RVA	1.0	3	0,7,21 또는 28	IM

C. Malaria prophylaxis

1. Malaria의 지역적 분포

(1) 아프리카, 중남미, 남태평양, 아시아(인도반도, 동북아시아, 중동 포함)에 분포

(2) 지역의 기후, 매개모기의 정도, 질병의 발병율에 따라 발생빈도의 차이가 큼

(3) 일반적으로 도시지역은 안전하나 아프리카와 인도의 경우 주요도시에서도 발생

(4) 해발 1,500 m 이상 지역은 발생위험이 감소, 기후조건에 따라서는 해발 3,000 m까지도 발생

2. 예방적 치료에 사용되는 항말라리아 약제 : Table 3-11 참조.

3. 항말라리아 약제에 대한 내성

(1) Chloroquine resistance

① *P. vivax* : 파푸아뉴기니와 인접 인도네시아 지역만 내성. 대부분 지역은 감수성

② *P. falciparum*

- 내성 지역 : 동남아시아 대부분, 인도 등 서남아시아, 열대 남미, 사하라 이남 아프리카
- 감수성 지역 : 북미 중부, 터키 등 중동 일부, 아이티

4. 특수한 상황에서의 말라리아 예방

(1) 임신

① 임산부에서 말라리아 감염은 비임신여성에 비해 더 심한 형태로 나타남

② 특히, 저혈당과 폐부종에 취약

③ 임신중에는 되도록 말라리아 유행지역을 피하는 것이 권고됨

④ 임신 중 사용 가능한 항말라리아 약제

- Chloroquine-sensitive *P.falciparum* only area → chloroquine 단독 사용
- Chloroquine-resistant *P.falciparum* area → mefloquine 사용

※ Mefloquine의 경우 2nd, 3rd trimester에서만 사용 가능

⑤ 임신 중 금기인 항말라리아 약제 : doxycycline, Malarone, primaquine

(2) 수유

① Chloroquine과 mefloquine의 경우 극소량만 모유를 통해 나옴 → 영아에 무해

② 금기 : doxycycline, primaquine

(3) 소아

① 청소년 및 소아들의 경우 열대열 말라리아 감염에 취약

② 예방 : 모기에 물리지 않도록 주의를 기울어야 하며 적정한 용량의 항말라리아 약제 복용

③ Chloroquine-sensitive *P.falciparum* 지역 여행 시에는 chloroquine을 사용하며 resistant area 여행 시에는 mefloquine이 추천

④ 금기 : doxycycline(8세 이상에서만 투여 가능), Malarone(11kg 이상 소아에서만 사용 가능)

(4) 다제내성 말라리아 유행지역 (**Figure 3-5**)

① 캄보디아, 미얀마, 태국의 국경지역

② 이 지역의 경우 mefloquine 치료 실패율이 50% 이상

③ 이들 지역으로 여행 시 사용가능 약제 → **doxycycline, atovaquone-proguanil**

④ 위의 항말라리아 약제는 소아 및 임신 시 금기이므로 임산부 및 소아는 다제 내성 말라리아 유행지역으로의 여행을 반드시 피해야 한다.

Table 3-11 Antimalarial prophylaxis.

약제명	용량/용법	예방기간	임신	수유	소아	주요 금기증
Atovaquone-proguanil (Malarone™)	adult tablet(250 mg atovaquone/100 mg proguanil) once a day	출발 1일 전부터 도착 후 7일까지	추천안 됨	추천 안됨	1 pediatric tablet(62.5 mg atovaquone/25 mg proguanil) 11~20 kg: 1 tablet 21~30 kg: 2 tablet 31~40 kg: 3 tablet 40 kg〉 1 adult tablet 매일	신부전(Ccr〈30 mL/min) 과민반응 〈11 kg 소아에서는 사용하지 않음
Chloroquine	300 mg once/week	출발 1주일 전부터 도착 후 4주간	안전	안전	5 mg/kg 1회/week	과민반응, 간질 병력자, 건선
Doxycycline	100 mg daily	출발 1일 전부터 도착 후 4주까지	금기	금기	8세 이하에서는 금기	Tetracycline에 과민반응, 간기능 저하
Mefloquine (Lariam™)	250 mg 1 tablet weekly	출발 일주일전부터 도착 후 4주간	임신 1기에는 추천되지 않음	안전	5세 미만에서는 추천 안됨 *5~10 kg: 1/8 tablet weekly 10~20 kg: 1/4 tablet weekly 20~30 kg: 1/2 tablet weekly 30~45 kg: 3/4 tablet weekly 〉45 kg: 1 tablet once/week * 메플로퀸의 권장용량은 5 mg/kg, 1회/week이다. 위의 tablet 분율은 이 용량에 기준하여 제시한 것이다. 10kg 미만 소아에서의 정확한 약용량은 전문가가 처방해야 한다.	과민반응 정신학적 문제(우울증, 불안증, 정신증, 정신분열증, 간질, 기타 주요 정신 질환자) 비행조종사, 기계기술자 등 섬세한 조작이 필요한 사람들에게도 권장되지 않는다.
Primaquine	30 mg once/day	출발 1~2일 전부터 도착 후 7일까지	금기	안전 **	4세 미만에서는 금기 0.6 mg/kg를 기준으로 성인용량까지, 매일	G6PD 결핍자 임신, 수유(영아의 G6PD 농도가 정상이라는 증명이 없으면) 프리마퀸에 과민반응이 있을 경우

** 수유 시 primaquine의 안전성에 대해서 : WHO international travel and health 2005에서는 안전(safe)하다고 되어 있으나 미국 CDC(www.cdc.gov)에서는 모유를 섭취하는 영아가 정상 G6PD level이 증명되지 않았으면 금기로 규정. 대한민국의약정보센터(www.kimsonline.co.kr)에서는 안전성 미확립으로 되어 있다.

4

CNS infections

중추신경계 감염

서론 (introduction)

A. 중추신경계 감염증의 분류

(1) 발현 양상 : 급성 (수시간~수일), 아급성 (수일~수주), 만성 (4주 이상)

(2) 원인균 : 세균, 바이러스, 진균, 기생충 등

(3) 해부학적 구조 : 수막염, 뇌염

(4) 임상적 구분 (가장 중요)

① **Meningitis** : 주로 거미막하공간(subarachnoid space)을 침범하는 감염증

② **Encephalitis** : 주로 바이러스에 의한 뇌조직의 감염증

③ **Cerebritis, abscess** : 세균이나 진균, 기생충에 의한 뇌실질의 감염증, 피막이 없으면 cerebritis, 피막이 있으면 abscess라고 함

B. 수막자극징후 (meningeal irritation signs)

(1) 경부강직 (nuchal rigidity, neck stiffness) : 목을 수동적으로 굽힐 경우 저항성이 있는 것으로 뇌수막의 자극이 있다는 것을 나타내는 병적인 징후

(2) **Kernig sign** : 누워있는 상태에서 허벅지를 굽혀 복부에 붙이고 무릎을 굽혔다가 펼 경우 통증 발생

(3) **Brudzinski sign** : 누워있는 상태에서 목을 굽힐 경우 고관절과 무릎관절이 자발적으로 굽혀지는 것

(4) 유아나 노인, 면역저하자, 의식이 심하게 저하된 사람에서는 잘 나타나지 않을 수 있다. 또한 경부의 질환이 있는 경우 위양성으로 나타날 수 있다.

C. 뇌척수액 검사 (CSF exam)

1. 정상 뇌척수액

(1) Pressure : 50~200 mmH_2O

(2) Protein : 15~45 mg/dL

(3) Glucose : 45~80 mg/dL

(4) Cell : RBC 0, WBC 0~5 (lymphocyte *or* monocyte) *pleocytosis : WBC 〉 5 *or* PMN $\geq$ 1

※ Protein은 45 이하, glucose는 45 이상으로 외우면 편리!!

2. 감염성 질환에서의 감별점

Table 4-1 중추신경계 감염에서의 감별점.

		More common	Less common
Glucose (mg/dL)	〈10	Bacterial meningitis	TB meningitis Fungal meningitis
	10~45	Bacterial meningitis	Meningeal syphilis Viral infection
Protein (mg/dL)	〉500	Bacterial meningitis	TB meningitis
	50~500	Viral meningitis Lyme disease Meningeal syphilis	
Total WBC (/mm³)	〉1,000	Bacterial meningitis	Mumps, etc
	100~1,000	Bacterial or viral meningitis	Encephalitis (West Nile virus, etc)
	5-100	Early bacterial meningitis Viral meningitis Meningeal syphilis TB meningitis	Encephalitis (HSV, etc)

D. 치료시 고려해야 할 점

(1) **세균성 수막염이 의심되면 경험적 항생제를 즉각 투여**

(2) **요추천자 전에 CT나 MRI를 시행해야 하는 경우 : IICP 배제가 필요할 때**

... IICP 때 lumbar puncture 시행하면 brainstem herniation 발생 위험 (+)

① 최근 두부손상의 병력

② 면역저하자

③ 악성종양이 있는 경우

④ 뇌종양이 있는 경우

⑤ 눈의 유두부종 (papilledema)

⑥ 의식저하가 있는 경우

(3) IICP가 있거나 환자 compliance 나쁜 등 요추 천자를 바로 시행하기 어려운 상황이면 blood culture만 시행 후 즉각 항생제를 투여해야 함

(4) 바이러스 수막염에서는 심한 의식저하나 경련, 국소적 신경학적 증상이 매우 드물다 → 이러한 경우 세균성 수막염이나 바이러스성 수막뇌염(meningoencephalitis)를 의심해야 함

(5) 면역이 정상이고 의식이 명료하며, 이전에 항생제치료를 받지 않고, 뇌척수액에 바이러스성 수막염을 시사하는 경우 외래에서도 치료가 가능하나 48시간 내에 호전이 없는 경우에는 다시 진찰과 검사를 해야 한다.

뇌수막염 (meningitis)

A. 분류

(1) Acute bacterial meningitis

(2) Acute viral meningitis

(3) Subacute meningitis

(4) Chronic and recurrent meningitis

B. 수막염에서의 뇌척수액 소견

Table 4-2 수막염에서의 뇌척수액 소견.

	Pressure (mmH_2O)	WBC ($/mm^3$)	Protein (mg/dL)	Glucose (mg/dL)
Bacteria	↑↑	1,000~5,000 Neutrophil 80%	100~500	≤ 40
Virus	N, ↑	5~1,000	N, ↑	N*
Tuberculosis	↑	25~1,000 Lymphocyte dominant	100~200	↓
Cryptococcus	↑↑	0~800 Lymphocyte dominant	20~500	↓ < 30

* Mumps, HSV, CMV는 1/4에서 감소

C. 급성 세균성 수막염 (acute bacterial meningitis)

1. 원인균

(1) ***S. pneumoniae***

① **20세 이상 성인에서 m/c**

② 위험인자 : pneumococcal pneumonia, pneumococcal sinusitis/otitis media, alcoholism, diabetes, splenectomy, hypogammaglobulinemia, complement deficiency, head trauma(basilar skull fracture with CSF rhinorrhea)

(2) ***N. meningitides***

① 전체 세균성 수막염의 25%를 차지, 20세 미만에서는 60%

② 특징적인 피부병변(purpura/petechia)이 자주 관찰

(3) **Enteric G(-) bacilli** : 만성 소모성 질환 (당뇨, 간경변, 알코올 중독, 만성적 요로감염), 뇌수술 후에 잘 발생

(4) **Group B streptococcus(*S. agalactiae*)** : 신생아 뇌막염, 50세 이상 성인에서도 발생

(5) ***Listeria monocytogenes***

① 1개월 미만 신생아, 임신부, 60세 이상 성인, 면역저하자

② 균에 오염된 음식물을 섭취하여 발병

(6) ***H. influenzae*** : 주로 소아에서 발생

(7) ***S. aureus*** : 침습적인 뇌수술 후(shunt 등)

2. 병인론 (etiology)

(1) 코인두의 집락화 (pneumococcus, meningococcus) → 혈행성으로 choroidal plexus에 침입 → 뇌척수액에 도달하여 증식

(2) 침입하는 세균에 의해 유발된 면역반응에 의한 손상

3. 임상양상 (clinical manifestations)

(1) 2가지 임상양상

① 발병후 수시간동안 급격히 진행

② 수일에 걸쳐 악화되는 아급성 형태

(2) **Triad : fever, headache, nuchal rigidity**

(3) 75%이상에서 의식의 변화가 있고, 경련 등

(4) 뇌압상승의 징후 : 의식저하, 유두부종, 동공반사저하, 6번 뇌신경 마비, 쿠싱반사(서맥, 고혈압, 불규칙한 호흡), herniation으로 인한 사망

(5) 구역, 구토, 광과민증이 흔함

4. 진단 (diagnosis)

(1) 즉시 혈액배양검사 및 경험적 항생제 투여

(2) 뇌척수액 검사

① 그람염색 〉60% 양성

② 배양검사 〉90% 양성

(3) 영상검사 (CT, MRI)

① 요추천자 전에 뇌병변의 확인

② 뇌부종의 정도 및 허혈 등을 평가하기 위해

(4) Latex agglutination

① *S. pneumoniae, N meningitides, H. influenzae* Type B, Group B streptococcus, *E. coli* K1 strain

② 민감도 : *S. pneumoniae*가 70~100%이고 다른 균들은 낮은 편

③ 특이도 : 95%~100%로 매우 높음

5. 감별진단

· Viral meningitis (HSV meningitis), rickettsial disease, focal suppurative CNS infection (empyema, abscess), subarachnoid hemorrhage, chemical meningitis, carcinomatous meningitis, autoimmune disease

6. 치료 : 즉시 항생제 치료

(1) 경험적 항생제 치료

① 환자군에 따라서 선택한다(**Table 4-3**).

② Ampicillin은 주로 *Listeria*를, vancomycin은 페니실린내성 *S. pneumoniae*를 목표로 하여 사용

Table 4-3 Empirical initial antibiotics for bacterial meningitis.

3세~55세	cefotaxime + vancomycin
55세 이상, 알코올중독 및 세포성 면역저하자	ampicillin + cefotaxime + vancomycin
원내감염 또는 수술관련, 호중구감소증	ampicillin + ceftazidime + vancomycin

(2) 특정한 균이 동정되면 맞는 항생제를 사용

* *S. pneumoniae*는 Chapter 7 (**Table 7-3**) 참조

(3) 항생제 치료기간 : 합병증이 없는 단순한 경우

① *N. meningitidis* : 1주

② *S. pneumoniae* : 2주

③ gram (-) bacteria, *Listeria* : 3주 치료

(4) 보조적인 치료

① Dexamethasone : 항생제 투여 20분전에 투여, vancomycin의 침투를 감소시킬 수 있으니 주의

② 뇌척수압 증가의 치료 : head elevation, mannitol, hyperventilation

7. 예후

(1) 사망률

① *H. influenzae, N. meningitides,* Group B streptococcus : 3~7%

② *Listeria* : 15%

③ *S. pneumoniae* : 20%

(2) 불량한 예후인자 : 의식저하, 경련 (24시간 이내), 뇌척수압 증가, 영아나 50세 이상, 치료시작의 지연, 쇼크, 인공호흡이 필요한 경우

(3) 25%에서 중등도 ~ 심한 후유증 발생 : 인지기능 저하, 기억력 감소, 경련, 청력손실, 어지러움증, 보행 이상 등

D. 급성 바이러스성 수막염 (acute viral meningitis)

1. 원인균

(1) **Enterovirus (75~90%)** : coxsackievirus, echovirus, poliovirus, human enterovirus 68-71

(2) **Arbovirus** : West Nile virus 등 지역적으로 국한되어 있고 특정한 vector에 의해서 전염

(3) **HSV-2** : genital herpes가 최초 감염된 경우 여자의 25%, 남자의 11%에서 수막염 발병 →20%에서 재발

(4) **VZV** : chickenpox, shingles에 동반

(5) **EBV, HIV, Mumps, LCMV(lymphocytic choriomeningitis virus)** 등

2. 역학

· 주로 여름에서 이른 가을에 유행 (병원체마다 유행시기가 다름)

3. 임상양상

(1) 발열, 두통, 수막자극징후

(2) 근육통, 구역, 구토, 복통, 설사

(3) 의식이 단순한 기면(drowsiness)보다 저하되어 있거나 경련, 국소적 신경학적 증상이 있는 경우는 다른 질환을 의심해야 함

4. 진단

(1) 통상적인 뇌척수액 검사

(2) CSF culture : 30~70%에서 양성이나 검사가 까다롭고 어렵다.

(3) CSF PCR : enterovirus, HSV, CMV, EBV, VZV

(4) 혈청학적 검사 : West Nile virus

(5) 기타 일반 검사 : CBC, ESR, LFT, BUN/Cr, CK, aldolase, amylase, lipase

5. 감별진단

(1) Bacterial meningitis (특히 부분적으로 치료된 경우)

(2) 기타 : parameningeal infection, fungal, tuberculous, parasitic infection, neoplastic, autoimmune disease

6. 치료

(1) 대증요법(symptomatic therapy) : 휴식, 진통제, 해열제

(2) 체액성면역저하자, 신생아, 세균성을 완전히 배제할 수 없는 경우 입원치료

(3) 세균성이 조금이라도 의심되면 경험적 항생제 사용

(4) **특이적 치료 : acyclovir (HSV-1, 2, EBV, VZV)**

7. 예후

· 대개의 예후는 양호하지만 두통이나 기억력 감퇴, 무기력증 등이 수개월간 지속될 수 있음

E. 아급성 수막염 (subacute meningitis)

(1) 수일에서 수주에 걸쳐서 발현하는 수막염, 만성 수막염과 거의 유사

(2) 원인균 : 결핵균, *Cryptococcus neoformans*, 매독균 등

(3) 병인론

① 결핵균은 혈액성으로 뇌실질에 도달하여 tubercle focus를 형성 → 뇌척수액으로 균을 방출

② 진균은 흡입을 통해 폐를 거쳐 혈행성으로 뇌수막에 도달

③ 매독균의 경우 운동성이 있으므로 중추신경계로 직접 침투

(4) 임상양상 : 두통, 경부 강직, 낮은 발열(low-grade fever), lethargy

(5) 진단

① 뇌척수액에서 림프구가 많고, 단백질이 상승, 포도당이 약간 감소된 경우 결핵으로 잠정적으로 진단 및 치료

② 잘 감별할 수 없는 경우 AFB smear/culture / PCR, cryptococcal polysaccharide antigen test, 매독균에 대한 VDRL(음성이어도 배제할 수 없음), FTA-ABS, MHA-TP 시행

(6) 치료

① 결핵성 수막염 : 표준적인 결핵치료 6개월, 증상이 지속되거나 배양이 치료중 양성이면 9~12개월 치료

② Cryptococcus 수막염 : amphotericin B + flucytosine

③ 매독성 수막염 : 페니실린 G 300만~400만 단위 4시간간격으로 2주간 정주

F. 만성(재발성) 수막염 (chronic/recurrent meningitis)

(1) 4주이상 증상 + 뇌척수액의 지속적인 염증(뇌척수액 백혈구 〉5개)

(2) 원인균

① 부분적으로 치료된 bacterial meningitis

② 세균 : 결핵균, Lyme disease, syphilis, actinomycosis, Brucella

③ 진균 : Cryptococcus, Candida 등

④ 바이러스 : mumps, LCMV, HIV, HSV

⑤ 기타 : Toxoplasma, cysticercosis

(3) 임상양상

① 2가지 형태

- Chronic persistent
- Recurrent, discrete episode : HSV-2 등

② 뇌압상승으로 인한 두통, 구토, 기면, 보행실조, 유두부종 등

③ 인지기능의 변화, 경련, 뇌졸중

④ 다발성 뇌신경병증 (multiple cranioneuropathy)

⑤ 다발성 척수신경병증 (multiple radiculopathy)

⑥ 전신증상 : 발열, 식욕부진 등

(4) 진단

① 영상검사 : MRI

② 뇌척수액검사 : VDRL, AFB smear/culture, wet mount for fungus and parasite, culture, cryptococcal antigen assay, oligoclonal immunoglobulin band, cytology, PCR for suspected pathogen

③ 뇌막생검 : MRI에서 조영증강되는 부분에서 시행

(5) 감별진단

① Malignancy

② Noninfectious inflammation (autoimmune disease 등)

③ Chemical meningitis

(6) 치료

① 원인에 따른 치료

② 림프구가 많은 경우 결핵성 수막염으로 간주하고 우선 치료

*** 바이러스성 뇌염에서 HSV인지 아닌지를 감별**

특정한 치료법이 있는 HSV인지 아닌지를 감별하는 것이 가장 중요

(1) HSV encephalitis는 주로 inferomedial, frontotemporal lobe을 침범하므로 증상은 olfactory, gustatory hallucination, anosmia, memory disturbance, personality change가 많음

(2) 영상검사에서 이러한 뇌의 부분에서 병적인 변화가 관찰

(3) CSF PCR은 민감도가 98%, 특이도가 94%정도로 매우 정확

뇌염 (encephalitis)

A. 급성 바이러스성 뇌염 (acute viral encephalitis)

(1) 뇌실질이 침범이 된 질환을 말하나 대개의 경우 수막도 같이 침범함

(2) 원인균 : HSV-1 〉 VZV 〉 enterovirus, arbovirus 등 (viral meningitis와 반대)

(3) 임상증상

① 뇌막자극징후, 발열, 의식저하, 국소적 신경학적 이상, 경련

② 행동의 변화, 환각, 불안(agitation), 인격의 변화, 정신증상 등 모든 신경학적 증상이 나타날 수 있음

③ Hypothermia, diabetes insipidus, SIADH 등

(4) 진단

① 뇌척수액 검사에서 바이러스성 profile

② CSF PCR : CMV, EBV, VZV, enterovirus

③ MRI, CT, EEG

④ Brain biopsy : 이전에 HSV 뇌염의 진단에 많이 사용되었으나 현재 PCR의 도입으로 많이 사용되지 않음

(5) 감별진단 : nonviral infection (Bartonella, Amoeba 등), noninfectious cause (autoimmune disease 등)

(6) 치료

① 보존적 치료 : 뇌척수압의 조절, 수액 요법, 경련 조절

② **HSV : acyclovir 정주 (경구용은 아직 확립되지 않음)**

③ **CMV : ganciclovir**, foscarnet, cidofovir증상 치료

(7) 예후

① 원인이 되는 바이러스에 따라 다르다.

② HSV: 81%가 생존 (41% 정상, 12% 중등도 장애, 42% 심각한 장애)

B. 만성 뇌염

(1) **Progressive multifocal leukoencephalopathy (PML)**

① 면역저하자(특히 AIDS)에서 JC virus 에 의해 발병

② Visual defect (45%), mental impairment (38%)

③ 진단 : 임상적 상황에서 전형적인 MRI, PCR, brain biopsy

④ 특별한 치료법 없음

(2) **Subacute sclerosing panencephalitis (SSPE)**

① Measles virus에 의해 발병

② 2세경 홍역을 앓고 난 후 6~8년 잠복기 후에 서서히 발병

③ 임상양상 : 감정, 인격의 변화, 경련, 보행실조, 시력의 이상 등

④ 진단 : brain biopsy 후 배양 및 PCR, in situ hybridization

⑤ 치료 : isoprinosine + interferon (실험적 치료법)

(3) **Progressive rubella panencephalitis**

① Congenital rubella syndrome이 있는 남아에서 발생

② 8~19년의 잠복기 후에 발병

③ 임상양상은 SSPE와 유사

④ 치료법 없음

Brain abscess and empyema

A. 뇌농양 (brain abscess)

1. 원인균

(1) 뇌주변에서 직접 전파되는 경우: 원병소를 반영

① 중이염 : Streptococcus, Bacteroides, *P. aeruginosa*, Enterobacteriaceae 등

② 부비동염 : Streptococci(*S. milleri*), Haemophilus, Bacteroides, Pseudomonas, *S. aureus*

③ 치과적 감염 : Streptococci, Staphylococci, Bacteroides, Fusobacterium

(2) 혈행성인 경우는 감염성 심내막염, 폐농양, 요로감염 등 거의 모든 감염증으로 가능, 원병소를 반영

(3) 외상이나 수술에 의한 경우는 Staphylococcus, Enterobacteriaceae, Pseudomonas 등

2. 병인론

(1) 전파경로

① 직접적인 전파 (direct spread): 가장 흔함

② 두부외상 및 신경외과적 수술

③ 혈행성 전파 (다발성 병변 형성)

(2) 진행단계

① Early cerebritis stage (1~3일)

② Late cerebritis stage (4~9일)

③ Early capsule formation (10~13일)

④ Late capsule formation (14일~)

3. 임상양상

*** Triad : 아래 굵은 글씨**

(1) 종괴의 위치 및 정도에 따른 **국소적 신경학적 증상**

(2) **두통 (〉75%), 발열 (50%) 등**

4. 진단

(1) 영상검사 : MRI

(2) 미생물학적 검사 : stereotactic needle aspiration을 하여 염색 및 배양검사

(3) Blood culture : 10%에서 양성

(4) Lumbar puncture는 금기임

5. 치료

(1) 항생제 + 신경외과적 배액

(2) 예방적 항경련제 사용

B. 경막하축농 (subdural empyema)

(1) 경막과 거미막사이에 농이 고이는 것

(2) 원인

① 부비동염, 두부외상, 수술 등

② 원인균은 위의 뇌농양과 같이 원병소에 따라 다양

(3) 임상양상 : 발열, 심해지는 두통, 종괴효과에 의한 국소 신경학적 증상, 정맥폐쇄에 의한 뇌졸중 증상

(4) 진단 : MRI (lumbar puncture는 금기)

(5) 치료 : 응급상황으로 즉각적인 evacuation

5

Soft Tissue and Bone Infections

연부조직 및 골 감염증

연부조직 감염 (soft tissue infection)

A. 개요

(1) 침범한 조직의 해부학적인 구조(깊이)에 따라 분류

① Epidermis : impetigo, vesicle, bullae

② Hair follicle : folliculitis

③ Dermis & subcutaneous fat : erysipelas, cellulitis, papule, nodule, ulcer

④ Fascia : necrotizing fasciitis

⑤ Muscle : myositis, myonecrosis

B. 피부감염

(1) Impetigo

① 소아에서 얼굴, 입주위에 생기는 감염증

② 임상양상 및 원인균

· Non-bullous impetigo : *S. pyogenes*

· Bullous impetigo : *S. aureus*

③ 치료 : topical antibiotics, 심하거나 잘 안듣는 경우 systemic antibiotics

(2) Folliculitis

① 원인균 : *S. aureus*, hot-tub folliculitis의 경우 *P. aeruginosa*

② 대개 치료가 필요없음

(3) Infection with vesicle

① 대개 virus에 의한 감염 (varicella, variola, herpes)

② 원인 바이러스에 다른 치료

(4) Infection with bullae

① Staphylococcal toxic shock syndrome

② Necrotizing fasciitis, gas gangrene 등에서도 피부에 bullae 생성

C. 연조직염 (cellulitis)

(1) 원인균 : *S. aureus, S. pyogenes,* others

(2) 임상양상 : localized pain, erythema, swelling, heat

(3) 진단 : 대개 임상적 진단. Pus culture(aspirate), tissue culture의 20%에서 배양(+)

(4) 특수한 경우 : 상황에 따른 원인균 고려

① **Traumatic inoculation of soil, penetrating injury from thorns** : Non-tuberculous mycobacteria (eg,, *Mycobacterium fortuitum, M. chelonae, M. ulcerans*), *Nocardia*, fungi

② **Travel to tropical areas** : *Burkholderia pseudomallei* (melioidosis), chromoblastomycosis, *Chromobacterium violaceum*

③ **Travel to tropical areas (beaches)** : Cutaneous larva migrans

④ **Aquatic or marine trauma** : *Mycobacterium marinum*, erysipelothrix (erysipeloid), Vibrio *or* Aeromonas infection

⑤ **Animal bites** : *Pasteurella multocida, Capnocytophaga canimorsus*

⑥ **Human bites** : *Eikenella corrodens*

⑦ **Bathing in spas or tubs** : *Pseudomonas aeruginosa*

⑧ **Cat scratch** : *Bartonella henselae*

(5) 치료 : 원인균에 맞는 항생제 치료

D. Erysipelas

(1) 원인균 : *S. pyogenes*

(2) 임상양상

① 갑자기 발생하는 얼굴과 사지의 경계가 분명한 발적과 부종

② 급격한 진행, 통증을 동반

(3) 치료 : penicillin

(4) 수일 경과 후 표피탈락이 일어남

E. 심부의 연부조직감염 : 괴사성근막염, 근육염/근괴사

1. 원인균

(1) 괴사성근막염 (Necrotizing fasciitis) : **Group A Streptococcus (*S. pyogenes*)**, Mixed aerobic-anaerobic bacteria, *Clostridium perfringens*

(2) 근육염/근육괴사(myositis/ myonecrosis)

① 바이러스 : influenza, Coxsackievirus, Dengue

② 기생충 : Trichinella, Cysticercosis

③ 세균 : pyomyositis (*S. aureus, S. pyogenes*), gas gangrene (*Clostridium perfringens, C. septicum, C. histolyticum*), synergistic nonclostridial anaerobic myonecrosis (mixed aerobic-anaerobic bacteria)

2. 임상양상

(1) **괴사성 근막염**

① 초기에는 설명할 수 없는 발열, 통증 등으로 비특이적 증상

→ 붓고, 갈색으로 변하고(browny edema) 압통이 생김 → 진행하면 피부가 검붉게 경화(dark red induration)되고 파랗거나 자주빛의 물집이 생김 → 진피의 모세혈관에 혈전증이 생기면서 피부가 검게 변함

② 근막(fascia)을 따라 수 시간만에 급속히 진행 → shock, multi-organ failure

③ **Fournier gangrene** : 주로 mixed aerobic-anaerobic bacteria에 의해서 회음부 주위에서 발생하는 괴사성 근막염. 고환과 음경이 매우 붓고 복벽과 하지로 진행

(2) **Pyomyositis** : *S. aureus* 에 의해 발생. 병변이 국한되고, 독소를 분비하지 않는 균이면 독성증상(toxicity)이 별로 없음.

(3) Streptococcal necrotizing myositis : *S. pyogenes* 에 의해 발생. 괴사성근막염을 동반하는 경우가 많고(50%), 심한 독성증상을 보임

(4) **Gas gangrene**

① 외상성 : 심한 외상(관통상) 후 상처로 토양(또는 아주 드물게 spore)이 들어가서 발생

② 비외상성 : neutropenia, G-I malignancy, 게실증, 복부방사선 치료 후에 생기는 경우도 ... 주로 *C. septicum*

(5) Synergistic nonclostridial anaerobic myonecrosis : necrotizing myofasciitis의 변형된 형태

3. 진단

(1) 발생위치 및 양상이 가장 중요함

(2) 시간적인 진행속도도 중요

(3) 그람염색 및 배양

① Aspiration of leading edge

② Punch biopsy

③ Surgical inspection

4. 치료

(1) 괴사성 근막염이나 근육염, 근괴사의 경우 초기에 적극적인 수술적 치료가 필요

① 심부구조의 파악 및 괴사조직의 제거

② 구획조직압력(compartment pressure)의 감소

③ 세균염색 및 배양을 위한 검체 확보

(2) 경험적 항생제의 사용 (Mixed aerobic-anaerobic bacteria):

① Ampicillin/sulbactam

② Cefoxitin

③ Clindamycin(or metronidazole) + ampicillin + gentamicin

(3) Hyperbaric oxygen therapy : in gas gangrene (Clostridium)

5. 예후

· Group A streptococcus나 Clostridium에 의한 경우 사망률 20%~50%

골수염 (osteomyelitis)

A. 병인론 및 병태생리

(1) 골수염 : **뼈의 감염**

(2) 균의 침입경로

① 혈행성 (hematogenous) : 20%

② 인근 감염병소에서 전파 및 관통상 (penetrating wound) : 80%

(3) 병의 진행

① 세균은 손상된 골에 부착하고 골형성세포내로 들어가거나 바이오필름을 만들어 숙주의 면역반응을 피함

② 농양이 혈관강(vascular channel)을 통하여 진행하며 혈액의 흐름을 차단 → 만성적으로 허혈성 골괴사가 발생하여 골조각이 분리(large devascularized fragments ; 죽은뼈, 부골, sequestrum)

③ 농양이 골의 피질(cortex)를 뚫고 나와서 골막을 자극하여 부골에 새로운 골형성

(4) 혈액공급이 원활하지 못하거나 이물질이 있으면 감염이 잘 발생

B. 급성 혈행성 골수염 (Acute hematogenous osteomyelitis)

(1) 원인균 : 95% 이상이 **단일한 균**에 의한 감염

① ***S. aureus*** : 50%

② Group B Streptococcus, *E. coli* : 신생아

③ Group A Streptococcus : 유아기

④ 척추골수염 : *E. coli, Enteric bacilli, M. tuberculosis*, Brucella

⑤ 마약중독자 : *S. aureus, Pseudomonas aeruginosa*, Serratia

⑥ 혈색소병증 (hemoglobinopathy) : Salmonella, *S. aureus*

(2) 임상양상

① 발생부위

· 소아는 주로 tibia, femur, humerus에 발생, 성인 및 마약중독자에서는 주로 척추를 침범

· 소아는 주로 혈액순환이 좋은 metaphysis에서 발생하고 성인은 diaphysis에서 발생

② 소아

· 발열, 오한, 국소통증 및 압통, 운동의 장애

· 농양이 피질을 뚫고 나오면 피부발적 및 종창

· 화농성 관절염 : 뼈끝(epiphysis)을 침범하여 발생하거나 뼈몸통끝이 관절내에 있으므로 균이 전파되어 발생

· 최근 둔한 외상을 받은 경우가 많음 → 작은 혈종이나 혈행의 문제가 발생하였을 가능성

③ 성인은 대개 폐렴, 부비동염, 요로감염, 균혈증 등 다른 감염 증상이 잘 나타남

④ 척추골수염 : 성인 혈행성 골수염의 호발부위

· Neck, back pain : 모호하고 둔한 통증

· 발열은 낮은 정도이거나 거의 없음

· 압통 및 척추부위 근육의 경직, 운동제한

· 주위에 농양이 생긴 경우 척수압박 증상

· Lumbar 〉 thoracic 〉 cervical spine 순으로 발생

(3) 방사선학적 변화

① 10일 : 골막반응(periosteal reaction)

② 2~6주 : 골용해성 병변 (50~75%의 골 소실)

③ Brodie's abscess : well-circumscribed lytic lesion

C. 인근 감염소에서 전파된 골수염 (contiguous-focus osteomyelitis)

(1) 원인균

① ***S. aureus***가 주된 원인균

② 혈행성보다 polymicrobial(Gram 음성 + anaerobe)인 경우가 많음

③ 인접부위에서 전파된 경우 원병소를 반영

④ 수술후 감염증인 경우 *S. aureus*, 보형물 또는 기구를 삽입한 경우 coagulase-negative staphylococci가 많음.

(2) 임상양상

① 원병소 : 관통상, 물림(교상), 개방골절, 외과적 수술, 연부조직감염의 전파

② 통증, 발열, 염증징후가 있으나 원감염과 구별이 어려워 대개 만성기에 진단됨

③ Diabetic foot

D. 만성골수염 (chronic osteomyelitis)

(1) 급성골수염에서 진행

① 급성 혈행성 골수염을 즉시 치료하면 5% 미만에서만 만성골수염으로 진행

② 인접부위전파 골수염은 더 많이 만성으로 진행

③ 이물질이 있으면 만성으로 잘 진행

(2) 임상양상

① 완화기와 악화기를 반복

② 골과 피부사이에 통로(sinus)의 형성 : 농양, 괴사된 골조각 배출

③ 악화기에 배출되는 농양의 증가, 통증, ESR 상승

④ 발열은 거의 없음

(3) 장기 합병증 : 병적골절, squamous carcinoma(sinus tract), amyloidosis

E. 골수염의 진단

(1) 조기진단 → 즉각적인 항생제의 치료 → 골괴사의 예방 : 가장 중요

(2) 검사실 검사

① 대개의 경우 ESR, CRP의 상승

② 백혈구증가 및 전신증상은 없는 경우도 있음

(3) 방사선학적 검사

① 급성골수염

- **단순방사선 사진** : 초기에는 이상이 관찰되지 않음
- **3-phase bone scan** : 민감도가 높으나 특이도가 낮음
- **MRI** : 민감도와 특이도가 높음

② 만성골수염

· 영상검사의 역할 : 활동성의 감염을 발견하고 수술시 제거가 필요한 괴사골 및 비정상적 연부조직을 확정, CT/초음파를 이용한 농양의 aspiration

· CT : 부골 및 sinus tract, 연부조직의 농양을 찾는데 단순방사선 보다 유리

· Bone scan : 활동성의 병변을 감별

· MRI : 해부학적 구조를 잘 파악할 수 있으나 골수염과 치유중인 골절, 종양의 감별이 어려움

(4) 미생물학적 진단

① 골수염이 의심되면 항생제 사용전에 반드시 적절한 검체를 얻어야 함

② 혈액배양 : 급성혈행성골수염 소아의 2/3, 척추골수염 성인의 1/4에서 양성

③ 혈액배양이 음성인 경우 골 및 연부조직의 세침흡인 또는 골생검 필요

④ 만성골수염

· Sinus drainage의 배양은 의미가 없음

· 세침흡인, 경피적 또는 수술적 생검을 여러 군데에서 시행해야 함

F. 골수염의 치료

1. 원칙

(1) 반드시 배양을 위한 적절한 검체가 얻어진 후에 항생제를 사용

(2) 항생제 사용의 원칙 : bactericidal, high dose, intravenous (적어도 초기에는)

(3) 그람 염색을 통해 적절한 항생제 선택

(4) 경험적 항생제 : *S. aureus*(oxacillin, nafcillin, cefazolin, vancomycin) 및 Gram(-)에 대한 항생제 (3세대 cephalosporin, aminoglycoside, fluoroquinolone) 사용

2. 급성 혈행성 골수염

(1) 소아

① 조기에 치료를 하는 경우 적절한 항생제로 4~6주간 치료.

② 농양이 있거나, 화농성 관절염이 있거나 급성 감염 징후가 48시간내에 호전이 없으면 수술적 치료 필요

(2) 성인 : 척추를 제외한 다른 골의 경우 수술적 치료

3. 척추골수염

(1) 적절한 항생제로 4~6주간 치료

(2) ESR이 감소하거나 CRP가 정상화되지 않는 경우 장기적인 치료가 필요

(3) 신경학적 문제가 있거나 epidural abscess가 있으면 수술적 치료가 필요

4. 인접 부위 전파 골수염

· 수술 및 4~6주간의 항생제 필요

5. 만성골수염

(1) 평생 골수염을 지니고 사는 경우. 급성 악화시 항생제를 복용

(2) 완치를 위해 치료시

- 수술 수일 전에 항생제를 사용 후 적극적 수술
- 수술 후 4~6주간 항생제 사용

감염성 관절염 (infectious arthritis)

A. 급성 세균성 관절염

1. 원인균

※ 전체 성인의 원인균은 *S. aureus*가 가장 흔함

(1) 유아 : Group B Streptococcus, Gram (-) enteric bacilli, *S. aureus*

(2) 5세 미만 어린이 : *S. aureus, S. pyogenes*

(3) 청소년과 젊은 성인 : *N. gonorrhea*

(4) 수술이나 관통상 : *S. aureus*

2. 발병기전

(1) 균의 전파
① 혈행성
② 인접부위 감염의 전파
③ 수술이나 외상시 직접 접종

(2) 윤활막(synovium)의 염증 및 윤활액 압력 증가, 연골의 파괴

3. 임상양상

(1) 성인의 화농성 관절염은 비임균성과 임균성으로 크게 구분

(2) 비임균성 관절염
① 주로 류마티스관절염 환자에서 발생
② 90%에서 단일관절성 (monarthritis)
③ 주로 무릎관절 〉 고관절 〉 어깨관절
④ 관절주위 통증, 부종, 근육경직, 운동제한
⑤ 발열 : 대개 38.3~38.9도 범위

(3) 임균성 관절염

① Disseminated gonococcal infection이나 임균의 집락화로 인해 발생

② 열, 오한, 발진 (구진→출혈성 농포), 이동성(migratory) 관절염

4. 검사소견

· WBC↑, CRP↑, ESR↑

5. 영상 검사

(1) 단순방사선 : 연부조직 종창, 관절강 확대 → 관절강 협착, 골미란으로 진행

(2) 초음파 : 고관절의 삼출액 확인

(3) CR, MRI : 척추, 천골장골관절, 흉쇄관절 감염의 확인

6. 진단

(1) 관절액 검사

① Cell count : 평균 100,000/mm^3 (25,000~250,000), 〉 90% neutrophil

② 결정이 없고, 도말에서 다수의 백혈구 관찰

③ 그람염색하면 30~50%에서 세균관찰

④ 배양하면 90%에서 양성

⑤ 임균의 경우 40%에서만 양성

(2) 혈액 배양 : *S. aureus*는 50% 양성, 임균은 거의 배양되지 않음

7. 치료

(1) 신속한 항생제 투여 및 관절액 배액

(2) 경험적 치료 (지역사회 감염, 성인) : cefotaxime, ceftriaxone

(3) 배양결과에 따라 적절한 항생제 치료

① *S. aureus* : nafcillin, oxacillin 4주간

② 임균 : ceftriaxone 1~2주간

(4) 배액이 잘 이루어지지 않으면 관절경이나 관절절개술 실시

(5) 관절에 이물질이 있는 경우(인공관절 등) : 이물질 제거 및 수술, 고용량 항생제 정주 (4~6주간)

B. 라임병

(1) 원인균 : *Borrelia burgdorferi*

(2) 임상양상

① 감염초기에 간헐적인 관절통과 근육통이 발생

② 치료하지 않으면 70%의 환자에서 다음의 세가지 양상으로 진행

· 간헐적인 단관절염이나 소수 관절염, 주로 무릎이나 큰 관절을 침범 (50%)

· 관절통이 악화와 호전을 반복 (20%)

· 만성염증성 관절염으로 관절이 파괴 (10%)

(3) 진단 : *B. burgdorferi*에 대한 IgG 항체 검사, PCR

(4) 치료 : doxycycline, amoxicillin, ceftriaxone 등으로 4주간 치료

C. 결핵관절염

(1) 원인균 : *Mycobacterium tuberculosis*

(2) 임상양상

① 주로 만성 단관절염 (고관절, 무릎, 발목 등)

② 드물게 전신감염인 경우 반응성으로 대칭성의 다발관절염이 발생

③ 대개 수개월에서 수주간 지속되는 관절의 부종과 통증, 전신적증상은 절반정도에서 나타나며, 활동성의 폐결핵이 있는 경우는 드물다.

(3) 진단

① 윤활액검사 : 백혈구 수 20000/μL (50% 정도가 neutrophil), 윤활액배양

② 조직배양검사, PCR

(4) 치료 : 결핵치료 참조

D. 진균관절염

(1) 원인균: *Candida*, *Aspergillus*, *Coccidioides*, *Histoplasma* 등

(2) 임상양상 : 만성단관절염

(3) 진단

① 윤활액검사: 백혈구 수 10,000 `~40,000/μL (70% 정도가 neutrophil)

② 조직배양검사

(4) 치료 : 항진균제 및 관절배액/세척 (drainage & lavage)

E. 바이러스관절염

(1) 원인 : rubella virus, mumps virus, parvovirus B19, HBV, HCV, HIV 등

(2) 대개 전신감염증의 한 증상으로 나타나거나 면역학적인 반응에 의해 2차적 발병

(3) 치료는 전신감염증에 대한 치료

6

Health-Care Associated Infections

병원 획득 감염질환

서론 (introduction)

A. Health-care associated infection이란?

: 병원 입원 후 또는 외래, 낮병동에서 병원 감염균에 노출된 후 발생한 감염 질환

B. 역학 (epidemiology)

(1) 미국

① 발생률 (incidence) : 〉 2백만명/년

② 사망자 (mortality) : 88,000명/년

③ 관련 소요 비용 (cost) : $ 4.5 billion

(2) 한국 : 발생률 (incidence) 5.8~15.5% (대한병원감염관리학회)

C. 원인 (etiology)

(1) 미국 : **Table 6-1** 참조.

Table 6-1 미국 병원 획득 감염질환의 원인.

Site	발생률(/100명)	비율	Direct cause of death
Urinary tract	2.5	40~45%*	〈1%
Surgical wound	1.4	20~30%*	1~2%
Lung	1.4	15~20%*	5~10%
Blood stream			
Primary[1]	1.4	15%	3%
Secondary[2]	0.3	3%	25%
Others	2.2	24%	〈1%

Big 4는 UTI (urinary tract infection), SSI (surgical site infections), pneumonia, BSI (blood stream infection) 가장 많이 발생하는 것은 UTI, 가장 많이 사망하는 것은 pneumonia. Others에 포함되는 것은 G-I infections (C. difficile 등), viral infection, Candida infection 등. * 는 Harrison, 나머지는 Cecil. [1] Catheter related infection [2] BSI from other organ infection

Table 6-2 한국 ICU infection의 흔한 원인균. (단위 : %)

Pathogen	Pneumonia	UTI	BSI	SSI
S. aureus	34.9	3.5	25.8	21.0
CNS	2.1	3.8	23.3	7.1
Enterococci	1.5	19.6	14.5	19.6
Acinetobacter	19.2	4.4	8.4	12.1
K. pneumoniae	9.1	3.9	4.4	3.6
P. aeruginosa	13.3	8.1	1.5	7.6
E. coli	2.6	7.2	0.7	6.3
Candida albicans	1.5	12.0	2.2	3.6

(2) 한국 (2003)
① Pneumonia : 36.3%
② UTI (urinary tract infection) : 34.6%
③ BSI (bloodstream infection) : 11.8%
④ SSI (surgical site infections) : 7.5%

※ 이 data는 ICU 환자를 대상으로 한 것

→ **"병원 획득 감염의 흔한 원인은?"이라고 물으면 ① UTI, ② SSI, ③ Pneumonia**

(3) 한국 ICU infection의 흔한 pathogens (2003) : Table 6-2

D. 기본 개념 (general concepts)

1. 원인미생물의 분포 (reservoirs for nosocomial pathogens)

(1) Inanimate environment (무생물 환경) eg, Legionella … tap water

(2) Animate environment (생물 환경) … health care worker, visitor, patient

2. 전파경로 (mode of transmission)

(1) Cross-infection eg, **의료진의 손**을 통해 이 환자에서 저 환자로

(2) Autoinoculation eg, E-tube를 따라 oropharyngeal flora가 lung으로

(3) via infectious droplets … sneezing, coughing
eg, group A streptococcus, respiratory viruses

(4) Airborne spread of droplet nuclei eg, nosocomial chickenpox

(5) Contaminated material eg, Pseudomonas에 contamination된 소독약

3. 숙주 감수성 ↑ 요인 (factors that increase host susceptibility)

(1) Normal host defences(skin, mucosa)를 침범하는 interventions/ procedures
: surgery, percutaneous procedures, foreign body

(2) Immunosuppression

4. 항생제 내성 (antibiotics-resistance)

(1) 지역사회 항균제 내성보다 훨씬 내성비율이 심하며 각 병원마다 차이를 보임.

(2) ICU에서 중요 pathogen의 resistance 양상 : Table 6-3

Table 6-3 우리나라 ICU의 항생제 내성률.

Pathogen	Antibiotics	% resistance
S. aureus	Methicillin (MRSA)	91
CNS	Methicillin (MRCNS)	89
Enterococci	Vancomycin (VRE)	20
Acinetobacter	Ceftazidime	82
P. aeruginosa	Ciprofloxacin	52
	Ceftazidime	44
	Imipenem	39
E. coli	Ciprofloxacin	62
	Ceftazidime	47

E. 병원 감염 관리와 예방 (control & prevention)

(1) **'손씻기 (hand hygiene)'**

① **가장 중요**한 예방법 ("the single most important preventive measure in hospital")

② 방법 : **환자와 접촉 전후로 손에 알코올 뿌려 세척** (sinkless alcohol rubs)

(2) 임상적으로 필요할 경우에만 환자 몸에 invasive device를 삽입한다.

…의료진의 편의를 위해 삽입하지 않는다. eg, foley catheter, central catheter

(3) 임상적으로 필요성이 없어지면 환자 몸에서 invasive device를 즉시 제거한다.

(4) Perioperative period에 prophylactic antimicrobials 사용을 자제한다.

(5) Initial empirical antibiotics는 신중히 선택한다. … 'shotgun approach(예컨대 고민 없이 모든 coverage의 broad-spectrum antibiotics를 쓰는 것)'는 삼간다.

(6) 일단 pathogen이 확인되면 antibiotics의 spectrum을 좁힌다.

(7) Antibiotics는 적정한 기간동안만 사용하고 끊는다.

(8) 병원의 isolation/control plan에 익숙해진다. … eg, blood-borne pathogen, TB control plan

(9) Invasive device 등을 aseptic하게 관리하고, infection-predisposing situation (eg, aspiration-prone positioning)을 제거한다.

F. 멸균과 소독

1. 용어 (definition)

(1) **멸균 (sterilization) : 모든 미생물을 완전히 제거하는 것** ← **autoclave (m/c)**

(2) 소독 (disinfection) : 세균의 포자(spore)를 제외한 모든 미생물을 제거하는 것
  ① High-level disinfection : 세균의 포자를 제외한 모든 미생물을 제거
  ② Intermediate-level disinfection : 결핵균 등 대부분의 바이러스, 진균을 제거
  ③ Low-level disinfection : 결핵균을 제외한 대부분의 미생물을 제거

(3) 세척 (cleansing) : 물, 기계적인 마찰, 세제를 통해 모든 이물질을 제거하는 것

2. 필요한 소독 수준

(1) Critical instrument : contacts with tissue or vessels → Sterilization

(2) Semi-critical instrument : contacts with mucous membrane → high level disinfection

(3) Non-critical instrument : contacts with intact skin

3. 소독에 영향을 미치는 인자

(1) 소독액의 농도

(2) 소독 시간

(3) 미생물의 소독에 대한 저항성 (제거 어려운 순서대로)
  ① 세균의 포자 (spore) eg, *Bacillus spp.*
  ② 결핵균
  ③ Non-lipid containing virus eg, HAV, Poliovirus
  ④ 진균 (fungi)
  ⑤ 기타 세균
  ⑥ Lipid-containing virus eg, HBV, HSV, HIV

(4) 물리적, 화학적인 환경조건

4. 소독제(detergent)의 종류 (Table 6-4 참조)

※ 작용기전 등 학생수준에서는 몰라도 됨.

Table 6-4 Detergents.

작용기전	예
Oxidation	**Peracetic acid (Perasafe®)**, H_2O_2, Ozone, Chlorine compounds, Sodium carbonate peroxyhydrate, Urea hydrogen peroxide, Sodium perborate tetrahydrate, Sodium perborate monohydrate
Alkylation	**Glutaraldehyde (Cidex®)**, Formaldehyde, Ethylene glycol
Protein denaturation	**Alcohol**, **Iodine (iodine tincture, povidone-iodine, iodophor)**, Phenolic compounds, Heavy metals
Surface active agent	**Quaternary ammonium compounds**
Cation ionization	Dyes
Membrane damage	**Chlorhexidine**

5. 소독의 실제

(1) 피부 소독

a. Transient flora 제거

① G(-) rod : *E. coli*, *K. pneumoniae*, *P. aeruginosa*

② 환자나 환경으로부터 묻은 균

③ 흐르는 물에 손을 씻는 것으로도 제거 가능

b. Resident flora 제거

① G(+) : CNS, *Propionibacterium*, *Corynebacterium*

② 상재균

③ Chemical disinfection으로 제거 가능

〈1〉 60~70% alcohol : 가장 효과적

〈2〉 Iodine (povidone-iodine)

- 장점 : TB까지 제거 가능.
- 단점 : 〉3% iodine은 burn, blister 발생 가능 ... 'occlusive dressing' 시 위험↑ - Fibroblast에 toxic → 상처 아무는 데 방해

〈3〉 Chlorhexidine gluconate : TB, virus 제거 못 해

(2) Blood culture 시 피부 소독

① Glove를 반드시 착용 : disinfection 후 맨 손으로 절대 site 만지지 않는다.

② 먼저 70% alcohol로 site cleansing → 마를 때까지 기다려

③ Disinfectant : **iodine tincture**, **chlorhexidine gluconate** (CLSI guideline)

④ 30초 동안 기다려야 효과 있어 cf. iodophors는 1.5~2분

⑤ 검사 뒤는 70% alcohol로 닦아 내야 (∵ iodine 남으면 chemical injury 가능)

cf. chlorhexidine은 닦아낼 필요 없으나 생후 2개월 미만에서는 금기

(3) Wound dressing

a. 기본 원리

① 최소한 매주 wound를 평가하여 3~6주가 지나도 호전이 없으면 방법 바꿔야

② Sheet dressing은 wound margin에서 1~2 cm 더 덮이게

③ 매 dressing change 때마다 gently N/S irrigation … betadine 등 antiseptic 사용하지 않는다. ∵ cytotoxic

④ Ulcer bed는 촉촉하게, surrounding skin은 dry하게

⑤ 공기가 통할 수 있는 부착물로 wound를 덮는다.

⑥ Cavity는 dressing material (saline gauge etc.) 으로 loose하게 채워 abscess 형성을 막는다.

⑦ Non-viable tissue와 wound debris는 제거한다.

b. Wound with exudates

① Hydrocolloid dressing eg, Duoderm®

② Polyurethane dressing eg, Tegaderm®

③ Saline gauge dressing

④ Absorption dressing

c. Infected wound

① Topical antiseptic

② Saline gauze dressing : wet gauze를 대고 건조시킨 뒤 떼어내면 debris 함께 제거됨.

d. Pressure ulcer (sore) dressing

① Hydrocolloid dressing, Polyurethane dressing, Saline gauze dressing

② Sequential protocol : calcium alginate (absorption) dressing 4wk. → hydrocolloid dressing 4wk. … hydrocolloid dressing alone보다 효과적

(4) Endoscope preparation

a. Pathogen의 전파 경로

① Patient to Patient eg, TB

② Endoscope to patient eg, Pseudomonas, Serratia

③ Endogenous transmission eg, normal flora

b. Bronchoscope preparation

① Soaking in quaternary ammonium product (detergent)

② Washing with povidone-iodine

③ Soaking in peracetic acid

④ Washing with water

⑤ Drying in UV ray emitter

c. G-I endoscope preparation

① 손세척 : detergent를 써서 mechanical cleansing

② 자동세척 : peracetic acid에 soaking

③ Dry in UV ray emitter

요로 감염 (nosocomial UTI)

A. 서론 (introduction)

1. 역학 (epidemiology)

(1) **전체 nosocomial infection의 40~45% 차지 (m/c)**

(2) Bacteriuria가 있는 환자의 3%까지 bacteremia 가능

(3) 10~15% 재원 일수 연장, 추가 비용 발생

2. 전파경로 (mode of transmission)

: 대부분 foley catheter 등 preceding instrument나 bladder indwelling catheter와 연관 → 이런 환자는 매일 3~10%씩 감염 위험 증가

① **Perineum, G-I tract (anus) (m/c)**

② Urinary catheter의 intraluminal contamination : 의료진에 의한 것

③ 불완전하게 소독된 catheter를 통한 감염 : rare

B. 진단 (diagnosis)

1. 증상 (symptoms)

(1) 'Symptom'을 확인하기 어렵다. … 특히 lower urinary tract symptom (dysuria)

(2) Upper tract symptom도 잘 찾는다. eg, flank pain

2. Urine culture

(1) Chronic catheterization의 경우 biofilm에 상재하는 catheter flora가 true pathogen과 감별에 어려움이 있음 ∴ catheter 교체하거나 fresh voided urine specimen을 얻는 게 좋다.

(2) Treatment가 시작된 이후에도 F/U하여 'persistent UTI'인지 확인

(3) *S. aureus* : 다른 'occult systemic infection'을 찾아야

C. 예방 (prevention)

(1) 반드시 필요한 경우에만 catheter를 삽입해야 eg, urinary tract obstruction

(2) Catheter 삽입과 요로계 기구 조작은 aseptic technique으로 해야

(3) Drainage system의 opening이나 manipulation은 가급적 자주하지 말아야

(4) 불필요한 catheter는 즉시 제거해야

(5) 기타 고려할 수 있는 방법들

① Topical meatal antimicrobials

② Drainage bag disinfectant

③ Anti-infective catheter eg, silver alloy-coated catheter

④ Selective gut decontamination

⑤ Condom catheter : '잘 관리되지 않으면 infection risk 비슷'

(6) 권장되지 않는 방법들

① Prophylactic antimicrobials : 초기 4일 정도는 감염 위험을 줄여주지만 resistant bacteria나 yeast의 출현을 일으킨다. 따라서 권장하지 않는다.

② Irrigation of catheter : infection risk 높인다.

③ Suprapubic catheterization : not well defined

D. 치료 (treatment)

1. Target organism

(1) *E. coli*

(2) Nosocomial G(-) bacilli : *K. pneumoniae*, *Enterobacter*, *Citrobacter*, *Proteus*

(3) *Enterococci*

(4) Candida : 다음의 경우가 아니면 treatment에 controversy가 있다.

① Upper-pole invasion (pyelonephritis)

② Obstruction

③ Neutropenia

④ Immunosuppression

(5) *S. aureus*, CoNS

수술 부위 감염 (SSIs, surgical site infections)

A. 서론 (introduction)

1. 역학 (epidemiology)

(1) 전체 nosocomial infection의 20~30%

(2) 재원 일수 57% 연장, 추가 비용 42% 발생.

2. 전파경로 (mode of transmission)

(1) Skin, mucosal flora → endogenous or hospital-acquired

(2) Airborne spread to skin squames

3. 위험인자 (risk factors)

(1) Surgeon의 technical skill 부족

(2) 환자의 underlying disease eg, DM, obesity

(3) 부적절한 antibiotic prophylaxis timing

(4) 기타 : Drain의 존재, 수술전 장기간의 입원기간, 수술 전 수술 부위 shaving, 긴 수술 시간, infection at remote sites

B. 진단 (diagnosis)

: 'careful assessment of surgical site'

eg, sternal 'click' (after open heart surgery)

C. 예방 (prevention)

※ 주로 '의료진'이 주의할 일들

(1) Antimicrobial prophylaxis … high-risk procedure 시작 1h 전에 투약 → 24h 이내 D/C

(2) 수술 전 shaving 삼가야 … clippers 이용

(3) Normal perioperative glucose level 유지 (cardiac surgery patients)

(4) Perioperative normothermia 유지 (colorectal surgery patients)

(5) 기타

① Operating room asepsis

② 수술 전에 active infection control

③ O_2 supplementation

④ Preoperative stop-smoking → Postoperative SSIs 감소시켜

D. 치료 (treatment)

1. Target organisms

(1) *S. aureus*

(2) CNS

(3) *Enterococci*

(4) G(-) bacilli : *E. coli*, *Enterobacter*, *Klebsiella*, *Candida*

eg, 수술 24~48h 내 rapidly progression → group A *streptococci*, clostridial infection 의심!

2. 치료 (treatment)

(1) Antibiotics

(2) Drainage

(3) Surgical excision of necrotic material

(4) Wound dressing

병원 획득 폐렴 (nosocomial pneumonia) → 호흡기학 Chapter 20 참조

A. 서론 (introduction)

1. 역학 (epidemiology)

(1) 전체 nosocomial infection의 15~20% 차지

(2) 재원 일수 24% 연장 (6일), 추가 비용 39% 발생

(3) Nosocomial infection 중 사망원인 1위

a. VAP (ventilator associated pneumonia)의 경우 6~14%

b. 사망의 위험인자 (risk factors)

① Comorbidities

② 부적절한 antibiotics : Initial empirical antibiotics가 부적절한 경우 원인균이 확인되고 적절한 antibiotics로 바꾸더라도 사망률을 낮추지 못한다.

③ Specific pathogens : *P. aeruginosa*, *Acinetobacter*

2. 전파경로 (mode of transmission)

: aspiration (대부분) ... endogenous or hospital-acquired oropharyngeal (or gastric) flora

3. 위험인자 (risk factors for nosocomial pneumonia, VAP)

(1) Potential pathogen의 colonization

① Prior antimicrobial therapy

② Contaminated ventilator circuit, equipment

③ Gastric pH ↑

(2) Oropharyngeal flora의 lung으로 aspiration

① Prolonged mechanical ventilation

② **Intubation** … 특히 reintubation

〈1〉Biofilm 형성

〈2〉Mucosal injury

〈3〉Aspiration

〈4〉Loss of cough reflex

③ 의식 수준 저하

④ L-tube 존재

(3) Host defence mechanism 저하

① COPD

② Old age

③ Upper abdominal surgery

④ Immunity ↓ : corticosteroids, immunosuppressive agents, neutropenia

(4) Drug-resistant VAP 발생의 위험인자

① Prior antimicrobial therapy

② Broad spectrum antibiotics use

③ Prolonged mechanical ventilation 〉7 days

B. 진단 (diagnosis)

→ 호흡기학 Chapter 20 참조

C. 예방 (prevention)

(1) **손씻기**

(2) **Subglottic secretion drainage**

(3) **Intubation 최소화** → intubation은 colonizer를 lung으로 밀어넣는다.

(4) **MV circuit은 자주 교환하지 않는다. (1주일에 1회 정도)**

(5) **Semirecumbent position** ∵ aspiration 방지

(6) 기타 : G-I decontamination, **Sucralfate** 등

D. 치료 (treatment)

1. Target pathogens

(1) *S. aureus*

(2) *P. aeruginosa*

(3) G(-) : *Acinetobacter*, *K. pneumoniae*, *E. coli*, *Enterobacter*

카테터 감염증 (CRIs, catheter-related infections)

A. 서론 (introduction)

1. 역학 (epidemiology)

(1) Nosocomial bacteremia의 50%를 차지함.

(2) 80~90%가 central catheter로부터 발생.

(3) 매년 250,000명의 central CRI 발생; 1/3~1/2은 ICU에서 발생.

(4) Attributable mortality 12~25%

2. 전파경로 (mode of transmission)

(1) **Insertion site : cutaneous microorganisms (m/c)**

(2) **Hub contamination**

a. Prolonged catheter use

b. Surgically implanted or cuffed

(3) **Infusate의 contamination** … epidemic의 m/c cause

3. 분류

(1) Entry site infection : insertion site로부터 2 cm 이내에 발적, 부종, 압통 발생

(2) Tunnel infection : insertion site로부터 2 cm 이상, tunneled catheter의 삽입 경로를 따라서 발적, 부종, 압통이 발생한 경우

(3) Pocket infection : catheter가 삽입된 부위의 피하에 감염된 fluid가 pocket을 형성하며 존재하는 경우

(4) Bloodstream infection : 혈액배양검사에서 원인균이 동정된 경우.

① Infusion-related

② Catheter-related

4. 위험인자 (risk factors)

(1) 장기간 카테터 유치 (prolonged placement) : 72h 이상 〉 72h 이하

(2) 잦은 카테터 조작 (frequent manipulation)

(3) 카테터 재질 : 플라스틱 〉 금속, 테플론 〉 폴리우레탄 〉 폴리비닐클로라이드

(4) 내강(lumen)의 갯수가 많을 수록

(5) 사용 혈관에 따라

① 혈관 종류 : central v. 〉 peripheral a. 〉 peripheral v.

② Central venous catheterization 중에서 : femoral v. 〉 int. jugular v. 〉 subclavian v.

(6) 카테터 유치 방법 : 정맥 절개 (venotomy) 〉 경피 (percutaneous)

(7) 기타 : 삽입시 상황 (응급 〉 비응급), 삽입 시술자의 기술 (aseptic technique) 등

B. 진단 (diagnosis)

1. Suspected case

· Catheter site에 infection 소견이 있거나 catheter가 있는 환자에서 fever와 bacteremia가 있으면서 다른 infection focus를 찾지 못할 때

2. Confirmed case

(1) Peripheral-blood culture와 catheter tip의 quantitative(*or* semiquantitative) culture에서 같은 균이 동정되었을 때

(2) 기타

① Catheter로부터 얻은 blood culture가 periphery로부터 얻은 blood culture보다 2h 이상 먼저 균이 자랄 때

② Catheter로부터 얻은 blood culture가 periphery로부터 얻은 blood culture보다 5~10배 더 균의 load가 많을 때

③ Infusate contamination의 고려되면 infusate sample에서도 culture 필요

C. 예방 (prevention)

(1) Catheter insertion 시 'maximal sterile precaution'

① Gown, gloves, mask, large drapes!!!

② Insertion 전에 chlorhexidine gluconate로 skin antisepsis

(2) Antiseptic-impregnated central venous catheter

→ 'Chlorhexidine-silver sulfadiazine impregnated catheter'

(3) Antibiotics coated catheter : controversial (resistance 때문)

(4) Peripheral venous catheter는 72~96 h마다 새로운 위치로 교체

(5) Semitransparent dressing (Tegaderm®) : 3~7일마다 교체하여 편리하면서 insertion site를 관찰할 수 있어 좋음.

(6) Guidewire-assisted catheter change는 infection risk 줄이지 못함.

(7) 미해결 과제

① Topical anti-staphylococcal ointment : mupirocin

② PICC (peripherally inserted central catheter)

③ Heparin use to avoid catheter thrombi

D. 치료 (treatment)

1. Target pathogens

(1) **CoNS (m/c)**

(2) ***S. aureus*** **(50%까지 MRSA)**

(3) *Enterococci*

(4) Nosocomial G(-) bacilli eg, *Enterobacter*

(5) **Candida**

* Blood culture (+)인 CoNS의 90%는 contamination; *S. aureus*나 Candida는 true pathogen 가능성 높아

2. 치료

(1) 치료 원칙

① Systemic antimicrobials !! : 원인균을 targeting하여

② EchoCG를 해야 하는가?

· *S. aureus* CRI는 TEE까지 고려 !! (1/4까지 IE+)

③ Catheter는 제거해야 하는가?

a. Non-tunneled catheter는 대부분 catheter removal 필요

b. Tunneled catheter/implanted catheter : 다음의 상황들 고려

〈1〉Severity of illness

〈2〉Infection evidence의 strength

〈3〉Specific pathogen assessment

〈4〉Local/systemic complication

c. Antibiotic lock : infected catheter를 salvage하기 위해 시행. 1/3에서 성공

d. Guidewire-assisted catheter change 가능

〈1〉If catheter tip culture(-) → 같은 insertion site 가능

〈2〉If catheter tip culture(+) → insertion site 바꾸어야

(2) 원인균에 따른 치료

① CoNS : 합병증 없는 central venous catheter는 제거하지 않고 항균제만 사용해 볼 수도 있다.

② *S. aureus*

〈1〉Catheter removal

· Central venous catheter-related infection인 경우 catheter를 제거하고 가능하면 peripheral catheter로 유지한다.

· 반드시 central venous catheter가 필요한 경우 최소 1주 이상 균음전을 확인한 후 다른 부위에 central venous catheter 삽입

〈2〉Nafcillin (MSSA), vancomycin (MRSA) IV ×10~14 days (if Cx. -) × 4주 (if Cx.+)

〈3〉TEE 시행

③ G(-) rods : catheter removal + antibiotics × 10~14days

④ Candida spp. : catheter removal + amphotericin-B × 10~14days

cf. neutropenia 없고 hemodynamic stable하면 fluconazole을 쓸 수도

호중구 감소증 환자에서 발열 (neutropenic fever)

A. 서론 (introduction)

1. 용어의 정의 (definition)

(1) **"Neutropenia" ← 임상적으로 암환자에서 cytotoxic chemotherapy한 뒤**

① **ANC $<$ 500/mm^3 또는**

② **ANC $<$ 1,000/mm^3 이면서 $<$ 500/mm^3으로 감소될 것이 예상될 때**

*** ANC $<$ 100/mm^3인 경우는 보다 severe**

(2) **"Fever"**

① **Single oral temperature ≥ 38.3°C**

② **Oral temperature ≥ 38.0°C for 1h**

2. 원인 (etiology)

(1) Neutropenic fever의 1/2은 infection

(2) Bacteria … "G(+)가 60~70%, G(-) 증가 추세"라고 흔히 말함.

① *S. aureus*, CNS … methicillin-resistant 많아

② *Streptococcus*

③ *Enterococcus*

④ *E. coli*, *K. pneumoniae*

⑤ *P. aeruginosa*

(3) Fungus

① Candida

② Aspergillus

(4) Virus : Herpes simplex 등

3. Neutropenia 때 infection은 inflammatory sign이 없거나 미약하게 나타난다.

(1) Pneumonia가 chest x-ray 상 infiltration 소견이 없다.

- 만약 severe neutropenia인데 chest x-ray에서 infiltration 소견이 있으면 aspergillosis 등 invasive disease도 고려해야 한다. 즉, infiltration은 inflammatory cell에 의한 것이 아니라 microorganism에 의한 것이다.

(2) UTI인데도 pyuria가 없다.

B. 초기 W/U (initial evaluation)

(1) **Thorough P/E**

(2) **CBC, AST/ALT, BUN/Cr, U/A**

(3) **Blood culture**

① **CRI가 의심될 경우 peripheral blood sampling 외에도 catheter에서도 sampling 필요**

② **Quantitative blood culture : CRI에서 진단적 가치 높음.**

(4) **Urine culture if**

① **UTI sx./ signs (+)**

② **Urinary catheter in situ**

③ **Abnormal U/A**

(5) **Diarrhea (+) →**

① **If community-acquired → stool PMN, culture**

② **If antibiotics use → *C. difficile* toxin assay**

(6) **Chest x-ray if respiratory sx.(+)**

(7) **Skin biopsy/ aspiration → cytology, culture ··· if skin lesion (+)**

C. 치료 (treatment)

1. 초기 경험적 치료 (initial empirical antibiotics therapy)

(1) 즉시 empirical therapy가 필요

① 조기에 infectious cause와 non-infectious cause의 감별이 어렵고

② Infection은 ANC가 낮아 rapid progression하기 때문

(2) Empirical regimen

a. Vancomycin은 다음 적응증 외에는 가급적 initial로는 쓰지 않아

① Severe CRI가 의심될 때 ... bacteremia, cellulitis etc.

② Known PRSP, MRSA colonization

③ Blood에서 G(+)가 자라는 것이 확인되었을 때 identification 전까지

④ Hypotension 또는 cardiovascular impairment

b. Regimen의 종류 ... 전혀 외울 필요 없고 **G(-)와 pseudomonas를 cover**한다는 개념만 알면 됨.

① Monotherapy : ceftazidime *or* cefepime *or* carbapenem

② Two drugs : AG + one of (ceftazidime, cefepime, carbapenem, anti-pseudomonal penicillin)

③ Vancomycin + (ceftazidime or cefepime or carbapenem) ± AG

2. 3~5일 뒤 reassessment

(1) 열이 떨어진 경우

a. 7일 이상 broad spectrum antibiotics 유지 ... culture 결과에 따라 적절한 antibiotics로 교체할 수는 있음.

b. Antibiotics를 끊는 시점

① ANC 〉 $500/mm^3$

② Clinical resolution

(2) 열이 지속되는 경우 → 다음 중 한가지로

① Antibiotics 그대로 계속 씀 ← 환자가 열은 나지만 stable한 경우

② Antibiotics change ← disease progression. (3~5일까지 안 기다린다)

* Initial로 안 썼고 적응증이 되면 vancomycin 추가

③ Add anti-fungal (amphotericin-B etc.) ← 5~7일까지 열이 안 떨어지고 ANC 회복이 조만간 가능할 것 같지 않을 때

이식 후 감염질환 (post-transplantation infections)

A. 조혈모세포 이식 후 감염질환

Table 6-5 조혈모세포 이식 후 발생하는 감염질환.

	이식 후 기간		
감염 부위	**< 1개월**	**1~4개월**	**> 6개월**
Disseminated	Aerobic bacteria G(+), G(-)	**Norcadia** Candida	**Encapsulated bacteria** *S. pneumoniae* *H. influenzae* *N. meningitidis*
Skin, Mucous membrane	HSV	HHV-6	VZV
Lung	Aerobic bacteria G(+), G(-) Candida Aspergillus	CMV, HHV-6 T. gondii *P. carinii*	*P. carinii*
G-I tract		CMV	
Kidney		BK virus, Adenovirus	BK virus
Brain	HHV-6	HHV-6, *T. gondii*	*T. gondii*, JC virus
Bone marrow	HHV-6		

B. 신 이식 후 감염증

Table 6-6 신이식 후 발생하는 감염질환.

	이식 후 기간		
감염 부위	**< 1개월**	**1~4개월**	**> 6개월**
Urinary tract	Bacteria (*E. coli*, *K. pneumoniae*, Enterobacteria-ceae, *Pseudomonas*, Entero-coccus) associated with bacte-remia, pyelonephritis Candida	CMV (fever, BM suppression, hepatitis) BK virus (nephropathy, graft failure, vasculopathy)	Bacteria bacteremia : uncommon BK virus (nephropathy, graft failure, vasculopathy)
Lung	Bacteria Legionella (endemic area)	CMV PCP Legionella	Nocardia Invasive fungi (Aspergillus, Mucor)
CNS		Listeria meningitis, *T. gondii*	CMV disease, Listeria meningitis, Cryptococcal meningitis, Nocardia

격리와 보호 (isolation & protection)

※ **2단계 (two-tier) precautions (CDC guideline)**

A. 1st tier (standard precautions) : 병원의 모든 환자들을 대상

(1) Hand cleansing & gloving : 다음과 접촉할 때

① Blood

② All other body fluids, secretions, excretions

③ Nonintact skin

④ Mucous membrane

(2) Other protections : mask, eye protection, gown

B. 2nd tier (transmission-based precautions)

: infection, colonization 의심 또는 진단된 환자들 대상

1. Airborne precautions

(1) **해당 질환 : Measles, Chickenpox, TB**

(2) 주요 지침

a. 병실 : 음압시설(negative pressure ventilation), 방문은 항상 닫아 두고 1인실 또는 같은 환자끼리 격리

b. 호흡기계 보호 (respiratory protection) : mask 착용

※ 결핵에 대한 대처법

① Negative pressure, 100% exhaust ventilation (6~12 air changes/hr) with closed door 시스템을 갖춘 1인실

② 의료진은 NIOSH (National Institute for Occupational Safety and Health) 승인 facial mask 착용해야 eg, N95 mask

③ HEPA (High-efficiency particulate air filter) units

④ UV light

2. Droplet precautions

(1) 해당 질환

① Invasive HiB diseases : meningitis, pneumonia, epiglottitis, sepsis

② Invasive meningococcal diseases : meningitis, pneumonia, sepsis

③ Invasive DRSP diseases : meningitis, pneumonia, sinusitis, otitis media

④ 기타 비말(droplet)에 의해 전파되는 세균성 호흡기계 감염 : Diphtheria pharyngitis, *Mycoplasma pneumoniae*, Pertussis, Pneumonic plague, streptococcal pharyngitis, pneumonia, 신생아와 유아의 scarlet fever

⑤ 기타 비말에 의해 전파되는 바이러스성 감염 : Adenovirus, Influenza, Mumps, Parvovirus B19, Rubella

(2) 주요 지침

a. 병실 : 1인실이나 같은 환자끼리 모으는 것을 권장하되 어려울 경우 1 m 이상의 간격을 둘 것

b. 호흡기계 보호 : Mask 착용 (환자와 거리 1 m 이내일 경우)

3. Contact precautions

(1) 해당 질환

① G-I, respiratory, skin, wound에 infection 또는 다제내성 세균 (VRE, MRSA 등) colonization

② 감염률이 낮지만, 오랫동안 환경에서 생존하는 intestinal infections

〈1〉*Clostridium difficile*

〈2〉기저귀를 사용하거나 incontinence 환자의 경우 : EHEC, Shigella, HAV, Rotavirus

〈3〉RSV, Parainfluenza virus, 신생아와 유아의 Enterovirus 감염

〈4〉높은 전염력을 가진 또는 피부를 통해 전염될 수 있는 피부감염 : Diphtheria skin infection, HSV (neonatal 또는 mucocutaneous), Impetigo, Major abscesses, cellulitis, Pediculosis, Scabies, 신생아와 유아의 staphylococcal furunculosis, SSSS, zoster (disseminated or immunosuppressed hosts)

〈5〉Viral hemorrhagic conjunctivitis

〈6〉Viral hemorrhagic infections (Ebola, Lassa, Marburg virus)

(2) 주요 지침

① 병실 : 반드시 isolation이 필요하지는 않으며 환자에 상황에 따라 결정

② Glove, Hand washing

③ Gown

④ 사용한 의료기구 및 용품 소독

7

Gram-Positive Bacteria

그람 양성 세균

그람 양성 세균의 분류 (classification) (Figure 7-1)

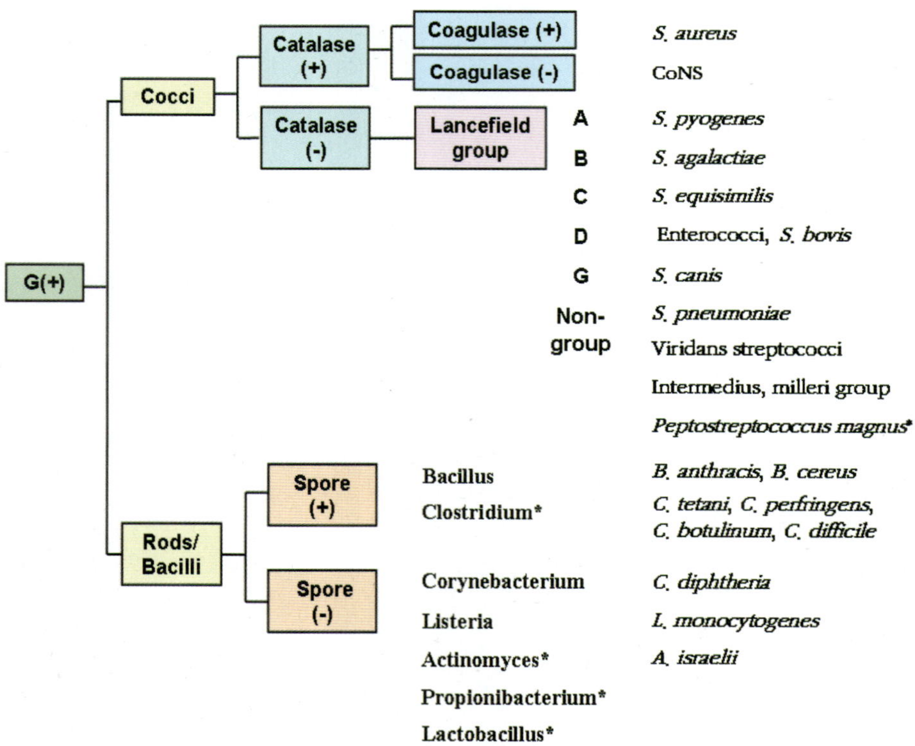

Figure 7-1 Gram (+) bacteria. *는 anaerobe.

포도상구균 (staphylococcus)

A. 포도상구균의 세균학적 특징 (microbiology)

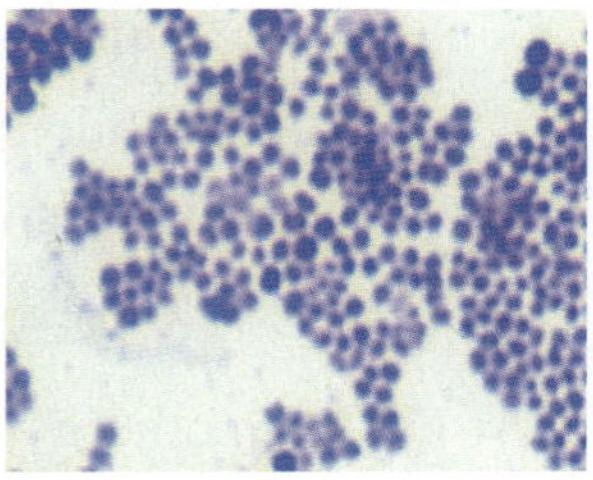

Figure 7-2 Staphylococci.

(1) G(+) cocci, 포도송이 모양 (Figure 7-2)

(2) Aerobic, facultative anaerobe

(3) Nonmotile

(4) 여러조건의 environment에서 장기간 생존 가능

(5) Catalase (+) : Streptococcus와 감별점

(6) *S. aureus* vs. coagulase negative staphylococcus (CoNS)

① *S. aureus* : coagulase (+), β-hemolysis, highly virulent

② CoNS : coagulase (-), non-hemolytic, less virulent

B. *S. aureus* infections

1. 역학 (epidemiology)

(1) 임상적 중요성

a. **가장 흔한 nosocomial infection의 원인**

① **SSIs (surgical site infections) 가장 흔한 원인**

② **Primary bacteremia 2번째로 흔한 원인**

b. **Community infection : skin/soft tissue infection, infective endocarditis**

(2) 내성 (resistance)

a. **Penicillin-resistant *S. aureus* : 이미 〉95%**

b. **MRSA : 병원감염에서는 이미 상당수**

c. VISA (vancomycin intermediate-resistant *S. aureus*) : 1997년에 첫 보고

d. VRSA (vancomycin resistant *S. aureus*) : 2002년에 첫 보고

(3) 전파경로 (mode of transmission)

① **From own normal flora (m/c)**

a. **자기 몸에 colonization한 균이 발병의 가장 큰 원인**

b. Colonization site

- **Ant. nares (m/c)**
- Others : skin (esp. damaged), vagina, axilla, perineum, oropharynx

c. Colonization의 risk factors

- Type 1 DM, HIV (+), injection drug users, hemodialysis, skin damage
- 정상인도 25~50%에서 colonization (+)

② From others

a. Direct contact : '손'을 통해 전파

b. Respiratory aerosols (nasal flora)

(4) 발병기전 (pathogenesis)

① **Nasal colonization**

② **Inoculation : "introduction into tissues"**

〈1〉**Skin, mucosa의 breach (깨어짐, 손상) 있어야**

-1. Minor abrasions eg, 면역억제 환자는 종이에 손 끝이 베였는데도 이로 인한 *S. aureus* sepsis로 사망하는 예도 있다. *S. aureus*는 병원성이 강하다.

-2. IV access → catheter-related infection

-3. IV/IM/SC drug administration

〈2〉**Adhesion**

- **MSCRAMMs** (microbial surface components recognizing adhesive matrix molecules; fibronectin-binding protein, clumping factor, collagen-binding protein) → *S. aureus*가 skin/ mucosa가 깨어져 노출된 fibronectin, fibrinogen, collagen에 adhesion하는 데 중요한 역할 수행

〈3〉Biofilm formation : *ica* (intracellular adhesion) gene product

〈4〉Replication : infection site에서

③ **Invasion**

〈1〉Enzymes (serine protease, hyaluronidase, thermonuclease, lipases)

→ Bacterial survival ↑. Local spread ↑

〈2〉**Toxin Panton-Valentine leukocidin** : PMNs, macrophages, monocyte cytolysis → skin infections (carbuncle, furuncle), serious pulmonary infections

〈3〉**Cell wall** → systemic inflammation 유발

〈4〉**Staphylococcal α toxin** → cell에 pore formation → inflammatory response

④ **Evasion of host defense mechanisms**

〈1〉Polysaccharide (micro)capsule → Anti-phagocytosis, Abscess formation

〈2〉Protein A : IgG Fc portion에 binding → Anti-opsonization

〈3〉Intracellular survival (esp. small colony variants) : endothelial cell에 internalization → Host defense를 피하고 vasculitis, sepsis 유발

⑤ Host response

〈1〉**PMNs** : *S. aureus*를 phagocytosis한다.

〈2〉Antibody to capsule, MSCRAMM

⑥ ***S. aureus* infection의 risk factors**

〈1〉**DM** : insulin injection, leukocyte dysfunction

〈2〉**PMNs defect : neutropenia, chronic granulomatous disease**

⑦ **Toxin**

〈1〉Cytotoxin : Panton-Valentine leukocidin, α toxin

〈2〉Pyrogenic-toxin superantigens

-1. **Enterotoxin → food poisoning**

-2. **TSST-1 (toxin shock syndrome toxin-1) → staphylococcal TSS**

〈3〉**Exfoliative toxin → 4S (SSSS, staphylococcal scaled-skin syndrome)**

⑧ **Resistance**

〈1〉**Penicillin-resistance (〉95%) ← Penicillinase**

〈2〉**Methicillin-resistance ← PBP* alteration (PBP 2a, 2') **mecA* 산물**

· ***mecA*** gene : SCCmecs(staphylococcal cassette chromosome mecs)의 일부 → 5개 type 있으며 type 4, 5 SCCmecs은 community-acquired MRSA와 관련

〈3〉VISA : 기전 불분명.

〈4〉**Vancomycin-resistance (VRSA) ← vanA (VRE에서 왔을 것)**

2. 임상양상 (clinical manifestations)

(1) Skin/ soft tissue infections

① **Cellulitis** : *S. aureus*, *Streptococci*가 원인균

→ 경험적으로 치료할 때는 둘 다 cover하는 1세대 cephalosporin을 쓴다.

② **Abscess-forming skin infections** : folliculitis, furuncle, carbuncle, impetigo

③ **SSIs : 수술 전 *S. aureus* prophylaxis (IV cefazolin) 해야**

④ Mastitis (유선염) : 출산 2~3주 후

⑤ Hidradenitis suppurativa : recurrent follicular infections (in axilla)

(2) **Musculoskeletal infections**

① **Septic arthritis**

② **Osteomyelitis**

③ Pyomyositis

④ Psoas abscess

(3) Respiratory tract infections

① **Nosocomial pneumonia, VAP (ventilator-associated pneumonia)** : MRSA, *pseudomonas*가 가장 흔한 원인균

② **Septic pneumonia** : 다른 부위에 *S. aureus* infection이 있고 여기서 생긴 septic embolism이 lung에 lesion을 만드는 것

③ Post-viral pneumonia : influenza 후 secondary pneumonia

*** Influenza 후 세균성 폐렴의 주된 원인균 : *S. aureus*, *H. Influenzae*, *S. pneumoniae***

④ Empyema : G(+) empyema의 m/c cause cf. *S. pneumoniae* : empyema 잘 안 만들어

(4) Bacteremia & complications

① **Sepsis, septic shock**

② **Metastatic infection (kidney, joint, bone, lung) : septic emboli**

③ Infective endocarditis

(5) **Infective endocarditis**

① **Injection drug user**

② **Native valve : acute IE**의 중요 pathogen

③ **Prosthetic valve : early-onset IE**의 중요 pathogen

④ **Nosocomial**

(6) **Device-related infections**

① **CRIs (catheter-related infections)**

② Prosthetic joint

(7) Toxin-mediated illness

① **Food poisoning ← enterotoxin ··· food ingestion 1~6h 뒤**

② **Staphylococcal toxic shock syndrome (TSS, Figure 7-3) ← TSST-1**

a. 역학 (epidemiology)

- Risk factor : **tampon use**
- **Young age**
- **Fatality : 2.5%**

b. 임상양상 (clinical manifestations)

- Menstrual/nonmenstrual type : menstrual type은 menstruation 시작 2~3일부터 증상
- 초기 증상 : nonspecific flulike syndrome ... **대개 infection focus 뚜렷하지 않다.**

〈1〉**Fever** (≥38.9℃)

〈2〉**Hypotension** : SBP≤90mmHg *or* DBP orthostatic drop≥15mmHg

〈3〉**Diffuse macular rash :** erythroderma ('**sunburn rash**'), **palm, sole**

→ 회복기(onset 1~2주 후)에 **desquamation**

〈4〉**Multisystem involvement**

-1. Liver : bilirubin/AST/ALT 2배 이상 증가

-2. Hematologic : PLT ≤ 100,000/μL

-3. Renal : BUN/Cr 2배 이상 증가

-4. **Mucous membrane** : vaginal, oropharyngeal (pharyngeal injection, **strawberry tongue),** conjunctival hyperemia

-5. G-I : vomiting, diarrheaabdominal pain

-6. Muscular : severe myalgia, CK 2배 이상 증가

-7. CNS : disorientation, consciousness ↓

〈5〉**Blood, CSF에서 *S. aureus* culture (-)**

c. 치료 (treatment)

〈1〉**BP stabilization : fluid + vasopressors**

〈2〉**Nafcillin + Clindamycin (toxin synthesis ↓)**

〈3〉Others : IVIG, Glucocorticoid

③ **SSSS (4S)** (**Figure 7-3**) ← **exfoliative toxin**

a. 역학 (epidemiology) : 대개 newborn, child

b. 임상양상 (clinical manifestations)

- **Local infection에서 시작**
- Skin lesion
  - Fragile, often tender
  - Thin-walled, fluid-filled bullae
  - **Nikolsky's sign** : 압력 조금만 줘도 병변 터지며 아래의 피부를 남기고 벗겨짐.
- Mucous membrane : 대개 정상
- Systemic symptom (fever, lethargy, irritability with poor feeding) : more generalized infection에서

c. 치료 (treatment) : primary local infection control

3. 미생물학적 진단법 (diagnosis)

Gram stain, **culture**, PCR

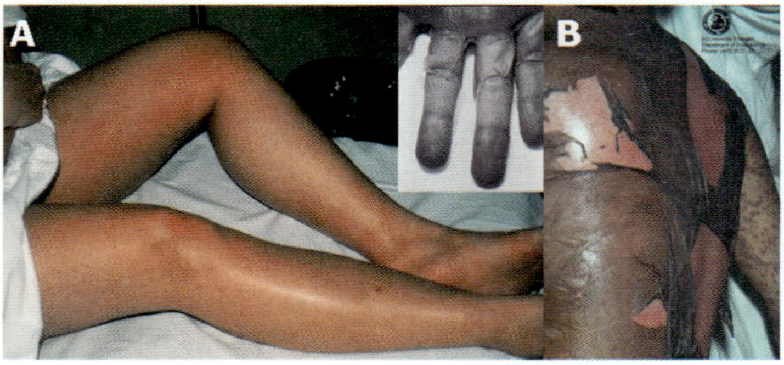

Figure 7-3 Toxin-mediated staphylococcal diseases.
(A) Staphylococcal TSS : sunburn rash와 desquamation.
(B) 4S

4. 항생제 (antibiotics treatment)

(1) MSSA → semisynthetic penicillin (**nafcillin**, oxacillin, methicillin)

(2) MRSA → **vancomycin**, teicoplanin, linezolid, daptomycin

* Combination 시 synergy (+)

〈1〉 β-lactam + aminoglycoside 〈2〉 Vancomycin + gentamycin

〈3〉 Vancomycin + rifampicin 〈4〉 Vancomycin + gentamycin + RIF

C. CoNS infections

1. 역학 (epidemiology)

(1) ***S. epidermidis*** : prosthetic device-related infections

① Biofilm formation ← extracellular polysaccharide production

② Attachment ← AtlE (autolysin)

(2) ***S. saprophyticus*** : UTI

(3) *S. lugdunensis*, *S. schleiferi* : native valve IE, osteomyelitis

2. 임상양상 (clinical manifestations) : **prosthetic device-related infections**

(1) Clinical manifestations

① Subtle localized infection : purulent drainage, pain at the site

② Slow progression

③ Limited systemic symptoms : fever (±)

(2) Prosthetic device-related infections

① Prosthetic valve IE

② Prosthetic joint

③ Vascular graft

④ Intravascular device : CRIs

⑤ CNS shunt

3. 진단 (diagnosis)

- Culture … Skin normal flora이므로 blood culture에서 위양성 많음. 특히 blood culture 3쌍 중 1쌍에서만 자란 경우는 거의 대부분 contamination.

4. 치료 (treatment)

- Vancomycin … *S. aureus*보다 methicillin-resistant 더 많다.

폐렴구균 (*Streptococcus pneumoniae* = pneumococcus)

A. 서론 (introduction)

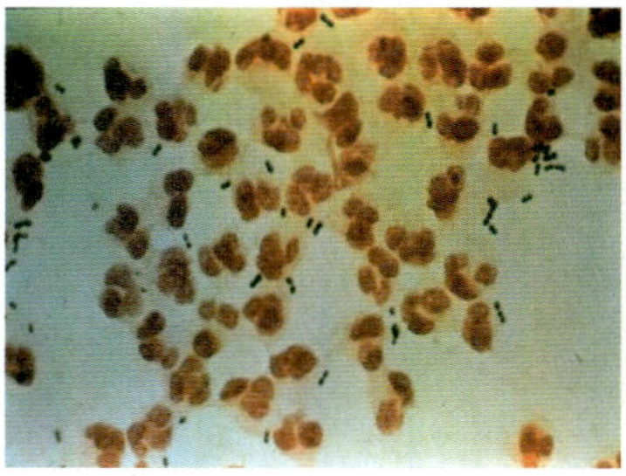

Figure 7-4 ***S. pneumoniae.***

1. 세균학적 특징 (microbiology)

(1) G(+) diplococci (쌍구균) (**Figure 7-4**)

(2) Catalase (-), Pneumolysin (+), α-hemolysis

(3) Serotype : capsule의 종류에 따라 90가지

- Danish system이 American system보다 널리 쓰이고 있음.
- Antibiotics resistance의 확산을 추적하는 데도 이용
- Polysaccharide vaccine에 쓰이는 23개 serotype : 1, 2, 3, 4, 5, 6B, 7F, 8, 9N, 9V, 10A, 11A, 12F, 14, 15B, 17F (17A Lederle), 18C, 19A, 19F, 20, 22F, 23F, 33F
- Conjugate vaccine에 쓰이는 7개 serotype : 4, 6B, 9V, 14, 18C, 19F, 23F

2. 역학 (epidemiology)

(1) 발생률 (incidence)

① Pneumococcal pneumonia

a. Young adults : 20명/10^5명/년

b. ≥ 70yr. : 280명/10^5명/년

② Pneumococcal bacteremia

a. Infants : 160/10^5명/년

b. Young adults : 5/10^5명/년

c. ≥ 70yr. : 70/10^5명/년

(2) 내성 (resistance)

① **PBP alteration** ← *pbp* gene

〈1〉Penicillin 내성과 연관된 PBP : 1A, 2X, 2B

〈2〉Cephalosporin 내성과 연관된 PBP : 1A, 2X

· Meningitis와 pneumonia 때 내성 기준이 다르다(**Table 7-1**).

② Resistance to macrolides

〈1〉Target site modification : Ribosomal methylation in 23S RNA ← *ermB* gene

〈2〉Active efflux ← *mefA* gene

Table 7-1 Interpretation for antibiotic resistance of *S. pneumoniae* (CLSI, 2008) (MIC, μg/mL).

		Sensitive	Intermediate	Resistance
Penicillin	non-meningitis	≤ 2	4	≥ 8
	meningitis	≤ 0.06		≥ 0.12
Ceftriaxone Cefotaxime	non-meningitis	≤ 1	2	≥ 4
	meningitis	≤ 0.5	1	≥ 2

Pneumonia를 포함한 pneumococcal disease 연구에서 in vitro resistance가 mortality 등 치료 성적에 영향을 미친다는 증거는 없었다. 1개의 surveillance data에서 penicillin MIC ≥ 4 μg/mL인 경우 사망 위험이 높아질 가능성이 제기되었을 뿐이다. 이에 CLSI(과거 NCCLS)는 meningitis가 아닌 경우 interpretive standard를 완화하여 다르게 적용하고 있다.

(4) 전파경로 (mode of transmission)

* Pneumococcal pneumonia는 대개 sporadic하게 생기지만 사람 간 전파도 가능

① Nasopharynx colonization : 정상 성인의 5~10%, 정상 소아의 20~40%도 (+)

② Direct contact

③ Respiratory aerosol

3. 발병기전 (pathogenesis)

(1) **Attachment to nasopharyngeal cell** ← pneumococcal surface antigen A

(2) **Nasopharynx와 연결된 부위로 이동하여 infection 발생**

a. Risk factors : "Clearance ↓"

① Mucosal edema ← viral infection, allergy

② Mucus production ↑, damaged ciliary action ← smoking, viral infection

b. Infection site

① Eustachian tube → Otitis media

② Nasal sinus → Sinusitis

③ Lung (aspiration) → Pneumonia

(3) Anti-phagocytosis ← **Capsule** : anti-capsular Ab 있으면 complement system과 함께 defense mechanism으로 작용

(4) Inflammation, tissue injury ← Cell wall, Pneumolysin, Matrix metalloproteinase (meningitis)

(5) **Pneumococcal infection의 predisposing factors**

① Exposure risk ↑ : **집단 생활**, crowded condition eg, 탁아소, 감옥, 군대

② **Respiratory clearance ↓ : Respiratory infection, Smoking, Air pollution, lung inflammation/obstruction**

③ **(Anti-capsular) Ab formation ↓** : Multiple myeloma, Lymphoma, Common variable hypogammaglobulinemia, Chronic lymphocytic leukemia, Selective IgG deficiency

④ **Complement system defect**

⑤ Ab-coated pneumococci 제거 (opsonization) ↓ : Liver dysfunction

⑥ **Asplenia/ splenectomy** : bacteremia 제거 ↓

⑦ Other conditions : infant, elderly, malnutrition, **alcoholism**, HIV, glucocorticoid use, DM, renal insufficiency, anemia, coronary a. disease

B. 임상양상 (clinical manifestations)

1. Respiratory infections

(1) Acute sinusitis : *S. pneumoniae*, *H. influenzae*, *M. catarrhalis*

(2) Acute otitis media : *S. pneumoniae*, *H. influenzae*, *M. catarrhalis*

(3) Pneumonia : Community-acquired pneumonia는 *S. pneumoniae*가 60% 이상의 원인균

2. Meningitis

C. 치료 (treatment)

1. Respiratory tract infection

(1) Acute sinusitis, Otitis media : amoxicillin이 1st-line choice

(2) Community acquired pneumonia

① Sensitive → amoxicillin

② Intermediate → high dose amoxicillin/β-lactam

③ Resistant → new fluoroquinolone, vancomycin

2. Meningitis

(1) Antibiotic susceptibility 모를 때 : ceftriaxone + vancomycin

(2) Susceptible or intermediate strain : ceftriaxone alone

(3) Resistant strain : ceftriaxone + vancomycin (+ rifampicin)

(4) Life-threatening penicillin-allergy (+) : imipenem

연쇄상구균 (streptococcus)

A. 연쇄상구균의 세균학적 특징

· G(+), 긴 사슬 모양의 cocci (Figure 7-5)

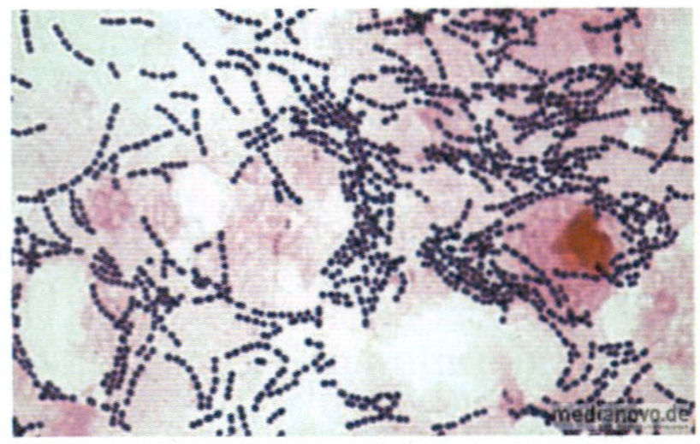

Figure 7-5 Streptococcus.

B. *S. pyogenes* (Lancefield group A)

1. 임상양상 (clinical manifestations)

(1) **인후염 (pharyngitis)**

a. ***S. pyogenes*가 전체의 20~40% 차지** … 나머지 대부분은 rhinovirus, adenovirus, influenza virus 등 respiratory viruses

b. **Bacterial pharyngitis 시사하는 소견들**

① **High fever**

② **Exudative pharyngitis and tonsillitis**

③ **LN enlargement (ant. cervical)**

c. **Microbiological diagnosis**

① **Throat culture : "gold standard"**

② Rapid diagnostic kits : latex agglutination, ELISA

(2) **성홍열 (scarlet fever)**

a. 임상양상 (Figure 7-6)

① **Streptococcal infection (대개 pharyngitis) +**

② **'Scarletiniform' rash** : 이전 노출된 streptococcal enterotoxin에 대한 과민반응

· 'Sandpaper' feeling with minute papules

· Illness 1, 2일경 상부 몸통에서 시작 사지로 퍼짐 … 손바닥, 발바닥은 sparing

· Rash는 6~9일 후 소실되며 이후 손바닥, 발바닥에 desquamation 발생.

③ Others : "**strawberry tongue**", **circumoral pallor**, Pastia's lines (손금 부위에 rash가 강하게 나타나는 것)

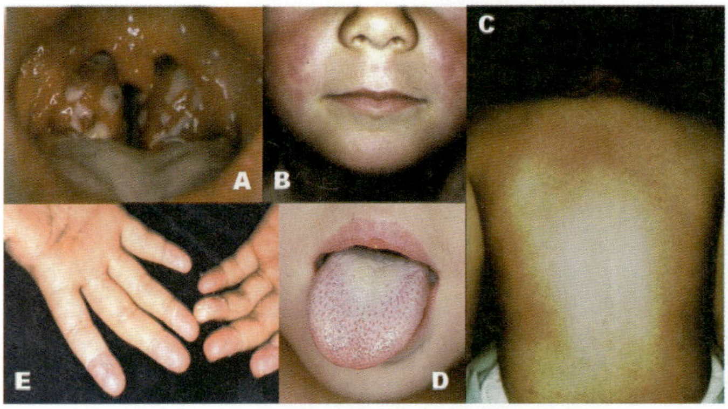

Figure 7-6
Scarlet fever.
(A) Exudative streptococcal tonsillitis
(B) Circumoral pallor
(C) Sandpaper rash (upper trunk)
(D) Strawberry tongue
(E) Desquamation, palm

b. 감별진단 (differential diagnosis) : 다른 generalized rash + fever를 일으키는 질환들

① Measles

② Viral exanthems

③ Kawasaki disease

④ Toxic shock syndrome

⑤ Drug eruptions

(3) **Skin/ superficial soft tissue infections**

① Impetigo (Pyoderma)

a. Superficial skin infection : honey-colored crusts, erythematous weeping erosions, (bullous lesion) (**Figure 7-7**) … 얼굴과 다리를 주로 침범

b. Poor hygiene과 관련 → **scratch, insect bite 등 minor trauma에 의해 skin으로 organism introduction … 'handwashing'으로 예방 가능**

c. 진단 : 임상적 진단에 어려움 없다.

d. 치료 : penicillin × 10days

② Erysipelas (**Figure 7-8**)

a. *S. pyogenes*에 의한 dermis에 국한된 infection.

b. Well-demarcated, elevated margin, often peau d' orange texture (supf. lymphatics involvement)

c. 얼굴의 malar area (콧잔등도 종종 침범), 다리가 주된 침범부위

③ Cellulitis (**Figure 7-8**)

a. *S. pyogenes* 또는 *S. aureus*에 의한 dermis, subcutaneous tissue의 infection

b. Not elevated lesion ∵ subcut. tissue 침범

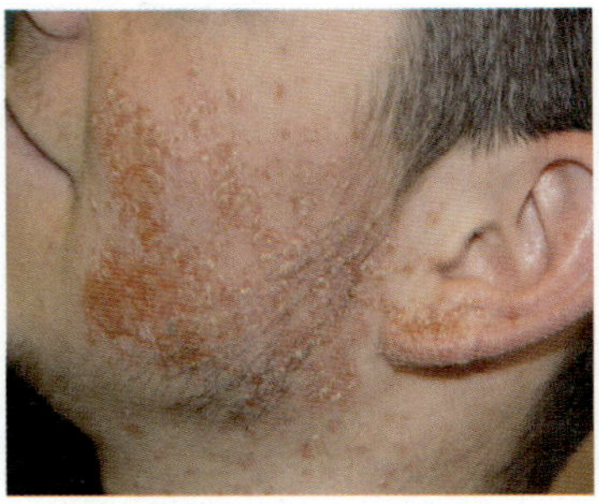

Figure 7-7 Impetigo.

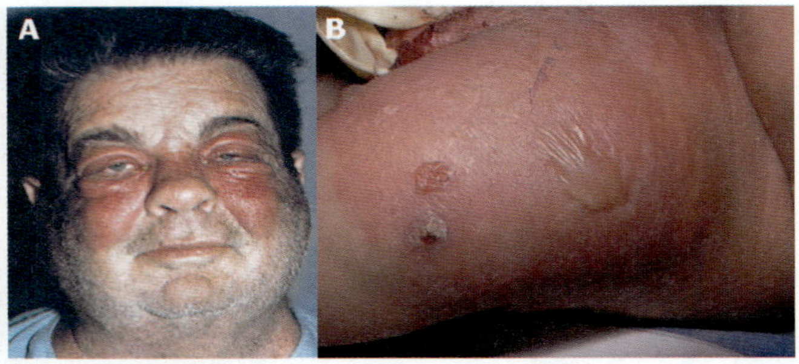

Figure 7-8 Erysipelas vs. Cellulitis.
(A) Erysipelas : dermis에 국한된 질환으로 lesion이 elevated되고 margin이 뚜렷하며 얼굴 볼에 많이 생긴다. (B) Cellulitis : subcutaneous tissue를 침범한 질환으로 lesion의 elevation이 없다.

(4) **Deep soft tissue infection**

a. Necrotizing fasciitis : *S. pyogenes* (60%), Anaerobe, G(-)

b. Myositis : *S. aureus* 〉 *S. pyogenes*

(5) **Streptococcal toxic shock syndrome**

- **대개 definite한 local infection이 있다 : soft tissue infection이 m/c**
- **Mortality : 30%** ← shock, respiratory failure
- **Pyrogenic exotoxin A : superantigen으로 작용**
- 진단 (proposed case definition)

① Group A streptococcus (*S. pyogenes*) isolation

〈1〉from a normally sterile site eg, bacteremia

〈2〉from a nonsterile site eg, soft tissue

② Clinical signs of severity : Hypotension + 2 of

〈1〉Renal impairment

〈2〉Coagulopathy

〈3〉Liver function impairment

〈4〉ARDS

〈5〉Generalized erythematous macular rash : desquamation 될 수도

〈6〉Soft tissue necrosis eg, necrotizing fasciitis, myositis, gangrene

→ Definite case : ①〈1〉 + ② 만족
Probable case : ①〈2〉 + ② 만족

3. 치료 (treatment)

(1) Pharyngitis, Scarlet fever

→ **penicillin** PO × 10 days *or* Ben-Pen 1.2MU IM × 1

· *S. pyogenes*는 penicillin내성↓↓

· 국내에서는 penicillin PO form 없어 aminopenicillin인 amoxicillin을 쓰면 된다.

· **항생제 써도 병의 경과를 짧게 하지 못해 → 'rheumatic fever 예방'이 주 목적**

(2) Impetigo → penicillin × 10days

① 최근 penicillin에 treatment failure 하는 경우가 늘고 있으며 이는 streptococcal infection이 아니라 *S. aureus* infection에 의한 impetigo인 경우들로서 따라서 *S. pyogenes*와 *S. aureus*를 함께 cover할 수 있는 1세대 cephalosporin을 쓰는 것이 좋다.

② Skin infection을 일으키는 streptococcus는 rheumatic fever와는 무관하다.

(3) Erysipelas : penicillin

(4) Cellulitis : 1세대 cephalosporin (∵ *S. aureus*도 중요한 원인균)

(5) Deep soft tissue infections : surgical excision +

a. Necrotizing fasciitis : penicillin + clindamycin (metronidazole) + G(-) cover

b. Myositis : Cephalosporin

(6) **Streptococcal toxic shock syndrome**

a. **Supportive care : fluid resuscitation, vasopressors, mechanical ventilation**

b. **Underlying soft tissue infection treatment : surgical excision 포함**

c. **Antibiotics : penicillin + clindamycin (toxin production inhibition)**

d. **IVIG**

C. *S. agalactiae* (Lancefield group B, GBS) : neonatal infection

1. Early onset

(1) 전파경로 (mode of transmission) : **birth canal infection**

a. 5~40% women이 vaginal/ rectal GBS colonization (+) → 이들 여성의 vaginal delivery 때 50% 아기에게 colonization 형성 → 이중 1~2%에서 infection

b. Risk factors

① Premature baby

② Maternal factors : prolonged labor, obstetric complications, maternal fever

(2) 생후 1주일 이내에 발생 : median 20h

(3) Neonatal sepsis 형태로 나타나 : respiratory distress, lethargy, hypotension

(4) Bacteremia(100%), pneumonia/respiratory distress(1/3~1/2), meningitis(1/3)

2. Late onset

(1) 전파경로 : birth canal infection + 생후 colonized persons와 접촉

(2) 1주~3개월 사이에 발생

(3) Meningitis : m/c

D. Other streptococci

1. Viridans streptococci

(1) α -hemolytic streptococci

(2) *S. salivarius*, *S. mitis*, *S. sanguis*, *S. mutans* etc.

(3) Normal flora in mouth … 양치질, 치과 치료 등 후에 transient bacteremia 생길 수도 → infective endocarditis의 원인균

(4) 임상양상 (clinical manifestations)

① Infective endocarditis : penicillin sensitivity에 따라 치료 결정

② Bacteremia in neutropenic patients : 대개 penicillin에 sensitive

2. *S. milleri* group

(1) Viridans streptococci로 보기도. 단, α-, β-, non-hemolytic 으로 다양한 hemolytic pattern 보이는 점이 차이점

(2) *S. intermedius*, *S. anginosus*, *S. constellatus*

(3) Purulent infection 유발 : brain abscess, intraabdominal abscess, peritonsillar abscess, empyema, lung abscess

장내구균 (enterococcus)

A. 서론 (introduction)

1. Species for human infections

(1) *E. faecalis*

(2) *E. faecium*

(3) Others : *E. gallinarum*, *E. avium*, *E. casseliflavus*

* 노인, mucosal/epithelial barrier가 disruption되었거나 antibiotic 사용에 따른 normal flora의 변화가 있을 때 infection 유발

2. 내성 (resistance)

(1) Resistance to β-lactam

① *E. faecalis* : 주로 β-lactamase (+), PBP5

② *E. faecium* : PBP5 … 대개 선천적으로 β-lactam에 내성

(2) Resistance to vancomycin ("VRE", 1980년대 말 등장) : peptidoglycan terminal alteration

① VanA : D-ala-D-ala → D-ala-D-lac

② VanB : D-ala-D-ala → D-ala-D-lac

③ VanC : D-ala-D-ala → D-ala-D-ser

B. 임상양상 (clinical manifestations)

(1) UTI : antibiotic treatment, urinary tract instrumentation와 관련

(2) Catheter related infection

(3) Infective endocarditis (IE) : Native valve IE, Prosthetic valve IE에서 10~20%의 원인균

(4) Biliary surgery complications, Liver abscess

(5) Others : DM foot infection, Intraabdominal abscess from surgical wound, peritonitis

C. 치료 (treatment)

* *Enterococci*는 weak pathogen이다. 따라서, bacteremia 등 invasive disease가 아닌 경우에는 치료를 해야할 지 여부부터도 고민해야 할 수 있다.

1. No resistant strain

(1) Uncomplicated UTI → Ampicillin* monotherapy

* high urinary concentration

(2) Endocarditis, Meningitis

→ Ampicillin (*or* penicillin) + GM (gentamicin) ∵ synergism (+)

* 치료 기간 : 최소한 4주 … 증상 3개월 이상 있었거나 prosthetic valve는 6주

※ *Enterococci*는 cephalosporin에는 듣지 않는다.

2. Resistant to β-lactam

(1) β-lactamase (+)

→ GM + (ampicillin/sulbactam *or* amoxicillin/clavulanate *or* imipenem *or* vancomycin)

(2) β-lactamase (-) (PBP5+) … more resistant to β-lactam

① Moderate R to β-lactam (MIC 16~64 μg/mL) → High dose ampicillin + GM

② MIC ≥ 200 μg/mL → Vancomycin + GM * penicillin-allergy 환자에서도 적용

3. High level resistant to GM (MIC > 2,000 μg/mL)

*** *Enterococci*는 aminoglycoside와 combination treatment가 중요한 역할을 하므로 aminoglycoside 고도 내성에 대한 확인이 중요**

(1) Sensitive to streptomycin → Ampicillin (*or* vancomycin) + Streptomycin

* *Enterococci*는 대부분 streptomycin에 resistant하다. Gentamicin에 내성있을 때만 검사

(2) Resistant to streptomycin → High dose ampicillin monotherapy ≥ 6주

4. Vancomycin resistance (VRE)

(1) Sensitive to β-lactam → Ampicillin + GM

(2) Resistant to β-lactam

① **Quinupristin/ Dalfopristin (Synercid®)** : 주로 *E. faecium*에만 들어

② **Linezolid (Zyvox®)** : 모든 종류의 enterococci에 들어

* VanB, VanC는 teicoplanin에 sensitive하여 teicoplanin을 사용할 수도 있다. 단, 사용중 resistance 발현 가능하다.

③ Daptomycin

④ Tigecycline

그람 양성 간균 (Gram-positive rods)

A. Bacillus

1. *B. anthracis* (탄저균) → 탄저병 (anthrax)

(1) 세균학적 특징 (microbiology)

a. G(+), nonmotile, spore-forming rod

b. Natural epidemiology

- Spore는 수십년간 생존 → 소, 염소, 양 등 초식동물에서 주로 질병을 일으킴
- 인간은 감염된 동물과 접촉함으로써 감염 가능

c. Bioterrorism으로도 전파 가능 : 2001년 9.11 직후 미국 백색가루 공포

- Cutaneous 7건 발생; inhalation anthrax 11건 발생, 5명 사망
- 당시 봉투에 든 2 g의 가루는 1,000억~1조개 spore 포함 : LD_{50}이 10,000 spore이므로 5천만명을 죽일 수 있는 양

d. 노출 후 2일~6주 이내에 발병 : 대개 2주 이내 발병, 사망은 증상 발현 후 대개 1~4일 이내

(2) 임상양상 (clinical manifestations)

※ 3가지 major clinical forms : cutaneous, GI, inhalation

① Cutaneous anthrax

- Papule → painless vesicle → coal-black, necrotic eschar
- Antibiotics 도입 이전에는 사망률 ~20%

② Gastrointestinal anthrax : rare

③ Inhalation anthrax

- 발병기전 : alveolar macrophage에 탐식된 spore가 mediastinal/peribronchial LN에서 발아(germination)한 뒤 증식하여 toxin(edema toxin, lethal toxin)을 낸다.
- Viral-like prodrome → → cardiovascular collapse/death
- Chest x-ray : mediastinal widening + pleural effusion (hemorrhagic)
- 치명률 거의 100% … antibiotics 조기 투여로 생존도 가능

(3) 진단 (diagnosis) : smear, culture, ELISA, fluorescent Ab

(4) 치료 (treatment) : 신속한 진단과 치료가 중요

a. **Penicillin**, ciprofloxacin, doxycycline

b. Vaccination

c. **Post-exposure prophylaxis : ciprofloxacin × 60days**

*** Bioterrorism에 쓰이는 strain은 penicillin-resistant**

d. 사람간에 전파되지 않아 : 격리는 불필요

2. *B. cereus* → Food poisoning

(1) 오염된 fried rice가 주된 감염원 : spore가 있어 heat-resistant

(2) Incubation period : 1~6h

(3) 2가지 임상양상 (clinical manifestations)

① Emetic form : 오심, 구토 ← staphylococcal type enterotoxin

② Diarrheal form : 설사, 복통 ← *E. coli* LT-like enterotoxin

B. Clostridium

: G(+) rod, spore-forming, motile, obligate anaerobe, ubiquitous in nature

※ Clostridial infections

① ***C. tetani* : tetanus**

② ***C. perfringens* : food poisoning, gas gangrene**

③ ***C. botulinum* : botulism**

④ ***C. difficile* : antibiotic-associated diarrhea (PMC)**

1. *C. tetani* → 파상풍 (tetanus)

(1) 서론 (introduction)

① *C. tetani*가 생성한 tetanospasmin이라는 toxin에 의한 muscle tone의 증가 및 spasm

② 역학 (epidemiology)

a. 거의 모두 immunization이 제대로 수행되지 못한 경우에 발생

b. 대부분 acute injury 후 발생

c. Burns, frostbite, surgery, middle ear infection, abortion과도 연관

d. 발생률 : 0.16/ 1,000,000/ yr. (미국, 1998~2000)

③ 발병기전 (pathogenesis)

a. **Wound에 spore가 contamination** → oxidation-reduction potential이 낮은 죽은 조직에서 germination, toxin production

b. **Tetanospasmin** → peripheral motor neuron terminal에 결합 → brainstem/ spinal cord의 nerve cell body로 이동 … 'retrograde intraneuronal transport' → GABA blockage ('loss of inhibition')

c. **Loss of inhibition → rigidity↑, spasm, sympathetic hyperactivity**

(2) 임상양상 (clinical manifestations)

※ Injury 후 7일 후 증상 발현 (25%는 3일 이내 또는 14일 이후)

① **Trismus** (or lockjaw) : masseter m. tone↑ → **airway 유지 중요**

② Dysphagia, ileus → oral feeding 어려움

③ Stiffness, pain : neck, shoulder, back m., rigid abdomen, stiff proximal limb muscle … 손, 발은 상대적으로 spared

④ DTR↑

⑤ Risus sardonicus : facial m. contraction 지속 → 찡그리거나(grimace) 비웃는(sneer) 표정

⑥ **Opisthotonus** (**Figure 7-9**) : back m. contraction으로 등이 활처럼 굽음.

⑦ Spasm : 저절로 또는 미세한 자극에 의해 반복적으로 발생

⑧ Autonomic dysfunction (severe case) : labile *or* sustained hypertension, tachycardia, dysrhythmia, hyperpyrexia, profuse sweating, peripheral vasoconstriction etc.

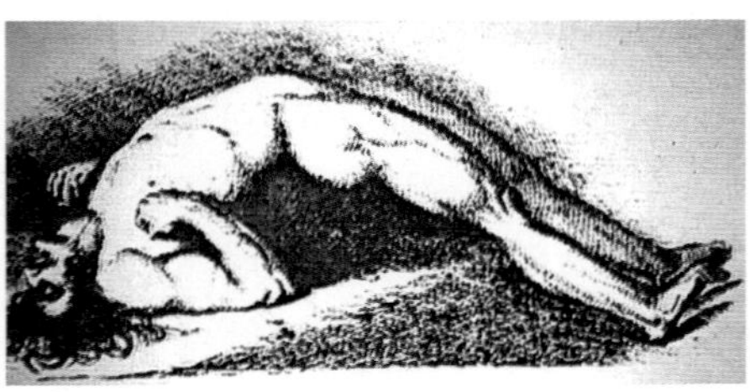

Figure 7-9 **Opisthotonus.**

(3) 진단 (diagnosis) : 전적으로 임상적 진단

a. Primary vaccine series (#3) + booster 다 맞은 경우는 가능성 매우 낮아

b. Wound culture는 contamination과 구별 못 해

c. CSF exam. : normal …neck, back rigidity로 meningitis 의심하여 CSF tapping 하면 음성

d. EMG

① Continuous discharge of motor unit

② Shortening or absence of the silent interval after AP

e. Tetanus의 중증도 평가

① Mild : muscle rigidity + spasm(±)

② Moderate : trismus, dysphagia, rigidity, spasm

③ Severe : frequent explosive spasms

(4) 치료 (treatment)

※ 치료의 목적

① Toxin source의 제거

② Unbound toxin의 중성화

③ Muscle spasm 방지

④ 회복될 때까지 general supportive care (esp. respiratory care)

a. **Wound dressing** : necrotic tissue, foreign body는 제거하고 open해둔다. → ①

b. **Antibiotics** : penicillin *or* metronidazole → ①

c. Antitoxin : **TIG** → ②

*** Recovery 후에는 반드시 Td vaccine 맞아야 !!**

∵ 질환을 일으킨 toxin은 소량이기 때문에 immunity를 획득하지 못한다.

d. Control of m. spasm → ③

① **Large-dose benzodiazepine** : diazepam etc.

② **Neuromuscular blocker (nondepolarizing)**

③ Mechanical ventilation

e. Respiratory care → ④

* **Mechanical ventilation**이 대개 필요한 이유

① Spasm 치료에 따른 oversedation, 또는 tetanus에 의한 laryngeal spasm에 의한 hypoventilation이 흔하므로

② Trismus, dysphagia 등에 의한 aspiration을 예방하기 위해

f. **Sympathetic overactivity**↓ → ④

… labetalol, esmolol, morphine, clonidine

(5) 상처를 입었을 때 파상풍 예방 (prophylaxis, **Table 7-2**)

Table 7-2 Tetanus prophylaxis.

Vaccination status	Clean minor wound	All other wounds
Unknown *or* < 3 doses	Td	Td + TIG
≥ 3 doses	Td if 최종 접종으로부터 〉10년 경과	Td if 최종 접종으로부터 〉5년 경과

2. *C. perfringens* → Food poisoning, Gas gangrene

(1) Food poisoning : 미국에서 food poisoning의 m/c cause

a. 역학 (epidemiology)

- Incubation period : 8~14 h
- 덜 익힌 소고기, 가금류 (닭, 오리 등), 콩이 전염원 : spore 있어 heat-resistant

b. 임상양상 (clinical manifestations) : Abdominal cramp (moderate~severe), diarrhea

… vomiting, fever는 rare

c. Self-limited : 대개 24h 이내

(2) Gas gangrene (clostridial myonecrosis)

a. 역학 (epidemiology)

- Trauma에 따른 deep(surface와 소통되지 않는) m. injury와 연관 … 군대 포탄 파편 등
- Incubation period : 〈 3일 (상당수는 〈24h)
- 원인균 : *C. perfringens, C. novyi, C. septicum*이 80% 차지

b. 임상양상 (clinical manifestations)

- Sudden-onset pain at wound site
- Rapidly progression : swelling, edema, frothy exudates, toxemia, hypotension … 의식은 terminal 전까지도 대개 명료
- Skin : tense, white → bronzed, bullous lesion, crepitation
- Myonecrosis … jaundice는 rare

c. 진단 (diagnosis)

① Gram stain in discharge : G(+) rods with relatively few inflammatory cells

② Culture : Blood, tissue

③ X-ray : gas (+) in soft tissue

d. 치료 (treatment) : penicillin + clindamycin

3. *C. botulinum* → Botulism

(1) 서론 (introduction)

a. Botulism이란? *C. botulinum*이 생성한 neurotoxin에 의한 paralytic disease

b. 발병기전 (pathogenesis)

· Neurotoxins : *C. botulinum*이 생성하는 toxin A, B, C_1, C_2, D, E, F, G 중 cytotoxin인 C_2를 빼고는 모두 neurotoxins

① Food-borne botulism : *C. botulinum*에 오염된 음식 섭취 → preformed toxin을 ingestion

② Wound botulism : 오염된 상처에서 *C. botulinum*이 toxin을 생성

③ Intestinal botulism : spore를 섭취하여 장에서 toxin이 생성. Infant에서 발생

④ Bioterrorism : toxin을 aerosol 형태로 분산시켜 흡입하거나 음식에 오염시켜 섭취하게 됨.

· Neurotoxin의 작용과정

① N-M junction presynaptic nerve cell에 neurotoxin이 specific binding

② Endocytic vesicle에 의해 toxin이 cell 안으로 internalization

③ Cytosol로 toxin이 translocation

④ Neurotransmitter Ach을 분비하는 neuroexocytosis apparatus를 toxin이 proteolysis시킴

· Toxin은 heat-labile하지만 spore가 heat-resistant

(2) 임상양상 (clinical manifestations)

① Food-borne botulism

· Incubation period : 18~36h ("짧다") ∵ preformed toxin

· Symmetric descending paralysis : 위부터 아래로

〈1〉 Cranial n. : diplopia, dysarthria, dysphonia, dysphagia

〈2〉 Weakness : head → neck → arms → thorax → legs

〈3〉 Respiratory failure → Death

· N/V, abdominal pain, Dizziness, Blurred vision, Dry mouth, sore/ dry throat, ptosis, paralytic ileus, severe constipation, urinary retention

- · Fever(-)
- · CNS involvement (-) : 의식은 대개 명료
- · Sensory abnormality (-)

② Wound botulism

- · Food-borne botulism과 비슷
- · 차이점 〈1〉Incubation period 길다 : 약 10일 ∵ no preformed toxin
  〈2〉G-I sx. 거의 없다.

③ Intestinal botulism (infant botulism)

- · m/c form of botulism
- · 〈 6mo. infant에서 호발 → normal flora 늘어나면서 감소 (adult는 rare)
- · 대부분 food source 모름. 단, 벌꿀이 source가 될 수 있다는 것이 알려져 〈12mo. infant에서는 벌꿀을 먹이지 않는다.

④ Bioterrorism

- · Toxin이 G-I, lung mucosa 통해 체내로 absorption. 단, intact skin으로는 흡수×
- · Toxin을 inhalation한 경우 food-borne botulism과 유사. 단, G-I sx.은 없다.

(3) 진단 (diagnosis)

a. 임상적인 의심 (clinical suspicion)

① Symmetric descending paralysis

② No fever

③ Alert mentality

④ No sensory findings (paresthesia)

b. 감별진단 (differential diagnosis)

① Guillain-Barré syndrome : paresthesia(+), often ascending paralysis

② Myasthenia gravis : recurrent paralysis

③ Stroke : Asymmetric paralysis

c. 확진 (definitive diagnosis) : bioassay in mice로 toxin in serum 확인

(4) 치료 (treatment)

- · Respiratory care : intubation, mechanical ventilation (if VC 〈 30% predicted, rapid paralysis progression, hypoxemia with hypercarbia)
- · Food-borne botulism : 진단을 위한 검체를 채취하자마자 horse serum에 대한 hypersensitivity test 시행 후 equine antitoxin 바로 투여해야

· Infant botulism : supportive care, human botulism Ig

* Antitoxin, antibiotics는 효과 없음.

cf. botulism toxin은 치료에도 이용 : strabismus (사시), blepharospasm, cervical dystonia, glabellar lines, achalasia

4. *C. difficile* → Antibiotics-associated diarrhea

(1) 발병기전 (pathogenesis)

① 위험인자 (predisposition) : **Antibiotics use in hospital**

· Hospital, nursing home : *C. difficile* 획득이 쉬운 곳

· Antibiotics use → normal colonic flora ↓ → *C. difficile* 자리잡을 여건 조성

〈1〉**주요 원인 항생제 : cephalosporins (m/c), clindamycin, ampicillin**

〈2〉**치료제로 사용하는 vancomycin, metronidazole을 포함한 모든 항생제가 유발 가능**

② ***C. difficile* 획득** (acquisition)

· Fecal-to-oral transmission * Fecal colonization rate : 1주일 이상 입원 환자의 ≥ 20%

· Spore ingestion → gastric low pH를 견딤 → 소장에서 발아 → 대장에서 colonization

· Virulent factors : *C. difficile* colonization되었다고 다 발병하지 않아

〈1〉Toxin A (enterotoxin)

〈2〉Toxin B (cytotoxin)

③ **Inadequate anamnestic host immune response***

· Anti-toxin A IgG level ↓가 발병에 중요한 역할

(2) 임상양상 (clinical manifestations)

① Diarrhea (m/c) : watery～mucoid (bloody한 경우는 거의 없다)

② Bowel movements ↑ : 〉 20/ day

③ Fever (28%), abdominal pain (22%), leukocytosis (50%), adynamic ileus

④ 재발 : ~20% ← relapse 또는 reinfection

(3) 진단 (diagnosis)

① **다른 원인 없는 diarrhea** : 하루 3회 이상, 2일 이상 **+**

② 1 of 〈1〉**Toxin A or B (+)** ← toxin assay (ELISA)

〈2〉**toxin-producing *C. difficile* culture(+)**

〈3〉**Pseudomembrane 확인** ← endoscopy (**Figure 7-10**)

* **Cytotoxicity assay** : 가장 민감도, 특이도 높은 검사 *but* 조직 배양 시설, 24~48 h 필요

(4) 치료 (treatment)

a. 치료 적응증 : symptom (+)... asymptomatic carrier는 치료한다고 균을 eradication 못 시킴

b. Supportive management : **D/C antibiotics**, Hydration, Antimotility drugs/opiates 피함

c. Antibiotics : **Metronidazole** (1st choice), **Vancomycin** PO × 10days

C. Corynebacterium

: G(+) rod, aerobic, nonspore-forming, nonmotile

1. *C. diphtheriae* → 디프테리아 (diphtheria)

(1) 서론 (introduction)

a. Diphtheria란? *C. diphtheriae*에 의한 mucous membrane 또는 skin의 localized infection

b. 전파경로 (mode of transmission) : close contact → 호흡기 또는 open skin lesion 통해

c. 발병기전 (pathogenesis) : **diphtheria toxin** (human lethal dose : ~0.1 μg/kg)

① Local action : pseudomembrane 형성

② Systemic action : myocarditis, polyneuropathy, focal organ necrosis (kidney, liver, adrenal gland)

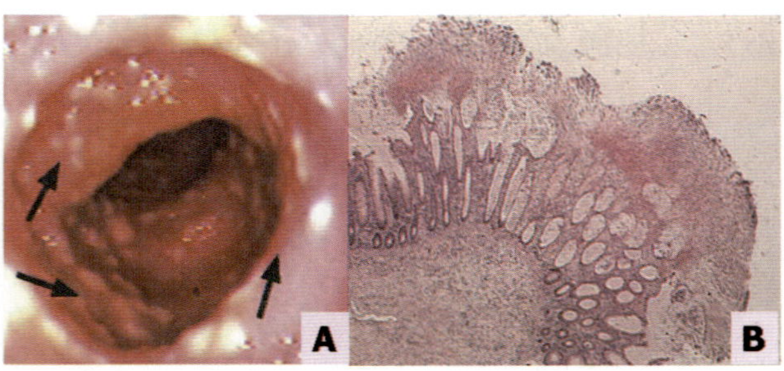

Figure 7-10
PMC (pseudomembranous colitis).
(A) 내시경 소견 : 경계가 명확하고 약간 융기된 white-yellowish plaque가 산재해 있는 특징적인 소견이다. 진행하면 plaque가 합쳐져 전장을 덮을 수도 있다.
(B) 조직 소견 : 상피세포의 궤양으로부터 염증세포, 섬유소, 점액세포가 섞여있는 'volcano'의 특징적인 소견을 보이고 있다.

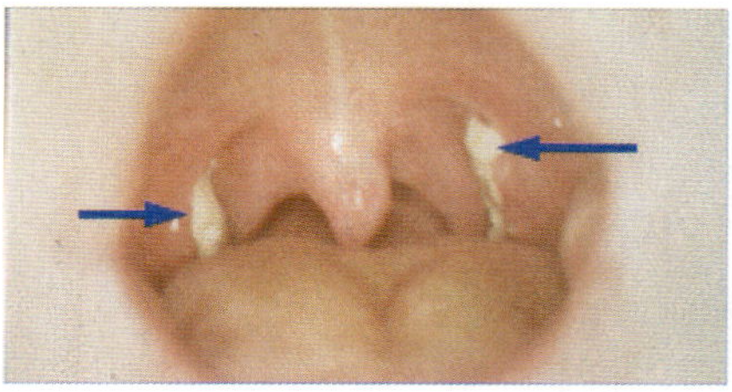

Figure 7-11 Diphtheria.
Pseudomembrane(화살표)이 보인다.

(2) 임상양상과 진단 (clinical manifestations & diagnosis) : 2가지 임상상이 있다.

① Respiratory diphtheria

a. 임상양상 (clinical manifestations, **Figure 7-11**)

- Incubation period : 2~5일
- URI with sore throat, fever, tonsil/ pharynx, nose의 pseudomembrane
- ~10%는 호흡곤란 발생 ← pseudomembrane extension, neck swelling

b. 진단 (diagnosis)

〈1〉Confirmed case : clinical syndromes + laboratory confirm (culture, biopsy)

〈2〉Probable case : clinical syndromes without laboratory confirm

〈3〉Carrier : Asymptomatic *or* without pseudomembrane

c. 합병증 (complications)

〈1〉Airway obstruction

〈2〉Myocarditis

〈3〉Polyneuropathy

〈4〉Others : Pneumonia, Renal failure, Encephalitis, Cerebral infarction, Pulmonary embolism, Bacteremia

② Cutaneous diphtheria

a. 온대지방 : secondary infection으로 나타나 … primary skin lesion 1주일 정도 뒤 발현

b. 열대지방 : primary infection으로도 나타나 … well-demarcated 'punched-out' ulcer + 이를 덮고 있는 membrane

(3) 치료 (treatment)

a. **Diphtheria antitoxin**

· **임상적으로 진단되면 laboratory confirm 기다리지 말고 즉시 투여**

∵ 이미 tissue에 bind한 toxin은 neutralization할 수 없다.

· 부작용 (adverse effects) : severe allergic reaction

- 예방 : 〈1〉horse에 대한 allergy 병력 확인 (antitoxin이 horse에서 얻어짐)

〈2〉antitoxin 주입 전에 intracutaneous test 시행

- 치료 : anaphylaxis 발생시는 epinephrine이 도움

b. **Antibiotics**

· Erythromycin, Penicillin

· Carrier에서 균을 eradication하여 **전파 차단**이 목적

c. **Vaccine**

· DTaP : 7세 이전

· Td : 성인

D. Listeria

: G(+) rod, aerobe/ facultative anaerobe, nonspore-forming

··· from soil, vegetation, animal reservoirs

1. *L. monocytogenes*

(1) 서론 (introduction)

① 발병기전 (pathogenesis)

a. Mode of transmission : **food-borne ··· 다른 food-borne infection과 달리 meningitis, sepsis, chorioamnionitis, stillbirth와 같은 invasive disease 유발**

b. Intracellular organism : cell-mediate immunity와 관련

② 역학 (epidemiology)

a. 발생률 (incidence) : invasive listeriosis - 3~5/ 100,000/ yr. (미국)

··· **식품 위생 개선으로 급격히 감소**

b. **위험인자 (risk factors)**

〈1〉Pregnancy

〈2〉Immunosuppression eg, neonate, organ transplantation

(2) 임상양상 (clinical manifestations)

① **Pregnancy-associated listeriosis**

- Chorioamnionitis, Premature labor, Intrauterine fatal demise
- Stillbirth : 전체 사산의 2% 미만

② **Neonatal listeriosis** … birth canal 통과시 감염

- Early-onset disease (〈1wk.) : neonatal sepsis, respiratory distress, skin lesions, granulomatosis infantisepticum (disseminated multiorgan abscesses) … 대부분 생후 2일까지 증상 발현
- Late-onset disease : meningitis (m/c)

③ Others : endocarditis, focal infection, G-I illness

(3) 진단 (diagnosis) : culture

(4) 치료 (treatment) : **IV ampicillin *or* penicillin ± aminoglycoside**

8

Gram-Negative Bacteria

그람 음성 세균

Table 8-1 **Classification of Gram-Negative Bacteria.**

Classification	Family name	Genus species
Aerobic rods/cocci	Neisseriaceae	*Neisseria meningitidis, N. gonorrhoeae*
	Legionellaceae	*Legionella pneumophila*
	Pseudomonaceae	*Pseudomonas aeruginosa*
	Moraxellaceae	*Moraxella catarrhalis*
		Acinetobacter baumannii
	Burkholderiaceae	*Burkholderia cepacia, B. pseudomallei*
	Xanthomonadaceae	*Stenotrophomonas maltophilia*
	Brucellaceae	*Brucella abortus, B. melitensis, B. suis, B. canis*
	Bordetellaceae	*Bordetella pertussis*
	Francisellaceae	*Francisella tularensis*
Facultative Anaerobic rods	Enterobacteriaceae	*Escherichia coli*
		Klebsiella pneumoniae
		Proteus mirabilis, Enterobacter cloacae, E. aerogenes
		Serratia marcescens, Citrobacter freundii, Morganella morganii, Providencia stuartii, Edwardsiella tarda
		Shigella dysenteriae, S. flexneri, S. boydii, S. sonnei
		Salmonella typhi, S. paratyphi, S. enteritidis, S. typhimurium
		Yersinia pestis, Y. enterocolitica, Y. pseudotuberculosis
	Vibrionaceae	*Vibrio cholerae, V. vulnificus, V. parahaemolyticus*
	Pasteurellaceae	*Pasteurella multocida*
		Haemophilus influenzae
		Gardnerella vaginalis
Aerobic/microaerophilic, motile, helical	Campylobacteraceae	*Campylobacter jejuni, C. fetus*
		Helicobacter pylori
Anaerobes	Bacteroidaceae	*Bacteroides fragilis, B. melaninogenicus*
		Fusobacterium

G(-) aerobic, rods/ cocci

A. *Neisseria meningitidis*

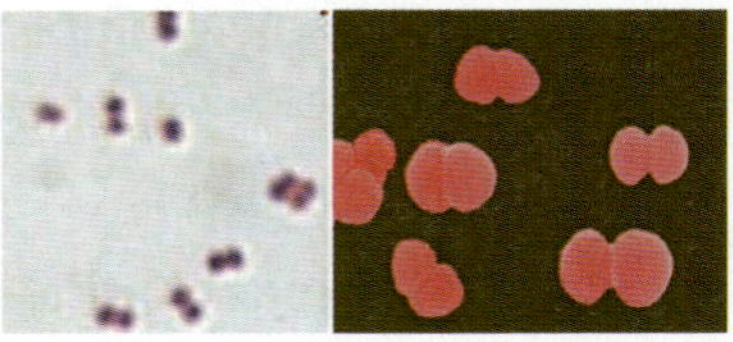

Figure 8-1 ***Neisseria.***

1. 서론 (introduction)

(1) 세균학적 특징 (microbiology)

- **G(-) diplococci**, aerobe (**Figure 8-1**)
- 다른 *Neisseria*와 달리 polysaccharide capsule 있음.
- 5 serogroups (~90%) : A, B, C, Y, W-135

(2) 역학 (epidemiology)

① 효과적인 항생제와 백신이 있음에도 불구하고 **건강한 성인을 사망에 이르게 할 수 있는 뇌수막염의 가장 흔한 원인균**

② 발생률 (incidence) : 전세계 연간 발생 건수 300,000~500,000 cases/year

- Sporadic : 1~2/100,000
- Hypersporadic : 5~10/100,000
- Epidemic : 10~1,000/ 10^5

③ 연령별

- **3~9개월 infants**에서 attack rate 가장 높아
- **10대에 second peek ∵ 기숙사, 군대 등 집단 생활**
- Adult는 주로 sporadic cases로 나타나
- 집안에 환자 있는 경우 2차 감염률 : 400~1,000/10^5 household members (일반 인구 집단의 500~800배) ⋯ secondary case는 대개 2주 이내에 발병

(3) 발병기전 (pathogenesis)

① Colonization

a. **Nasopharyngeal colonization** : nonepidemic period에는 정상인의 ~10%

b. **Predisposing factors for colonization : meningococcal ds.의 risk factor이기도**

〈1〉 **환자나 carrier와 같은 집에서 거주할 경우**

〈2〉 **Active/passive smoking**

〈3〉 **조밀한 거주 환경**

〈4〉 **최근 viral URI**

② Person-to-person transmission : **close contact** → 호흡기, 구강 분비물

③ **Bloodstream invasion →**

〈1〉**Slowly multiplication** → local seeding in meninges → **meningitis**

〈2〉**Rapidly multiplication** in bloodstream → **meningococcemia, DIC, shock**

④ Virulent factors

〈1〉**Polysaccharide capsule : "major virulent factor"**

… anti-phagocytosis, anti-bactericidal, anti-adherent

〈2〉Others : pili (OMP, outer membrane protein), LOS (lipooligosaccharide)

2. 임상양상 (clinical manifestations)

*** Meningococcal disease**
~55% → meningitis
~30% → meningitis + meningococcemia
~15% → fulminant meningococcemia

(1) Meningococcemia

① 임상양상 (clinical manifestations)

· Fever, chill, N/V, myalgia, prostration

· Rash : erythematous macule

→ rapid progression to petechiae, purpura (**Figure 8-2**)

→ hemorrhagic bullae, necrosis, ulceration

· ESR, CRP : N/↓

② Fulminant meningococcemia (purpura fulminans)

· Septic shock 중 가장 빠르게 치명적인 상태에 도달

· Poor prognostic factors for meningococcal disease :

〈1〉Shock

〈2〉Purpuric/ecchymotic rash

〈3〉Low WBC

〈4〉Age ≥ 60yr.

〈5〉Coma

〈6〉Meningitis(-)

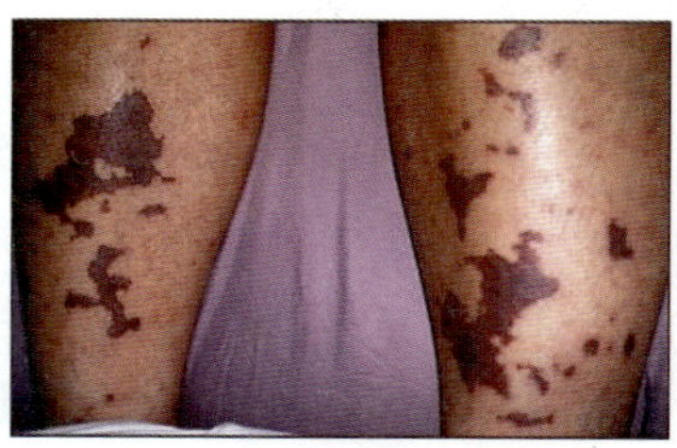

Figure 8-2 Meningococcemia.

〈7〉Thrombocytopenia

〈8〉Low protein C/S

〈9〉High PAI-1

〈10〉Low ESR/CRP

③ Waterhouse-Friderichsen syndrome

- DIC-induced microthrombosis, hemorrhage, tissue injury in adrenal gland
- Fulminant meningococcemia로 사망한 환자를 부검하면 대부분 부신출혈(+)
- Adrenal insufficiency는 대개 mild

④ Chronic meningococcemia : rare

(2) Meningitis

※ 다른 meningitis와 감별점 : concurrent meningococcemia(+) esp. skin lesion

(3) Respiratory infection : URI, pneumonia, sinusitis, tracheobronchitis, conjunctivitis

(4) 진단 (diagnosis)

① 임상적 단서 (clinical clue) : **petechial or purpuric rash**

② 확진 (definite diagnosis) : **microbiological isolation**

a. **Gram stain : G (-) diplococci**

b. Culture

- Mueller-Hinton 또는 chocolate blood agar plate (35℃ with 5~10% CO_2)
- Throat, nasopharyngeal specimen은 Thayer-Martin media을 써야 oral flora를 suppression할 수 있다.

c. Latex agglutination : polysaccharide capsule Ag … less sensitive

d. PCR : DNA

(5)치료 (treatment)

a. **3rd generation cephalosporin** : cefotaxime *or* **ceftriaxone**

*** *N. meningitidis*는 penicillin에 대개 resistant**

cf. *N. gonorrhoeae*는 penicillin에 sensitive

b. Meningococcemia with septic shock

- Supportive therapy : 적극적 수액 투여, vasopressor, mechanical ventilation
- Early hemodialysis/hemofiltration
- FFP, antithrombin III, activated protein C

(6) 예방 (prevention)

① Vaccine : meningococcal polysaccharide vaccine

② **Antimicrobial chemoprophylaxis**

- **Indications : close contacts (가족, 환자와 접촉한 의료진)**
- Prophylactic regimens (adult)
  〈1〉**Rifampicin** 600 mg PO bid × 2 days
  〈2〉**Ciprofloxacin** 500 mg (or ofloxacin 400 mg) PO ×1
  〈3〉**Ceftriaxone** 250 mg IM ×1
  〈4〉**Azithromycin** 500 mg PO ×1
- 격리 (isolation) : respiratory isolation (입원 초기 24 h)

B. *Neisseria gonorrhoeae* → 감염학 Chapter 9 참조

C. Legionellaceae → 호흡기학 Chapter 11 참조

D. Pseudomonaceae : *Pseudomonas aeruginosa*

※ Pseudomonaceae : G(-) rod, aerobe

※ *P. aeruginosa* : 녹농균, 가장 흔한 human pathogen

1. 서론 (introduction)

(1) 특징과 분포

- 반 이상이 **청-녹색**의 pyocyanin을 생성하여 **특징적인 색깔**을 보인다.
- 자연계에 널리 분포 : 흙, 물, 동-식물
- 사람 : skin, external ear, upper respiratory tract, colon에 종종 colonization

  * 면역력이 정상인 숙주에서는 감염을 일으키거나 전염원으로 작용하지 않는다.

(2) Virulent factors

① Attachment : pili/fimbriae, mucoid exopolysaccharide

② Exotoxins

③ Secretory virulence factors : elastase, phospholipase C (hemolysin), LPS

(3) ***P. aeruginosa* 감염이 호발하는 경우 : Table 8-2**

Table 8-2 Predisposing Factors for *Pseudomonas aeruginosa* Infection.

① Immunosuppression	② Skin/mucosal barrier의 disruption
· **Neutropenia**	· **Burn**
· Neonate	· **Cystic fibrosis**
· Elderly	· Dermatitis
· WBC disorder	· **Penetrating trauma**
· Hypogammaglobulinemia	· Surgery
· Defective cell-mediated immunity	· Endotracheal intubation
· AIDS	· Indwelling central venous catheterization
· Steroid therapy	· Urinary bladder catheterization
· DM	· Injection drug use
· Cancer	③ Normal bacterial flora의 disruption
	· **Broad spectrum antibiotic therapy**
	· **Hospitalization**

2. 임상양상 (clinical manifestations)

(1) **Respiratory tract infections**

① **Nosocomial respiratory infection의 주요 원인균** : **primary pneumonia, septic pneumonia, sinusitis**

② **Bronchiectasis, COPD, cystic fibrosis, DPB 등에서 chronic infection**

③ AIDS 환자 : necrotizing pneumonia가 m/c pseudomonal disease

(2) Bacteremia

· Ecthyma gangrenosum : pathognomic but uncommon skin lesions

… small hemorrhagic vesicles with erythematous rim → central necrosis with ulceration

(3) Endocarditis

(4) CNS infections : meningitis, brain abscess

(5) **Ear infections**

① **"Swimmer's ear"** : 습한 환경에서 external auditory canal infection

② **Malignant otitis media** : 상피세포를 뚫고 cartilage, bone, soft tissue를 침범. 주로 **elderly DM 환자**에서 발생

(6) Eye infections : bacterial keratitis, corneal ulcer, endophthalmitis

(7) Bone/joint infections : sternoclavicular pyarthrosis (in injection drug user), foot osteochondritis, Vertebral osteomyelitis

(8) UTI : **foreign body, obstruction, surgery 등과 관련된 감염**

(9) Skin/ Soft tissue infections : Pyoderma, dermatitis

3. 진단과 치료 (diagnosis and treatment)

(1) 진단 : culture

(2) 치료 : **anti-pseudomonal antibiotics**

① Antipseudomonal penicillin : **piperacillin**, ticarcillin

② **Ceftazidime**, **cefepime**

③ Aztreonam

④ Aminoglycoside : **tobramycin** etc.

⑤ **Ciprofloxacin**

⑥ Carbapenems : **imipenem, meropenem cf. ertapenem은 아님**

⑦ **Colistin : multi-drug resistant 시**

E. Moraxellaceae

1. *Moraxella catarrhalis*

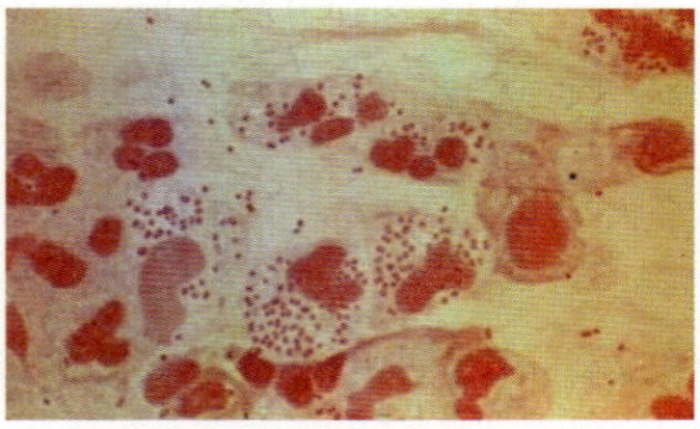

Figure 8-3 ***M. catarrhalis.***
다수의 G(-) cocci와 이를 탐식한 WBC 들이 보인다.

(1) 임상양상 (clinical manifestations)

① **Otitis media**

② **Sinusitis**

③ **Acute exacerbation of COPD**

④ Others : purulent tracheobronchitis, pneumonia etc.

※ Community-acquired otitis media, sinusitis의 흔한 원인균

① *S. pneumoniae* ② *H. influenzae* ③ *M. catarrhalis*

(2) 진단 (diagnosis) : many G(-) cocci on Gram stain (**Figure 8-3**)

(3) 치료 (treatment) : β-lactam/β-lactamase inhibitor

* Penicillin 내성 기전 : β-lactamase (BRO-1, BRO-2)

2. *Acinetobacter baumannii*

(1) 분포

· Water, soil

· 정상인의 습한 피부에도 존재

· Nosocomial setting에서 respiratory, skin, G-I colonization 증가

(2) 주요 임상질환 (clinical manifestations)

① **Nosocomial pneumonia**

② Intravascular device-related infections

(3) 치료 (treatment) : 많은 항생제에 내성을 보이는 경우가 많다. 모든 항생제에 내성을 보일 경우 polymyxin B, colistin 등을 사용해 볼 수 있다.

F. Burkholderiaceae

1. *Burkholderia cepacia*

(1) 임상양상(clinical manifestations) : opportunistic infection

① Hospital epidemic은 liquid reservoir, 습한 환경과 연관

② Bacteremia 등 nosocomial infections

(2) 치료 (treatment) : TMP/SMX, meropenem

2. *Burkholderia pseudomallei* → Melioidosis

(1) 임상양상 (clinical manifestations) : Melioidosis

① 동남아시아 등 열대지역 endemic disease : 우리나라는 2003년 첫 case 보고 (해외여행객)

② Acute pulmonary infection (m/c) ⋯ chest x-ray에서는 TB와도 유사

③ Parotitis, lymphadenitis, skin lesion

(2) 진단 (diagnosis)

① Microscopic demonstration : 'safety-pin' appearance

② Culture : confirmed diagnosis

(3) 치료 (treatment) : ceftazidime, carbapenem, TMP/SMX

G. Xanthomonadaceae

1. *Stenotrophomonas maltophilia*

· Ubiquitous free-living opportunistic pathogen

(1) 임상양상 (clinical manifestations)

a. Hospital epidemic은 오염된 호흡기계 기구를 통해 이루어짐

b. **Pneumonia 등 nosocomial infections**

c. Risk factors : prolonged hospitalization, malignancy, chemotherapy-induced mucositis, neutropenia, instrumentation, prior broad spectrum antibiotics

(2) 치료 (treatment) : TMP/SMX

H. Brucellaceae → Brucellosis

· G(-) rod *or* coccobacilli, spore (-), capsule (-)

1. 서론 (introduction)

(1) Brucellosis란? *Brucella* species에 의해 감염된 동물(주로 되새김질하는 가축)로부터 직, 간접적으로 사람에 전파되는 **인수공통 감염병**

(2) 원인균 (etiology)

① *B. abortus* (소), *B. melitensis* (염소, 양), *B. suis* (돼지), *B. canis* (개)

② 대표적인 원인균인 *B. abortus*는 소에게 endometritis, placentitis 등을 일으켜 '유산'의 중요한 원인이 된다.

(3) 역학 (epidemiology)

① 전파 경로

· **감염된 소의 vaginal fluid, aborted fetus, placenta에 높은 농도로 존재하는데 이 밖에 혈액, 대소변 등이 사람의 상처난 부위나 결막을 오염시키면 사람도 감염될 수 있다.**

· **멸균되지 않은 우유를 섭취하는 경우도 감염이 가능하다.**

② 고위험 직종 : 감염된 동물/배설물/우유 등에 노출되는 **농부**, **수의사**, 연구자 등

③ **Bioterrorism**에 이용될 수도 있다. (*B. melitensis*, *B. suis*) ··· inhalation, ingestion, mucosal/skin exposure로도 전파 가능

④ 우리나라의 사람 발병례 : 2002년 축산업 종사자에서 보고된 이후 축산업종사자와 수의사를 중심으로 매년 수십 명의 환자가 보고되고 있음

2. 임상양상 (clinical manifestations) : Brucellosis

(1) Incubation period : 1주~수개월

(2) 증상과 징후 (symptoms & signs)

① **Abrupt onset**

② **Fever** : **undulating (remittent)** pattern으로 치료 안하면 수주간 지속

③ **Musculoskeletal pain** ··· '아파서 잘 못 걷는다'

· 소아는 hip, knee 등에 monarthritis, 성인/노인은 low back pain, hip pain

· **Osteomyelitis : lumbar, lower thoracic vertebra**

· Septic arthritis : knee, hip, S-I, shoulder, sternoclavicular joint

④ In pregnant woman : fetal loss↑ (teratogenic하지는 않음)

⑤ 기타 : hepatosplenomegaly (1/4), lymphadenopathy (10~20%), dry cough, prostatitis, salpingitis, pyelonephritis, depression, lethargy, endocarditis

(3) 검사소견 (laboratory findings)

a. Biochemical assay

- 대개 정상
- AST/ALT↑, bilirubin↑, leukopenia with relative lymphocytosis, thrombocytopenia, anemia, ESR/CRP↑

.b. Chest x-ray

- Dry cough 있어도 대개 큰 이상 없어
- Pneumonia, lung abscess 발생할 수도

3. 진단 (diagnosis)

※ 증상이 비특이적이므로, 노출병력 등의 역학적 연관성을 확인하는 것이 중요함.

(1) Culture : blood, CSF, BM, joint fluid → culture 기간 오래 필요 (duplicate culture는 6주까지 걸리고 BACTEC은 양성일 경우는 대개 7~10일이 걸리나 음성일 경우 적어도 3주는 키워봐야)

(2) PCR

(3) Serologic test - **STA (standard agglutination test)** : 1 of

① **In endemic area** : IgM/IgG ≥**1:320 ~** ≥**1:640**

② In nonendemic area : IgM/ IgG ≥1:160

③ 2주 뒤 4배 이상 titer 상승

(4) Biopsy : granuloma

4. 치료 (treatment)

(1) Antibiotics

① Gold standard : streptomycin 750 mg~1 g IM × 14~21 days + doxycycline 100 mg ×2/d × 6 weeks

② WHO recommendations : rifampicin 600~900 mg/d + doxycycline 100 mg ×2/d × 6 weeks

(2) 예방 (prevention)

① **의심되는 가축은 검사를 시행하여 양성으로 나오면 살처분**

② **우유는 반드시 멸균한 제품을 섭취**

③ **가축을 돌보는 농부와 수의사는 노출에 대비해 보호장구를 갖추어야 한다.**

④ **Vaccine** : 과거 live attenuated vaccine이 시도되었으나 short term efficacy만 보이고 local 및 systemic side effects (mild brucellosis 증상)가 심해 **현재는 권고되지 않고 있다**.

I. Bordetellaceae : *Bordetella pertussis*

1. 서론 (introduction)

(1) **Pertussis** : **격렬한 기침을 특징**으로 하는 *B. pertussis*에 의한 급성 호흡기 감염

(2) 역학 (epidemiology)

① Highly communicable disease

② Attack rate : 80~100% if unimmunized (vaccine을 다 맞아도 household contact는 20%)

③ 미국에서는 백신 도입 이후 감소하다가 80년대 이후 오히려 증가 : 11,600건 (2003년)

④ Peak age : 〈1yr. … 주로 child의 질환이나 adult도 발생

2. 임상양상 (clinical manifestations) : "whooping cough"

(1) Incubation period : 7~10일

(2) Catarrhal phase : 1~2주 … common cold-like sx. (coryza, cough, mild fever, malaise)

(3) Paroxysmal phase : 2~4주

① Cough attack

- 한번 expiration에 5~10회 몰아서 격렬한 기침
- 밤에 더 심해지기도 … 종종 수면을 방해
- Posttussive vomiting : frequent
- 기침 끝에 mucous plug 나오기도

· Audible inspiratory whoop로 종종 끝나 : attack 중 환자는 정상처럼 보이나 지쳐함

② Neck vein distension, bulging eyes, tongue protrusion, cyanosis

③ Precipitating factors : noise, eating, physical contact

(4) Convalescent phase : 1~3개월

① 점차 cough 횟수와 강도가 약해지면서 회복

② 도중에 viral infection으로 다시 paroxysm 악화될 수도

3. 진단 (diagnosis)

※ Pre-school, school-age children에서 classic symptom 있으면 진단 어렵지 않으나 older children이나 adult는 *B. parapertussis*나 다른 respiratory pathogen과 감별 필요

(1) Culture : "gold standard"

(2) PCR : sensitivity 높고 결과 빨리 나와 culture 대신에 많이 이용

· Culture, PCR용 검체 : nasopharyngeal aspiration → 건조한 환경에 민감하므로 채취 즉시 Regan-Lowe charcoal media 등 적절한 배지에 옮겨 검사실로 수송해야

(3) Serologic test : 2~4배 증가 시

4. 치료 (treatment) : Macrolides

J. Francisellaceae

1. *Francisella tularensis* → Tularemia (야토병)

(1) 인수 공통 감염병

(2) Bioterrorism에도 이용 가능

(3) 치료 (treatment) : streptomycin, fluoroquinolone

※ 아래에 나오는 Enterobacteriaceae, Vibrionaceae, Pasteurellaceae는 모두 facultative anaerobe이다.

Enterobacteriaceae

※ Family Enterobacteriaceae : Escherichia, Klebsiella, Proteus, Enterobacter, Serratia, Citrobacter, Morganella, Providencia, Edwardsiella, Salmonella, Shigella, Yersinia

※ **G(-) bacilli, facultative anaerobe, glucose-fermenter, nitrate reduction (+)**

A. 대장균 (*Escherichia coli, E. coli*)

1. 서론 (introduction)

(1) 세균의 항원 (antigen)

① **O antigen** (somatic Ag, 170types) : adhesin, CFA (colonization factor Ag), toxin for gastroenteritis

② **H antigen** (**flagella** Ag, 56types)

③ **K antigen** (**capsular** Ag, 80types) * K1 Ag : neonatal meningitis과 관련

(2) Virulent factors

① **Primary virulent factor : Toxin**

〈1〉Hemolysin : phagocytosis, neutrophil chemotaxis inhibition

〈2〉**Shiga toxin**, Enterohemolysin **(EHEC)**

〈3〉**LT/ST (ETEC)**

〈4〉Esp (EPEC)

② Auxiliary virulent factor

〈1〉Adhesin

- P fimbriae : UTI
- S fimbriae : neonatal sepsis/meningitis

〈2〉Capsule

(3) 내성 (resistance)

① Resistance to β-lactam

· 기전 : β-lactamase※, porin (OmpC, OmpF)↓(permeability↓), active efflux

※ Multidrug resistance의 중요한 기전

〈1〉AmpC β-lactamases

〈2〉Extended-spectrum β-lactamases (ESBLs)

〈3〉Carbapenemase

· 우리나라의 ampicillin 내성률 : 74%

② Resistance to FQ

a. 기전 : OmpF↓, alteration of DNA gyrase subunit A, active efflux

Table 8-3 AmpC β-lactamase vs. ESBL.

	Type	Gene	Resistant antibiotics	Treatment
AmpC	Chromosome (*Enterobacter*, *Serratia*, *Citrobacter*, *Proteus*, *Providencia*, *Morganella*, *Acinetobacter*), Plasmid (*E. coli*, *K. pn*)	*AmpC*	Penicillins, cephalosporins (cefepime 제외), aztreonam, cephamycin	**Cefepime**
ESBL	Plasmid (*E. coli*, *K. pneumoniae*, *K. oxytoca*)	*TEM*, *SHV*	Penicillins, cephalosporins (cefepime 포함), aztreonam	**Carbapenem**

BLI : β-lactamase inhibitor. 참고로 ESBL은 β-lactamase inhibitor에 반응하기 때문에 이를 이용한 double disc synergic test로 확인할 수 있다(**Figure 8-4**). AmpC는 BLI에 저항성 있다.

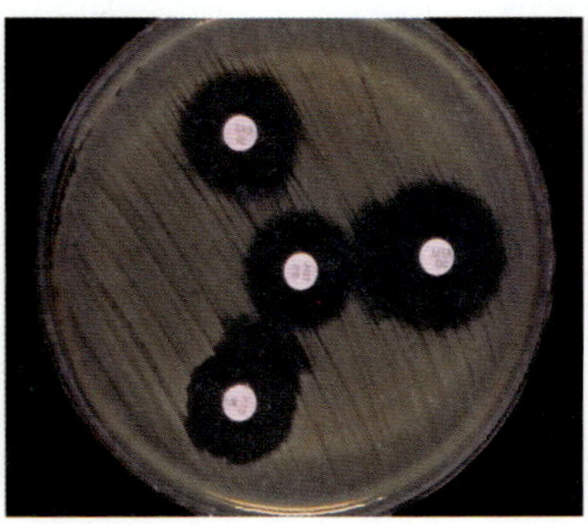

Figure 8-4 ESBL 생성 균주의 확인.

(1) 진단 (diagnosis)

① ***E. coli, K. pneumoniae* 가**

② **Drug susceptibility test에서 cefotaxime, ceftazidime, aztreonam 중 1개 이상의 약제에서 Intermediate *or* Resistant 일 때 의심**

③ **Double disk synergy test** (사진) … 가운데 놓인 disc는 BLI인 clavulanic acid로서 ESBL 균주는 BLI 주위에서 소멸해 plate 투명한 부분이 확장된다.

(2) 치료 (treatment)

① **Carbapenem : treatment of choice**

② Ciprofloxacin : mild case에서 사용해 볼 수도

※ ESBL 생성 균주의 임상적 중요성
3세대 cephalosporin이 항생제 감수성 검사에서 감수성이 있는 결과를 보여도 실제 치료를 하면 실패할 가능성이 높다. 따라서 carbapenem이 치료 약제로 추천된다.

(4) **분류 (classification)**

① **Enteric pathogens : 6 pathotypes**

〈1〉 **Enterohemorrhagic *E. coli* (EHEC)/ Shiga toxin-producing *E. coli* (STEC)**

〈2〉 **Enterotoxigenic *E. coli* (ETEC)**

〈3〉 **Enteropathogenic *E. coli* (EPEC)**

〈4〉 **Enteroinvasive *E. coli* (EIEC)**

〈5〉 **Enteroaggregative *E. coli* (EAEC)**

〈6〉 **Diffusely adherent *E. coli* (DAEC)**

② **Extraintestinal pathogenic strain : ExPEC**

(5) 역학 (epidemiology)

· **건강한 사람에게는 fecal flora로는 거의 없다 : "obligate pathogen"**

· 임상 질환 : enteric infection, UTI, neonatal sepsis/ meningitis, respiratory infection, bacteremia

· **EHEC 외에는 대개 개발도상국에서 질환 발생**

· **EHEC 외에는 대개 사람이 reservoir**

(6) 전파경로 (mode of transmission) : fecal-to-oral

① Via contaminated food, water : ETEC, EHEC, EIEC, EAEC, DAEC

② Person-to-person : EPEC, (EHEC)

2. 임상양상 (clinical manifestations)

(1) Enteric infection

① EHEC

〈1〉 역학 (epidemiology)

- **분포 (reservoir) : 소/송아지 ('인수 공통 감염병')**
  cf. 다른 *E. coli*는 사람이 reservoir
- **'덜 익힌 쇠고기 (햄버거)'가 주된 감염원**
- 〈 10^3 CFU로도 발병 가능 … 적은 양의 오염된 음식 섭취도 문제
- **다른 *E. coli*와 달리 선진국에서도 많이 발병** : 미국에서 세균성 설사의 4번째 흔한 원인 … 가공된 음식물을 많이 섭취하기 때문
- 소→사람, 사람→사람으로 전파 가능 (**제1군 전염병**)

〈2〉 발병기전 (pathogenesis)

- **Shiga toxin** (Stx1, Stx2) B subunit이 세포 표면 Gb3에 binding
- Endocytosis된 후 A subunit이 단백 합성 억제하여 cell death

〈3〉 임상양상 (clinical manifestations)

- Incubation period : 3~4일
- Clinical spectrum : asymptomatic으로부터 watery diarrhea, **bloody diarrhea**, HUS까지 다양 ***전체 HUS의 〉50%가 EHEC가 원인**
- 대개는 5~10일 뒤 self-limited
- HUS(2~8%)도 dialysis 등 supportive care발달로 mortality〈10%

② ETEC

〈1〉 역학(epidemiology)

- 열대, 개발도상국의 endemic diarrhea의 major cause … **선진국에서 "traveler's diarrhea"의 m/c cause**
- 발병에 필요한 감염량 : 10^6~10^{10} CFU

〈2〉 발병기전 (pathogenesis)

- **LT**-1 (heat-labile toxin) → adenylate cyclase activation
- **ST**a(heat-stable toxin) → guanylate cyclase activation → net fluid secretion 발생

〈3〉 임상양상 (clinical manifestations)

- **Watery diarrhea** : 대개 self-limited이지만 cholera-like diarrhea로 건강 상태가 좋지 못한 환자에서는 생명을 위협하는 경우도 있다.

③ EPEC

〈1〉 역학(epidemiology)

· 개발도상국의 infant diarrhea의 중요한 원인

· Breast feeding으로 risk 낮출 수 있다.

· Person-to-person transmission 가능

〈2〉 발병기전 : localized adherence, attaching & effacing lesion on epithelium

〈3〉 임상양상 (clinical manifestations)

· Short incubation period : 1~2일 (12h)

· **Watery diarrhea : mucus (+) but blood (-)** cf. EHEC

· 대개 5~15일 뒤 self-limited

④ EIEC

〈1〉 역학(epidemiology)

· Uncommon

· 발병에 필요한 감염량 : 10^8~10^{10} CFU

〈2〉 발병기전 (pathogenesis)

· Enterotoxin → secretory diarrhea from small bowel

· **Colon invasion** → mucus, bloody (inflammatory) diarrhea

… ***Shigella*와 유사한 dysentery**

〈3〉 임상양상 (clinical manifestations)

· Incubation period : 1~3일

· Fever, abdominal pain, **tenesmus**

· Stool : mucus, blood, WBC

⑤ EAEC/ DAEC : watery diarrhea ("traveller's diarrhea")

(2) **Extraintestinal pathogens : ExPEC**

① **Urinary tract infection (m/c in ExPEC infection) … UTI의 m/c cause 역시 *E. coli***

② Abdominal/pelvic infection (2번째로 흔한 ExPEC infection) … **community acquired intraabdominal infection의 m/c cause 역시 *E. coli***

〈1〉 Peritonitis : **spontaneous bacterial peritonitis (SBP), secondary peritonitis, CAPD-associated peritonitis**

〈2〉 **Diverticulitis, Appendicitis, Intraabdominal abscess**

③ Pneumonia : **nosocomial pneumonia**의 원인균 중 하나 … high mortality

④ Meningitis : **Neonatal meningitis에서 2nd m/c cause (1st : group B streptococci)**

⑤ **Bacteremia : UTI가 m/c source**

⑥ Others : cellulitis/ musculoskeletal infection, endovascular infection

3. 진단 (diagnosis)

(1) Enteric infection

① Acute diarrhea W/U : if necessary, **stool exam./ smear**

- **Non-inflammatory : ETEC, EPEC, EAEC, DAEC**
- **Inflammatory : EIEC, EHEC   * EHEC는 rare WBC**

② Definite diagnosis : culture

- **대개 definite diagnosis 없이 empirical treatment한다.**
- **그러나, EHEC는 specialized assay 필요**
  - **MacConkey sorbitol media에서 무색 투명한 군락**(Figure 8-5)

    → culture하여 anti-O157로 isolation

    ∵ 다른 *E. coli*와 달리 sorbitol fermentation 못 해
  - **Shiga toxin/ toxin gene detect : PCR, ELISA**

② ExPEC : standard media에서 24h 이내에 isolation

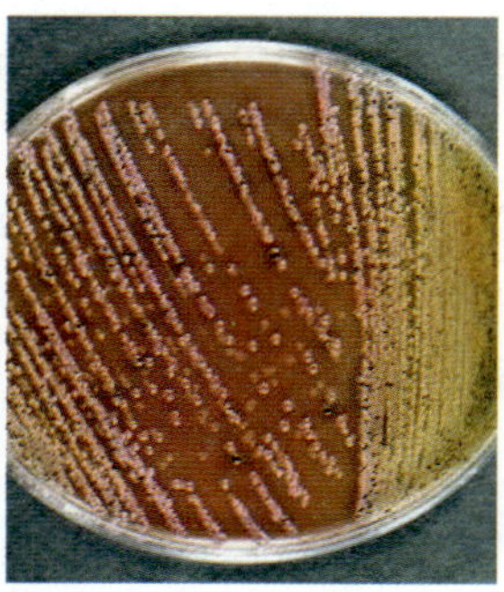

Figure 8-5 EHEC.
MacConkey sorbitol 배지에서 무색 투명한 colony를 만든다. 이 colony를 배양하여 anti-O157(+)로 균동정할 수 있다. EHEC는 균동정과 함께 toxin-producing(+)을 PCR/ELISA로 확인하여야 확진이 된다.

4. 치료 (treatment)

(1) **Antibiotics**

① **3rd generation cephalosporin, FQ**

② **ESBL → carbapenem** (if sensitive, fluoroquinolone)

(2) Traveller's diarrhea : fluid, electrolyte가 주된 치료이고 stool에 mucus, blood가 없으면 FQ 쓸 수도

※ 예방적으로 rifaximin이라는 nonabsorbable antibiotics를 쓰기도

(3) **EHEC의 치료**

① **Supportive care** : fluid, electrolytes, dialysis, plasmapheresis, steroid, immunoglobulins etc.

② **Antibiotics : not recommended ∵ 균을 죽여 toxin↑**

③ **Loperamide : not recommended**

④ **Isolation** : 치료 종료 48시간 뒤부터 24시간 간격으로 2회 stool culture negative 일 때까지

B. *Klebsiella*

1. 서론 (introduction)

(1) 원인균 (etiology)

① ***K. pneumoniae*** : community/nosocomial infections

② *K. oxytoca* : nosocomial infections

(2) Colonization : *K. pneumoniae*는 정상인의 5~35%에서 colon에, 1~5%에서 oropharynx에 colonization

(3) 전파경로 (mode of transmission) : person-to-person acquisition

(4) 내성 (resistance) : ***E. coli*와 함께 대표적인 ESBL 생성 균주**

2. 임상양상 (clinical manifestations)

(1) **Pneumonia**

① 위험인자 (risk factors) : **alcoholics**, **DM**, chronic lung disease

② Lobar pneumonia with 'bulging fissure'가 특징적 소견 (호흡기학 **Figure 9-2**)

(2) **UTI** : complicated UTI의 5~17%

(3) **Abdominal infection** : *E. coli*와 유사하나 빈도는 적음

(4) **Bacteremia**

3. 진단과 치료 (diagnosis and treatment)

(1) 진단 : isolation

(2) 치료 : *E. coli*와 같다.

감염학

C. *Proteus*

(1) 원인균 (etiology) : 90%는 ***P. mirabilis***

(2) 분포 (reservoir) : 각종 포유류, 조류, 어류, 파충류의 colonic flora

… 건강한 사람도 50%는 *P. mirabilis* colonization (+)

(3) Complicated UTI(esp. with catheterization)의 20~45%

(4) 치료 (treatment) : 아직 대부분 antibiotics에 susceptible … ampicillin, 1st generation cephalosporin는 어느 정도 내성 (+)

D. *Enterobacter*

(1) 원인균 (etiology) : ***E. cloacae*** (65~75%), ***E. aerogenes*** (15~25%)

(2) 분포 (reservoir) : foods, environmental sources, **health care facility equipment** … 정상인 colonization은 별로 없고 대개 nosocomial acquisition

(3) 주요 임상질환 (clinical manifestations) : "nosocomial"

- Pneumonia, UTI (esp. catheter-related), intravascular device-related infection, SSIs, abdominal infection

(4) 치료 (treatment) : 항생제 내성이 많아 3rd generation carbapenem에는 30% 정도 내성 → FQ, carbapenem, 4th generation cephalosporin

※ 치료 중 내성이 유도되기도 하므로 주의하여야 한다.

E. *Serratia*

(1) 원인균 (etiology) : 〉 90%는 ***S. marcescens***

(2) 분포 (reservoir) : 환경에 널리 분포 (nosocomial institution 포함) 주로 습한 곳

… 정상인에서 colonization은 거의 없다.

(3) 주요 임상질환 (clinical manifestations) : respiratory tract infection, genitourinary tract infection, intravascular device-related infection, SSIs

(4) 치료 (treatment) : 아직 대부분 antibiotics에 susceptible

… ampicillin, 1st generation cephalosporin는 어느 정도 내성 (+)

F. *Citrobacter*

(1) 원인균 (etiology) : ***Citrobacter freundii***, *C. koseri* (*C. diversus*)

(2) 분포 (reservoir) : water, food, soil, 동물의 G-I tract

… 정상인도 일부 colonization(+) → nosocomial setting에서 증가

(3) 주요 임상질환 (clinical manifestations) : UTI (citrobacter infection의 40~50%)

(4) 치료 (treatment) : 항생제 내성률 높아 → carbapenem, amikacin, 4th generation cephalosporin

G. *Morganella, Providencia*

(1) 원인균 (etiology) : ***Morganella morganii***, ***Providencia stuartii***

(2) 분포 (reservoir) : Nosocomial setting에서 문제가 됨

(3) 주요 임상질환 (clinical manifestations) : UTI (esp. 30일 이상 catheterization)

(4) 치료 (treatment) : 항생제 내성률 높아 → carbapenem, amikacin, 4th generation cephalosporin

H. *Edwardsiella*

(1) 원인균 (etiology) : ***Edwardsiella tarda***

(2) 분포 (reservoir) : 민물, 바닷물, 그리고 수중생활하는 동물 → 인간은 여기에 contact하여 감염

(3) 주요 임상질환 (clinical manifestations) : gastroenteritis

(4) 치료 (treatment) : 대부분의 항생제에 들음

I. *Shigella* → Shigellosis

1. 서론 (introduction)

(1) G(-) bacilli. Facultative anaerobe, nonmotile ... EIEC와 유사

(2) Shigellosis란?

① Shigella에 의한 acute infectious inflammatory colitis를 말한다.

② 대개 **'세균성 이질(bacillary dysentery)'이라고 하면 shigellosis와 동의어**

(3) Dysentery란?

① Severe abdominal cramp와 tenesmus를 동반한 잦은 횟수(하루 10~30회)의 blood, mucus, pus를 동반한 설사

② 그러나, shigellosis의 많은 경우는 mild watery diarrhea에 그쳐 dysentery라고 말하기 애매한 경우도 있긴 하다.

(4) **4 species**

① ***S. dysenteriae*** **: 개발도상국 ··· severe form**

② ***S. flexneri***

③ ***S. boydii***

④ ***S. sonnei*** **: m/c in Korea, 선진국 ··· mild sx.**

(5) 역학 (epidemiology)

① 전세계적으로 매년 2억 case 발생, 〉 65만명 사망

② 주로 개발도상국 5세 미만 아이들

③ Ubiquitous하나 영장류 외에는 host가 알려져 있지 않다.

④ Person-to-person transmission **(제1군 전염병)** ··· 나쁜 위생 상태와 연관

⑤ 10~100 CFU만으로 감염을 일으킬 수 있어 2차 감염을 잘 일으킬 수 있다.

⑥ 국내에서는 1998년 이후 다시 유행하여 2003년에는 1,117명의 환자가 발생하였고, 최근에는 다시 감소하는 추세에 있음.

(6) 발병기전 (pathogenesis)

① **Resistance to low gastric pH**

cf. gastric acidity에 약한 균 : *Salmonella*, *E. coli*, *Vibrio*, *Campylobacter*

② **Invasion of colonic mucosa** → cell-to-cell spread * distal colon을 주로 침범.

③ **Shiga toxin**

2. 임상양상 (clinical manifestations)

(1) **Abdominal pain with diarrhea (거의 100%)**, Fever (30%), mucus stool (50%), bloody stool (40%)

(2) *S. sonnei*는 mild, self-limited disease 일으켜

∴ 미국, 우리나라 등에서는 bloody diarrhea시 shigellosis보다는 EHEC, *Campylobacter* 등 다른 원인 생각해야

(3) **합병증 (complications)**

① **Toxic megacolon**

② **Intestinal perforation**

③ **HUS** ··· *S. dysenteriae* type 1 (Shiga toxin)

3. 진단 (diagnosis)

· **Culture** (**stool**, blood)

4. 치료 (treatment)

(1) Oral rehydration

(2) Antibiotics (PO) : ampicillin (우리나라는 내성률 높음), TMP/SMX, **fluoroquinolones**

(3) Loperamide : dysentery phase 또는 young child에서는 금기

∵ 균배출을 delay시켜 추가적인 invasion이나 toxic megacolon 유발 가능

감염학

J. *Salmonella*

1. 서론 (introduction)

(1) G(-) bacilli. Facultative anaerobe, motile (flagella)

(2) Genus Salmonella

① ***S. typhi*, *S. paratyphi* : 사람에만 있고 typhoid (enteric) fever 유발**

② **Nontyphoidal Salmonella : *S. enteritidis*, *S. typhimurium* etc.**

(3) **항원성 (antigenicity)**

① **O Ag : LPS (lipopolysaccharide)** → serogroup A, B, C_1, C_2, D, E

② **Vi Ag : capsule**

③ **H Ag : flagella**

(4) 발병기전 (pathogenesis)

① Infectious dose : 10^3~10^6 CFU

② **Host susceptibility가 증가하는 상황**

〈1〉**High gastric pH** : infant, antacid, achlorhydria

〈2〉**Intestinal integrity ↓** : G-I surgery, inflammatory bowel disease, antibiotics administration (→ normal flora alteration)

③ Incubation period

〈1〉**Small intestine의 Peyer's patch에서 M cell을 통해 epithelial layer 통과**

〈2〉**Phagocytosis한 macrophage를 통해 lymphatics를 따라 몸 전체로 dissemination**

④ Symptom/sign development

〈1〉**Reticuloendothelial tissue(liver, spleen, LN, BM)에서 replication**

〈2〉Inflammatory cell recruitment

· Enteric fever : mononuclear cells

· Nontyphoidal salmonellosis : polymorphonuclear cells (PMNs)

2. Enteric fever (typhoid fever) ← *S. typhi* (more severe), *S. paratyphi*

(1) 역학 (epidemiology)

① **인간만이 유일한 host**

② 전파경로 (mode of transmission) : active patient 또는 chronic carrier로부터 fecal to oral route로 person-to-person transmission **(제1군 전염병)**

③ 전세계적으로 연간 1,300~1,700만 case 발생, ~60만명 사망

④ 국내 : 연간 100~200 case 보고됨.

(2) 임상양상 (clinical manifestations)

① Incubation period : 3~21일

② 증상 (symptoms)

· Prodrome of nonspecific symptoms : chill, headache, anorexia, cough, weakness, sore throat, dizziness, myalgia

· Abdominal pain (20~40%)

· Neuropsychiatric symptoms : 'muttering delirium', 'coma vigil'

③ 징후 (signs)

· Fever (70%) : **sustained fever** (38.8~40.5℃)

· **Relative bradycardia**

· **Rash (rose spot)** : 연한 연어빛깔의 maculopapular rash (**Figure 8-6**) … 1주말까지 ~30%에서 발생하며 2~5일 후 흔적 없이 소멸

· **Hepatosplenomegaly**

④ 검사소견 (laboratory findings)

· **Leukopenia** *or* neutropenia : 15~25%

· AST/ALT, ALP, LDH : 약간 ↑

· ECG : nonspecific ST/T change

⑤ **후기 합병증 (late complications) : 3, 4주경 치료받지 않은 환자에서 발생**

· **Intestinal perforation ± GI hemorrhage … Peyer's patch 위치에서**

· Others : pancreatitis, hepatic/splenic abscesses, endocarditis, pericarditis, orchitis, hepatitis, meningitis, nephritis, myocarditis, pneumonia, arthritis, osteomyelitis, parotitis

⑥ 재발 (relapse) : ~10% (치료 종료 1~2주 뒤 발생하며 대개 mild)

⑦ **Chronic carrier** : 1~5% → **Vi Ag (+)**

〈1〉정의 : **urine이나 stool에서 1년 이상 균 검출**

〈2〉**위험인자 (risk factors) : women, biliary abnormalities**, G-I malignancy

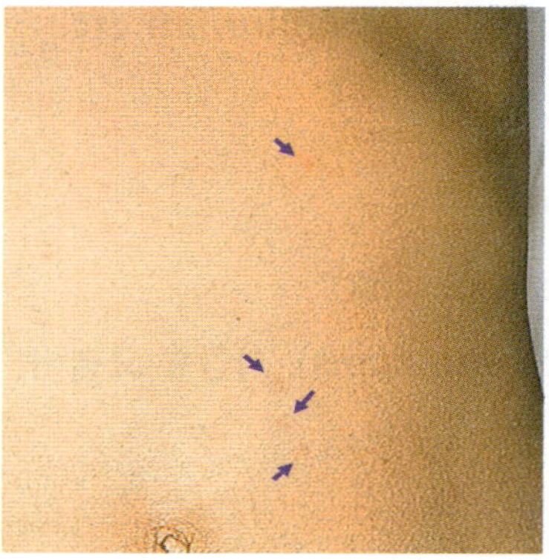

Figure 8-6 **Rose spot.** (화살표)

(3) 진단 (diagnosis)

① **Culture : "gold standard"**

⟨1⟩ Blood : 1주는 90%, 3주가 되면 50%로 감소 ∵ antibiotic therapy

⟨2⟩ BM : antibiotics 사용에 무관하게 sensitivity 90%

⟨3⟩ Intestinal (duodenal) secretion : BM culture (-) 일 때

*** Blood, BM, intestinal secretion culture를 모두 시행할 경우 양성률 ⟩90%**

⟨4⟩ Stool : 1주째는 60~70%가 음성, 3주째 양성률 향상

⟨5⟩ Urine

⟨6⟩ Rose spots

② Serologic test ("**Widal test**") : **진단적 가치 낮다.**

③ PCR

(4) 치료 (treatment)

① Antibiotics : **FQ** × 10 days *or* **3rd generation cephalosporin** × 10~14 days

· Multidrug-resistant strain이 증가하여 ampicillin, TMP/SMX 등은 안 들어

· Chloramphenicol : relapse↑, carrier↑, aplastic anemia 유발하여 사용 ×

② Dexamethasone : in severe typhoid fever

③ Relapse 치료 : 감수성(+)이면 초치료와 동일하게 시행

④ **Chronic carrier treatment**

⟨1⟩ 6주간 항생제 치료 : ampicillin, TMP/SMX, fluoroquinolone

⟨2⟩ 수술 적응증 : **anatomical abnormality (+) eg, biliary/ kidney stone**

3. Non-typhoidal salmonellosis ← *S. enteritidis* (m/c), *S. typhimurium* etc.

(1) 역학 (epidemiology)

① 미국에서 연간 2백만 case 발생, 500~2,000명 사망

② **따뜻하고 비오는 시기에** 많이 발생 : **'food-borne outbreak'**

③ 여러 동물이 reservoir (**인수 공통 감염**) … **달걀 (*S. enteritidis*), 가금류 오염**이 주된 원인

(2) 임상양상 (clinical manifestations) : **gastroenteritis**가 대표적

· Incubation period : 6~48 h

· Fever, abdominal pain, diarrhea (nonbloody)

· 대개 self-limited → **no chronic carrier**

(3) 진단 (diagnosis) : culture

(4) 치료 (treatment)

① 수액 치료, 전해질 교정

② **Antibiotics**

〈1〉 **대개 불필요** … 오히려 relapse와 chronic carriage를 증가시킨다.

〈2〉 적응증 : metastatic infection의 위험이 높은 경우 (neonate, 〉50세, TPL recipient, lymphoproliferative disorder, HIV, prosthetic joints, vascular grafts, significant joint disease, sickle cell disease) → **3rd generation cephalosporin**

K. Yersinia

· G(-) microaerophilic, nonmotile

1. *Y. pestis* → Plague (=pest, 흑사병)

(1) 서론 (introduction)

① Plague : *Y. pestis*에 의한 acute, febrile, zoonotic disease

② 전파경로 (mode of transmission)

· **Flea (벼룩) bite (m/c)** : 쥐(*Rattus rattus*)의 벼룩 (*Xenopsylla cheopis*, *X. brasiliensis*)

· **Contact with infected animal tissue**

· **Airborne droplet** : **bioterrorism**으로 이용 가능 **(제1군 전염병)**

③ 역사 (history)

· 역사상 3차례 pandemic : 2차 pandemic 때(14세기) 감염된 인구의 1/4 사망

· 1894년 Alexandre Yersin이 최초로 균 동정

(2) 임상양상 (clinical manifestations)

① Rapidly progression to shock, multiorgan failure, death

② 치료 안 할 경우 fatality 〉 50%

(3) 진단 (diagnosis) : culture

(4) 치료 (treatment) : streptomycin, gentamicin

2. *Y. enterocolitica* → gastroenteritis

3. *Y. pseudotuberculosis* → mesenteric adenitis

Vibrionaceae

· G(-) curved rod, facultative anaerobe, highly motile (flagella)

A. *V. cholerae* → 콜레라 (cholera)

1. 서론 (introduction)

(1) Cholera란? *V. cholerae*에 의한 watery diarrheal disease로 rapidly progressive, severe dehydration을 유발하여 사망까지 이를 수 있는 질환

(2) 분류 (classification)

① *V. cholerae* O_1 · 2 biotype : Classical, El Tor
· 2 serotype : Inaba, Ogawa

② Non-O_1 *V. cholerae*

(3) 역학 (epidemiology)

① 분포 (source) : 바닷물 (플랑크톤과 관련)

② 감염된 사람은 vehicle로 작용하여 전파원이 됨 → 감염된 사람의 feces로 오염된 물, 음식을 통해 전파 **(제1군 전염병)**

③ 주로 소아가 많이 발병하나 병이 처음 시작될 때는 adult도 비슷한 수준. 단, 2세 미만은 breast milk를 통해 얻어진 passive immunity로 인해 발생이 적다.

(4) 발병기전 (pathogenesis) : toxin-mediated

① **Cholera toxin (CT)** : small intestine에 colonization된 균이 생성

〈1〉B subunit : intestine epithelial cell receptor(G_{M1} ganglioside)에 결합하여 A subunit을 cytosol로 이동시키는 역할

〈2〉**A subunit** : G protein ADP-ribosylation→ Adenylate cyclase ↑ → cAMP ↑ → Absorptive Na transport in villus cell ↓ , Secretory Cl transport in crypt cell ↑ → **'secretory diarrhea'**

2. 임상양상 (clinical manifestations)

(1) Incubation period : 24~48 h

(2) Sudden onset watery diarrhea : 심한 경우 첫 24 h 동안 〉250 mL/kg → **Dehydration → Hypovolemic shock →** Death * Fever는 대개 없다.

① Body weight 3~5% ↓ → "Thirst"

② Body weight 5~8% ↓ → postural hypotension, tachycardia, skin turgor ↓

③ Body weight 〉10% ↓ → oliguria, weak pulse, sunken eye/ fontanelle, wrinkled skin (washer woman), somnolence, coma

(3) 검사소견 (laboratory findings)

- Hct ↑, neutrophilia, BUN/Cr ↑
- 전해질 이상이 있을 경우(특히 hypokalemia) → muscle cramp
- High AG metabolic acidosis (lactic acidosis) … pH 〈 7.2
- Stool : nonbilous, gray, slightly cloudy with mucus, no blood, sweet odor … 'rice-water' stool (**쌀뜨물 같은 묽은 설사**)

3. 진단 (diagnosis)

(1) **Direct detection : Dark-field microscopy**

(2) **배양 (culture) : TCBS** (Thiosulfate-Citrate-Bile salts- Sucrose) agar

4. 치료 (treatment)

(1) Rapid, adequate fluid, electrolyte replacement

- WHO ORS (oral rehydration solution) … Na^+ 90 mmol/L 포함
- K^+ replacement!
- If severe dehydrated → IV Ringer's lactate

* Total fluid deficit를 4 h 이내에 교정하고 이중 1/2은 첫 1 h 이내에 교정한다.

(2) Antibiotics : **tetracycline**, erythromycin, fluoroquinolone

B. *V. vulnificus*

1. 역학 (epidemiology)

· 우리나라는 **7~9월 서해안**에서 발생 : 수온 20° C 이상

2. 임상양상 (clinical manifestations)

※ 2가지 임상양상 : primary sepsis, primary wound infection

(1) **Primary sepsis**

① **대부분 underlying disease가 있는 환자에서 발생**

〈1〉**Chronic liver disease**

〈2〉Hemochromatosis

〈3〉Others : hematopoietic disorder, CRF, immunosuppressive, alcohol

② **오염된 해산물 (회, 생굴) 섭취로 감염**

③ Incubation period : 16h

④ Sepsis : fever (평균 39.8℃), malaise, chill, prostration, hypotension (1/3 at admission)

⑤ **Skin manifestations : sx. onset 36h 이내 … 주로 다리를 침범 (Figure 8-7)**

· **Erythematous patches → ecchymoses → vesicles → bullae → necrosis**

· **병원을 찾는 주소(C.C. : "2일 전 회 먹고 오늘 다리가 아프다") → rapid progression**

⑥ 검사소견 : leukopenia (*or* leukocytosis), thrombocytopenia

⑦ **치명률 (fatality) : 50%**

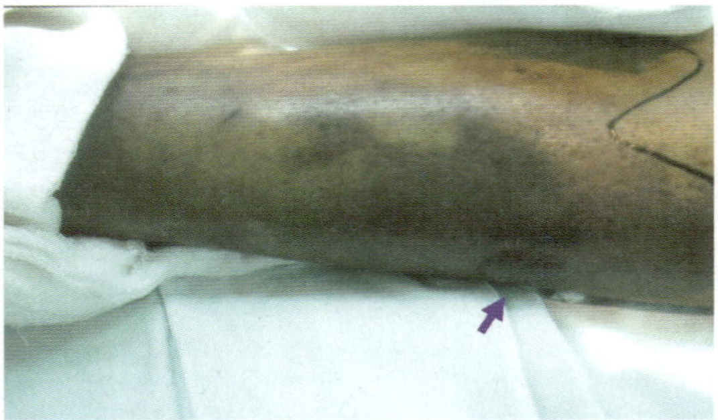

Figure 8-7 V. vulnificus.
주로 다리를 침범하는 soft tissue manifestation이 특징. 처음에는 다리가 간지럽다고 하다가 pain으로 바뀌고 skin change가 나타나기 시작하면서 곧 bulla가 잡히는 'rapid progression' 양상을 보인다.

(2) **Primary wound infection (mild form)**

① Underlying disease 없는 경우 많다.

② 바닷물과 접촉하여 발생

③ Incubation period : 12h

④ Swelling → erythema + pain (cellulites) → vesicles → bullae → necrosis

⑤ Fever (중앙값 38.9℃)

⑥ 검사소견 (laboratory findings) : leukocytosis

3. 진단과 치료 (diagnosis and treatment)

(1) 진단 : culture (skin, blood)

(2) 치료 : **prompt antibiotics + surgical debridement**

① Antibiotics : FQ *or* cefotaxime + minocycline

② Debridement

C. *V. parahemolyticus*

(1) 임상양상 (clinical manifestations)

① Gastroenteritis

〈1〉Watery diarrhea + abdominal pain, fever *or*

〈2〉Dysentery

② Wound infection

(2) 치료 (treatment) : 대개 self-limited. → If severe, antibiotics!

Pasteurellaceae

A. *Haemophilus influenzae*

: G(-) with variable (pleomorphic) shape. Aerobe/Anaerobe

1. 서론 (introduction)

(1) 세균학적 특징 (microbiology)

① Aerobic growth에 필요한 요소

· Hemin (**X factor**)

· Nicotinamide adenine dinucleotide (**V factor**)

② 6 major serotypes (a~f) … polysaccharide capsule Ag에 따라

※ 임상적으로 문제가 되는 것 : type b (Hib), nontypable strains

③ 인간만이 host

(2) 역학 (epidemiology)

① 전파경로 (mode of transmission) : airborne droplets, direct contact

② Nontypable strain : 정상인 3/4까지 상기도에 colonization(+)

③ Hib : 주로 vaccine을 다 맞지 않은 infant, children에서 invasive disease 유발
→ conjugated Hib vaccine으로 발생↓

(3) 발병기전 (pathogenesis)

① Hib : capsule (PRP, polymer of polyribitol ribose phosphate) → invasion, hematogenous spread to meninges, bones, joints (systemic disease)

② Nontypable strains : capsule(-) → local invasion (otitis media, lower respiratory infection in COPD)

2. 임상양상 (clinical manifestations)

(1) **Hib**

① **Meningitis : 주로 2세 미만** 아이에서 발생

〈1〉m/c 임상양상 : fever + altered CNS function

〈2〉합병증 (complication) : subdural effusion ... 적절한 antibiotics를 2, 3일

치료했음에도 불구하고 seizure, hemiparesis, obtundation이 지속될 경우 의심해야

〈3〉 치명률 (fatality) : ~5% (생존자도 1/4은 후유증 남아)

② **Epiglottitis : 보다 늦은 나이(2~7세)**에 발생

〈1〉 Sore throat → rapidly progression to dysphagia, drooling → airway obstruction

〈2〉 "life-threatening cellulites of epiglottis, supraglottic tissues"

③ Others : Cellulitis, Pneumonia

(2) Nontypable strains

① Community acquired pneumonia : adults

② AECOPD (acute exacerbation of COPD)

③ Otitis media in children

④ Sinusitis in adults, children

3. 진단 (diagnosis)

(1) Culture

(2) Direct examination of organisms : G(-) coccobacilli on smear

(3) Capsule (PRP) detection : Immunoelectrophoresis, Latex agglutination, Coag-glutination, ELISA

4. 치료 (treatment)

(1) Hib : IV cefotaxime/ ceftriaxone

(2) Nontypable strain : PO amoxicillin/clavulanic acid, cephalosporins, new macrolide

cf. FQ은 소아에서는 연골 손상에 대한 우려 때문에 잘 안 써

(3) G;lucocorticoid : meningitis에서

B. Others

(1) *H. ducreyi* → 연성하감 (chancroid) : 감염학 Chapter 9

(2) *Gardnerella vaginalis* → 세균성 질증 (bacterial vaginosis) : 감염학 Chapter 9

※ **HACEK**

(1) 배양이 까다롭고 오래 걸리는 G(-) 5종류를 칭함

(2) 임상적 의미 : infective endocarditis에서 중요 → 순환기학 Chapter 12 참조

① Oral cavity normal flora → infective endocarditis 유발

② Infective endocarditis에서 embolism 발생할 경우 28~71%가 HACEK에 의한 것

③ Blood culture에서 30일까지 걸린다. (cf. 대개의 균은 1주일)

→ subacute IE는 culture 결과를 확인하고 antibiotics를 쓰기 시작하는데 어려움을 준다.

(3) 치료 (treatment)

① **Haemophilus spp.** : Ceftriaxone

② **Actinobacillus** : Ceftriaxone

③ **Cardiobacterium** : Penicillin ± gentamicin

④ **Eikenella** : Ampicillin

⑤ **Kingella** : Ceftriaxone

Aerobic/ microaerophilic, motile, helical

A. Campylobacteraceae

1. *Campylobacter jejuni*

(1) 서론 (introduction)

a. 식용 가축 또는 애완동물의 G-I tract에서 발견

b. 덜 익힌 음식물 또는 동물과 직접 접촉하여 감염

c. '흔한 질환' : 미국에서는 diarrhea의 원인으로서 shigella, salmonella를 합친 것보다 더 많음.

d. *C. jejuni*는 개발도상국 2세 미만에서 높은 발생률 → 나이가 듦에 따라 감소 (∵ immunity 획득)

(2) 임상양상 (clinical manifestations)

① Inflammatory diarrhea

② Systemic infections : bacteremia 등

(3) 진단 (diagnosis)

① Direct detection : Gram stain, Dark field microscopy → "darting motility"

② Culture : stool, blood

(4) 치료 (treatment)

① Diarrheal illness

a. Fluid, electrolyte replacement

b. Antibiotics : erythromycin

· 적응증 (indications) : high fever, bloody diarrhea, severe diarrhea, sx. 〉 1 week, worsening sx.

② Systemic infection : gentamicin, imipenem, chloramphenicol (경험적 치료 시작)

2. *Helicobacter pylori* → 소화기학 Chapter 7 참조

Anaerobes

※ **혐기성 감염증 (anaerobic infections)**

(1) **가장 흔한 원인균**

① G(+) cocci : *Peptostreptococcus*

② G(-) rod : *Clostridium*

③ G(-) rod : *Bacteroides fragilis* (m/c)

(2) **혐기성 감염을 의심할 경우 (clues of anaerobic infections)**

① 상처 부위 악취 (foul odor)

② Gas (+)

③ Crepitus (+)

④ Sterile pus

⑤ Gram stain (+) but culture (-)

⑥ Blood-containing exudate의 black discoloration

⑦ Bite wound

⑧ Fistulous tract infections

⑨ Others : necrosis, malignancy와 관련, septic thrombophlebitis, prior failure to AG therapy

(3) **치료 (treatment) : anti-anaerobic antibiotics**

① Metronidazole

② Clindamycin

③ Carbapenem

④ β-lactam/β-lactamase inhibitor

⑤ Others : Cephamycins, Penicillins, chloramphenicol etc.

A. Bacteroidaceae

1. *Bacteroides fragilis*

(1) 역학 (epidemiology)

① **가장 흔한 혐기성 감염(anaerobic infection)의 원인균**

② 대변에서는 상대적으로 적은 수만 존재 → 독성이 높아서 질병은 많이 일으킨다.

③ Virulent factor : **polysaccharide capsule** → IL-8, IL-17, TNF-α 분비↑→ PMNs chemotaxis & adhesion (← ICAM-1↑) ↑ : **"pus"**

(2) 임상양상 (clinical manifestations) : CNS, head & neck, upper respiratory tract, diaphragm, lung, intraabdomen, bacteremia, soft tissue에 감염질환 일으킴

(3) 치료 : *B. fragilis* 등 anaerobe에 대한 항생제 감수성은 **Table 8-4**와 같이 대개 예측 가능하다.

Table 8-4 Resistance to *B. fragilis*.

Group 1 (<2% resistance)	Group 2 (<15% resistance)	Group 3 (variable resistance)	Group 4 (resistance)
Metronidazole β-lactam/β-lactam inhibitors Carbapenem Chloramphenicol Cinafloxacin	Clindamycin Cefoxitin High-dose antipseudomonal penicillins	Penicillin Cephalosporins Tetracycline Vancomycin Erythromycin	AG FQ Monobactams

9

Spirochaetales and Sexually Transmitted Diseases

스피로헤타 목 감염 질환과 성병

서론 (introduction)

A. Family Spirochaetales

Family Spirochaetales (스피로헤타 목)
- Genus Spirochaetaceae (스피로헤타과)
  - *Treponema*
    - *T. pallidum*
      - subspecies *pallidum* (매독, venereal syphilis)
      - subspecies *pertenue* (요우스, yaws)
      - subspecies *endemicum* (endemic syphilis = bejel)
    - *T. carateum* (핀타, pinta)
  - *Borrelia*
    - *B. recurrentis* (재귀열, Tick-borne relapsing fever)
    - *B. hermsii, B. turicatae, B. duttoni* (재귀열, Louse-borne relapsing fever)
    - *B. burgdorferi* (라임병, lyme borreliosis)
- Genus Leptospiraceae (렙토스피라과)
  - *Leptospira interrogans* (렙토스피라증, Leptospirosis)

B. 역학 (epidemiology)

(1) 매독(우리나라 성병 표본감시) : 2006년 1179건, 2007년 1424건, 2008년 1548건

(2) Endemic treponematosis : 국내 발생 및 해외 유입 사례 보고 (-)

(3) 재귀열 : 국내 발생 보고 (-)

(4) 라임병 : 증례 보고 몇 건

(5) 렙토스피라증 : 2006년 119건, 2007년 208건, 2008년 100건 보고

렙토스피라증 (leptospirosis)

A. 서론 (introduction)

1. 병원체 및 역학 (pathogen & epidemiology)

(1) *Leptospira interrogans*

① 배양이 어렵고 오래 걸린다.

② **인수공통전염병** 병원균으로 주요 보유숙주는 설치류(rodent)임

③ **설치류**의 신장세관 세포에서 수년간 공생 → 소변으로 배출

(2) 전파 (mode of transmission)

① **감염성 있는 소변, 혈액, 조직의 직접 접촉 (상처난 피부 또는 점막) → 8~11월 야외 활동 중 감염**

② 오염된 환경에 노출 (물에서 수개월간 생존 가능)

③ 사람 대 사람의 전파는 거의 없음

B. 임상양상 (clinical manifestations)

(1) 임상양상에 의한 구분

① 무증상 : 15~40%

② 유증상자의 90%에서 비황달성, 10%에서는 중증(Weil's syndrome)

(2) 잠복기 : 1~2주

(3) 작은 혈관의 혈관염에 의한 증상 → 다양한 장기를 침범할 수 있고, 증상도 다양하게 나타날 수 있음. 따라서, **의심하지 않으면 진단이 어렵다**.

1. 비황달성 렙토스피라증 (anicteric leptospirosis)

(1) **Acute leptospiremic phase (= first phase, 패혈증기)**

① 증상 (symptoms) : **발열, 오한**, 두통, 구토, **근육통***, 기침, 흉통, 의식저하

* 근육통 : 특징적으로 종아리, 등, 복부에 심하다

② 징후 (signs) : **발열, 결막하 출혈 (conjunctival suffusion), 근육압통, 림프절 종대**, 인후 발적, 발진

③ 대개의 환자들이 1주일 내로 증상, 징후 사라졌다가 1~3일 후 다시 증상이 발생 → immune leptospiruric phase

(2) **Immune leptospiruric phase (=second phase, 면역기)**

① 증상이 1기와 유사하나 심하지 않다.

② Aseptic meningitis (15%), CSF pleocytosis

③ Iritis, retinitis

2. 중증 렙토스피라증 (severe leptospirosis, Weil's syndrome)

(1) **황달, 신기능 이상, 출혈 경향**을 보임

(2) 사망률 : 5~15%

(3) 초기 증상은 경증 질환과 유사하지만 2기로 나뉘어지지 않고 진행

→ 다발성 장기부전, 심장성 쇼크, 급성 호흡기 증후군 등

3. 검사소견 (laboratory findings)

(1) U/A : RBS, WBC, cast, 단백뇨

(2) WBC, ESR ↑

(3) 간기능 검사 : ALP/ bilirubin↑↑, ALT/AST 약간 ↑(Weil's syndrome에서는 AST 200 IU/L까지 상승)

(4) 기타 : PT prolongation, CK↑

(5) 뇌척수액 검사 : 백혈구, 단백질 ↑

(6) 흉부 방사선 소견 : patchy alveolar pattern (pulmonary hemorrhage)

※ 우리나라의 특징

① **전체 환자의 1/2에서 호흡기 증상, 객혈**(pulmonary hemorrhage)이 있는 반면 meningitis, rash는 적다.

② Jaundice : 29%

③ Chest x-ray 이상 : 1/2

C. 진단 (diagnosis)

1. 세균 분리 (isolation)

(1) 검체 (specimen)

① 발병 10일간 (**first phase**) : **혈액** 및 **CSF**에서 분리배양 가능

② 발병 1주 이후~수주간 (**second phase**) : **소변**에서 분리배양 가능

(2) 배지 (media) : Fletcher' s media, EMJH media

(3) 배양에 2~4주 소요된다.

2. 항체의 생성 (1:400~1:800) 또는 항체가 4배 이상 상승

(1) Microscopic agglutination test (MAT)

(2) ELISA

3. 감별진단 : 우리나라에서는 "가을철 열성 질환" 감별 중요

(1) **Leptospirosis**

(2) **Hantaan virus infection (HFRS, hemorrhagic fever with renal syndrome)**

(3) **Scrub typhus**

D. 치료 (treatment)

· **Table 9-1** 참조.

Table 9-1 렙토스피라증의 치료 및 예방.

치료	
Mild leptospirosis	**Doxycycline** 100 mg PO bid × 7days or Ampicillin 500~750 mg PO qid × 7days or Amoxicillin 500 mg PO qid × 7days
Moderate/severe leptospirosis	**Penicillin G** 1.5 mU IV qid × 7days or Ampicillin 1 g IV qid × 7days or Amoxicillin 1 g IV qid × 7days or Erythromycin 500 mg IV qid × 7days
예방적 화학요법	Doxycycline 200 mg PO qw

매독 (syphilis)

A. 서론 (introduction)

1. 매독

(1) 정의 : *Treponema pallidum subspecies pallidum*에 의한 전신 감염증

(2) 병원소 : 인간, 유인원, 몇몇 동물

(3) 이외의 다른 동물들에게 감염은 가능하나 병변이 생기지 않음

2. 전파 (mode of transmission)

(1) 감염성 병변에 밀접한 접촉(주로 성접촉)을 통해 전파: 대부분을 차지(1회 **성접촉**에서 약 50% 감염)

(2) 성접촉이외의 긴밀한 접촉

(3) **수직 감염 (자궁내 태아 감염)**

(4) **수혈**

3. 자연경과 (natural course)

(1) 균이 점막이나 상처가 난 피부로 침입하여 1차 매독 병변 형성

(2) 혈액을 통해 전신으로 전파

(3) 치료하지 않을 경우 약 30%에서 3차 매독으로 진행

① 사망률 : 정상인에 비해 17% ↑

② 주요 사망 원인 : 심혈관 매독 (aortitis)

B. 임상양상 (clinical manifestations)

※ 매독의 3 단계 : **Figure 9-1** 참조.

1. 1기 매독 (primary syphilis)

(1) **Chancre (굳은 궤양, 경성하감, Figure 9-2)**

① **균이 침입한 곳에 발생** : 생식기

② **무통성의 깨끗하고 단단한 (연골정도의 강도) 구진 → 궤양 → 4~6주간 지속되고 사라짐**

③ HIV 감염자의 경우 여러 개가 나타나는 경우가 있음

④ 감별진단 : genital herpes, chancroid (연성하감, *H. ducreyi*에 의한 통증 있고 지저분하며 무른 구진과 궤양)

(2) **국소 림프절종대 (regional lymphadenopathy, Figure 9-2)**

① 대개 chancre가 생긴 후 1주일 내에 동반

② 단단하고, 무통성이며, 비화농성임

③ 수개월간 지속될 수 있음

2. 2기 매독 (secondary syphilis)

※ Chancre 병변이 호전되고, 6~8주 후에 발병(15%는 chancre를 가지고 있음)

※ 대개 증상은 1~6개월 후 저절로 호전됨.

(1) **피부점막 병변 (mucocutaneous lesion, Figure 9-3)**

① 전신성이나 국소성으로 발생. **2기 매독을 시사하는 가장 중요한 소견**.

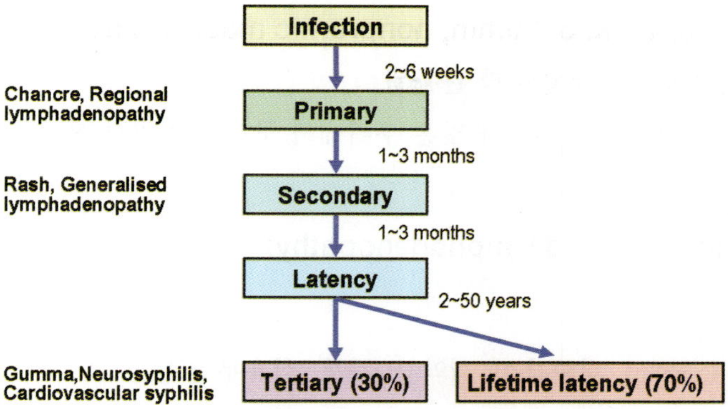

Figure 9-1 Syphilis.
Primary :성기 (chancre), 국소 림프절
Secondary : 피부, 점막, 전신 림프절
Latency
Early latency :〈 1yr. after infection
Late latency
Tertiary : 피부, 뼈, 심혈관, 중추신경계

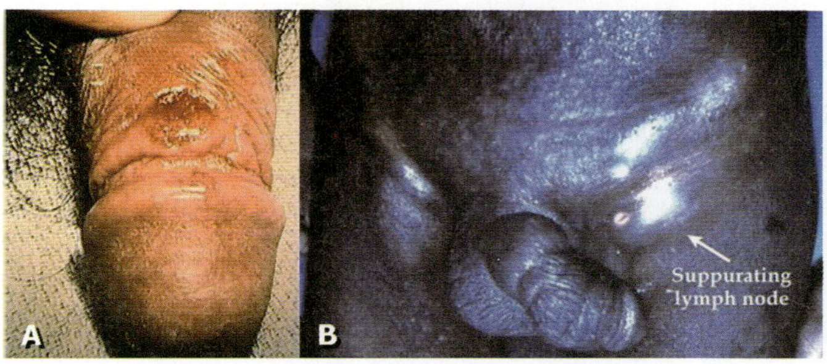

Figure 9-2 Primary syphilis.
(A) Chancre : 균이 침투한 부위에 발생하는 painless, clean, hard papule with erosion/ulcer. 여성은 질 안 쪽에 있는 경우 찾기 어렵다. 4~6주 뒤 사라진다.
(B) Regional lymphadenopathy

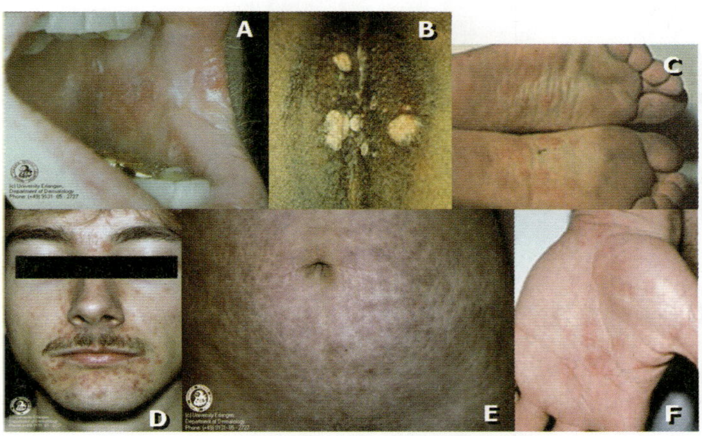

Figure 9-3
Secondary syphilis.
다양한 mucocutaneous lesions.
(B) Condyloma lata.

② **Bilateral symmetric, red/ pink, 5~10mm, nonpruritic macule, papule**
→ 괴사성 혈관염 발생 ... 주로 손, 발에서 잘 관찰됨

③ **Condyloma lata** (10%) : 따뜻하고 습기가 많은 부위에서 구진이 커져서 형성

④ Mucosal patch : mucosal erosion

(2) **무통성의 전신 림프절종대 (generalized lymphadenopathy)**

(3) 전신 증상 및 기타

① 인후통 (15~30%), 발열 (5~8%), 체중감소, 쇠약감, 두통, 식욕부진 등

② 급성뇌막염 (1~2%) : CSF 이상소견은 30% 이상에서 발견

③ 간염, 신증후군, 관절염 등

④ 눈침범 : 동공의 이상, 시신경염, 망막염, 포도막염

3. 잠복기 (latency)

(1) **진단**

① **매독균에 대한 혈청학적 검사 (+)**

② **CSF 검사 정상**

③ **임상 증상, 징후 (-)**

(2) **분류**

① **조기 잠복기 (early latency) : 감염 후 1년 이내**

② **후기 잠복기 (late latency) : 감염 후 1년 이상**

(3) 간헐적인 균혈증 → 잠복기 때도 태아 감염, 수혈 감염 가능

(4) 완치는 되지 않는다고 생각됨

4. 신경계 매독 (뇌매독, neurosyphilis)

※ 이전에는 신경계 매독을 3기 매독으로 간주하였으나 신경계 매독균은 감염 후 수주 ~수 개월 이내에 신경계 침범

(1) 무증상 신경계 매독

① 증상은 없으나 CSF 검사에서 단핵구 증가(mononuclear pleocytosis), protein↑, VDRL (+)

② 10년간 20% 정도에서 유증상 신경계 매독으로 진행

(2) 유증상 신경계 매독 : 증상별로 다음과 같이 분류한다.

① 뇌막형(meningeal) : 감염 1년 이내 (2차 매독을 전후하여) 발병, 두통, 구토, 경부 강직, 경련, 의식저하

② 뇌막혈관형(meningovascular) : 감염 5년~10년 후 발생, 두통, 불면, 현기증 등 전구증상 후에 뇌졸중(stroke syndrome) 발생

③ 뇌실질형(parenchymal)

- General paresis : 감염 20년 후, 전반적인 신경계 기능의 장애
- **Tabes dorsalis** : 감염 25~30년 후, 척수 posterior column의 탈수초성 병변, 걸음걸이 및 배뇨, 발기, 온도감각, 고유감각의 이상

5. 3기 매독

(1) **심혈관계 매독 (cardiovascular syphilis)**

① 병리 : vasa vasorum의 endarteritis obliterans

② 증상 : **대동맥염(aortitis)**, 대동맥판 역류, 관상동맥협착, 동맥류

③ 감염 후 10~40년 후 발생

(2) **고무종 (gumma, Figure 9-4)**

① 병리 : granulomatous inflammation of central necrosis, *T. pallidum*

② Solitary, indolent, painless nodule 또는 ulcer

③ 호발부위 : 피부, 골격계, 구강, 상기도, 후두, 간, 위

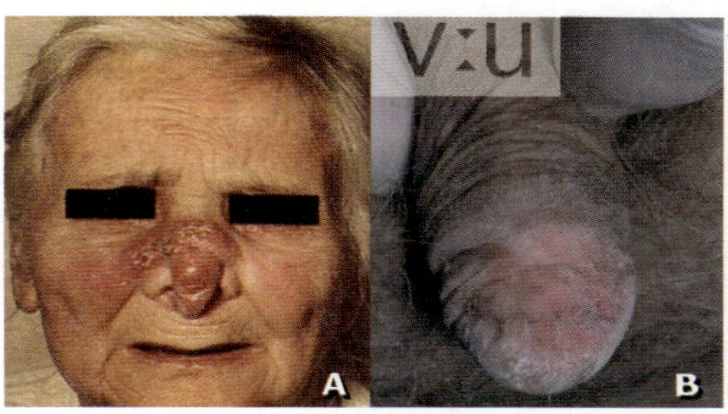

Figure 9-4 Gumma.

6. 선천성 매독 (congenital syphilis)

(1) 태아 감염률

① 산모감염이 조기 : 75~95%

② 산모감염이 2년 이상된 경우 : 35%

(2) 임신중 어느 시기에나 감염이 가능

(3) 16주가 되면 태아손상이 발생 (16주 이전에 치료하면 정상)

(4) 임상양상 (**Figure 9-5**)

① 사산, 신생아 사망, 조산

② 조기 (early) 선천성 매독 : 2세 이전, 2기 매독의 양상

③ 후기 (late) 선천성 매독 : 2세 이후, 3기 매독의 양상

④ 잔류 징표 (residual stigmata) : Hutchinson's teeth, frontal bossing, saddle nose

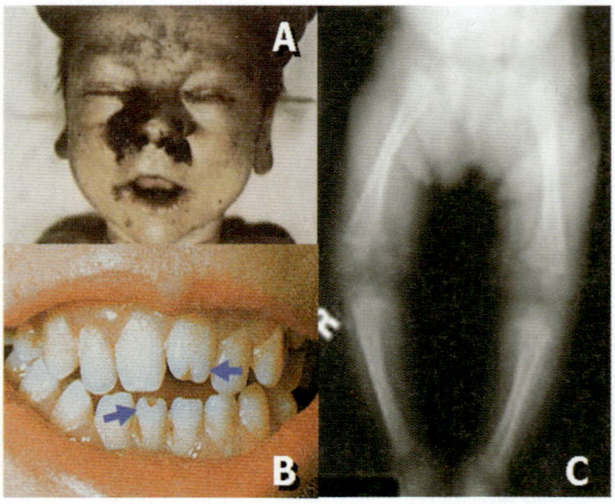

Figure 9-5 Congenital syphilis.
(A) Saddle nose (말안장 코)
(B) Hutchinson's teeth : 앞니가 홈이 나고 좁아져 있다.
(C) O-shape leg (군도 정강이)

감염학

C. 진단 (diagnosis)

1. 혈청학적 진단 (serology)

(1) 약어 정리

- RPR : Rapid Plasma Reagin
- VDRL : Venereal Disease Research Laboratory
- FTA-ABS : Fluorescent Treponemal Antibody ABSorbed
- TPHA : T. pallidum Particle HemAgglutination assay

(2) **Nontremponemal test**

① **RPR, VDRL** 등

② Cardiolipin-lecithin-cholesterol complex에 대한 IgM, IgG 측정

③ **선별검사(initial screening test)에 이용** ∵ sensitivity ↑

④ 치료시 역가 ↓ → 항체의 역가로 **치료 반응(treatment response)을 추적**

⑤ 노인, 자가면역질환 환자에서 false-positive가 있음

(3) **Treponemal test**

① **FTA-ABS, TPHA** 등

② *T. pallidum*에 대한 항체를 측정

③ Specificity ↑ : 선별검사에서 반응성으로 나온 경우 **확인 검사**

④ 평생 (+) → 치료 반응에 이용하지 못한다.

2. 미생물학적 진단 (microbiologic test)

(1) 실험실 배양이 어렵다.

(2) **Dark-field microscopic examination** (**Figure 9-6**) : 특징적인 피부병변에서 미생물을 관찰. 검사의 민감도가 낮은 것이 단점.

(3) Direct fluorescent antibody *T. pallidum* test : 고정된 슬라이드에서 특이항체로 검사

(4) 조직검사 : Silver stain, 면역형광 염색, 면역조직화학 염색

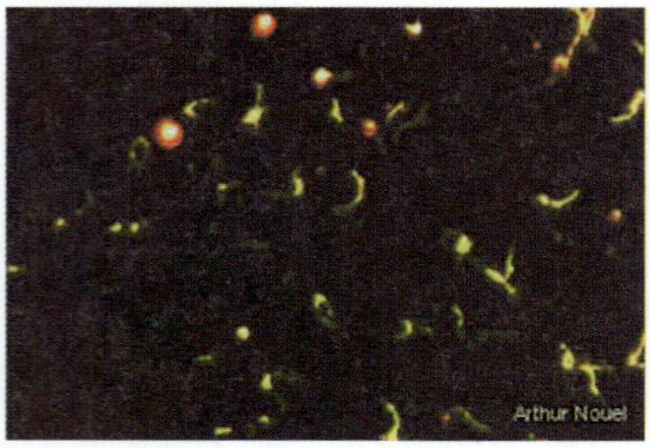

Figure 9-6 ***T. pallidum.***
Dark field microscopy.

3. 신경계 매독에서 뇌척수액 검사 (CSF exam)

(1) **적응증 (CDC 진료지침)**

① **Serology (+) + neurologic or ophthalmic signs/symptoms**

② **Late syphilis의 증거가 있는 경우**

③ **Treatment failure가 의심되는 경우**

④ **HIV (+) + 감염 1년이 지났거나 기간을 모르는 치료하지 않은 매독**

(2) **검사결과**

① **Pleocytosis** : WBC 〉 5/mm^3

② **Protein**↑ 〉45 mg/dL

③ **VDRL** reactivity : 민감도가 낮다(50% 미만).

※ FTA, TPHA는 blood-brain barrier(BBB)를 통과하므로 위양성의 가능성이 높다. VDRL은 BBB를 통과하지 못하므로 특이도가 높다.

4. HIV 감염자에서의 접근

(1) 매독이 동반되는 경우가 많으므로 검사해야 한다.

(2) 치료가 잘 되지 않음 : 조기에 신경계 침범, 치료 후 신경계 재발이 많음.

D. 치료 (treatment)

· Table 9-2 참조.

Table 9-2 Treatment of syphilis. (CDC 치료지침)

매독의 단계	Penicillin 과민 반응 (-)	Penicillin 과민 반응 (+)
1기, 2기, 조기 잠복기	PCN G benzathine (2.4mU IM 1회)	TC (500 mg PO qid) 이나 Doxy (100 mg PO bid) 2주간 복용
후기 잠복기, 기간 미상 잠복기, 심혈관계 매독, 고무종 (3기)	Lumbar puncture → CSF 정상 : PCN G benzathine 2.4 mU IM qw ×3주 CSF 이상 : 신경계 매독의 치료	Lumbar puncture → CSF 정상 + HIV (-) : TC 500 mg PO qid or Doxy 100 mg PO bid × 4주 CSF 정상 + HIV (+) : 약물순응도 낮으면 desensitization 후 PCN치료 CSF 이상 : 신경계 매독의 치료
신경계 매독	Aqueous PCN G 18~24 mU/d IV, 3~4 mU q4h 로 정주하거나 지속 정주) × 10~14일 *or* Aqueous PCN G procaine 2.4 mU/d IM + probenecid 500 mg qid 복용 × 10-14일	탈감작 후 PCN 치료
임신시 매독	임신의 단계에 따라 치료	탈감작 후 PCN 치료

PCN G : penicillin G benzathine, mU : million unit, TC : tetracycline, Doxy : doxycycline

※ 추적 조사

(1) 추적검사 항목 : Quantitative VDRL, RPR test

(2) 추적기간

① 1기 매독 : 12개월

② 2기 매독 : 24개월

③ 뇌매독 : 정상이 될 때까지

(3) 치료율 : 12개월 후 1차 매독 40~75%, 2차 매독 20~40%에서 음성전환

(4) 뇌척수액에 이상이 있던 경우는 뇌척수액 검사(WBC, protein, CSF-VDRL *or* CSF-RPR)를 6개월마다 시행하여 정상이 될 때까지 반복

성병 (sexually transmitted diseases, STD)

A. 서론 (introduction)

Table 9-3 STDs.

Bacteria	Virus	Others
주로 성 접촉에 의해 전파되는 질환		
Neisseria gonorrhoeae ***Chlamydia trachomatis*** ***Treponema pallidum*** ***Haemophilus ducreyi*** *Calymmatobacterium granulomatis* *Ureaplasma urealyticum*	**HIV (type 1, 2)** HTLV type I **HSV type 2** **HPV** Hepatitis B virus Molluscum contagiosum virus	***Trichomonas vaginalis*** ***Phthirus pubis***
성 접촉에 의해 전파된다고 보고되고 있으나 확실하지 않은 질환		
Mycoplasma hominis *Mycoplasma genitalium* ***Gardnerella vaginalis*** Group B *streptococcus* *Mobiluncus cinaedi* *Sporothrix fennelliae*	CMV HTLV type II (?) Hepatitis C, D virus HSV type 1 (?) EBV KSV (HHV-8) Transfusion-transmitted virus	***Candida albicans*** *Sarcoptes scabiei*
Oral-fecal exposure를 동반하는 성 접촉에 의해 전파되는 질환; 동성애자에서 중요성 감소		
Shigella spp. *Campylobacter spp.*	Hepatitis A virus	***Giardia lamblia*** *Entamoeba histolytica*

1. 우리나라 '법'에서 말하고 있는 성병 7가지

(1) **매독 (syphilis) ← *Treponema pallidum***

(2) **임질 (gonorrhea) ← *Neisseria gonorrhoeae***

(3) **비임균성 요도염 (non-gonococcal urethritis)**

(4) **클라미디아 감염증 ← *Chlamydia trachomatis***

(5) **연성하감 (chancroid) ← *Haemophilus ducreyi***

(6) **성기단순포진 (genital herpes) ← HSV type 2**

(7) **첨규 콘딜롬 (condyloma acuminata) ← HPV**

B. 매독 (syphilis)

→ 앞의 내용 참조

C. 임질 (gonorrhea)

· **원인균 : *N. gonorrhoeae***

1. 역학 (epidemiology)

(1) 성병진단을 위해 의료기관에 내원하는 환자의 18~25% (1999년)

(2) M 〉 F

(3) 전세계적으로 연간 6,200만명이 감염되는 것으로 추정

(4) *Chlamydia*와 동시 감염이 많다.

2. 임상양상 (clinical manifestations)

(1) **남자**

① **Acute urethritis (m/c)**

· 잠복기 : 2~7일

· 화농성 요도 분비물 (**Figure 9-7**), 배뇨통, 요도입구 발적 … 증상 심한 편

② 부고환염 (epididymitis)

· 한쪽 고환 통증/압통, swelling, 발열

(2) 여자

① 자궁경부염 (cervicitis) ± 요도염

· 잠복기 : 〈10일

· 화농성 분비물 경부 입구(cervical os)에서 관찰되기도

· Ascending infection (~20%) : 자궁내막염(acute endometritis), 나팔관염(acute salpingitis), PID(pelvic inflammatory disease) ... 하복부 복통/압통, cervical motion tenderness, adnexa mass, 발열 등이 나타난다.

② 질염 (vaginitis) : 점막 염증과 압통

3. 진단 (diagnosis)

(1) **요도분비물에서 Gram (-) diplococci 관찰 (Figure 9-7)**

(2) **Culture : Thayer-Martin 배지**

(3) **PCR**

(4) Ag

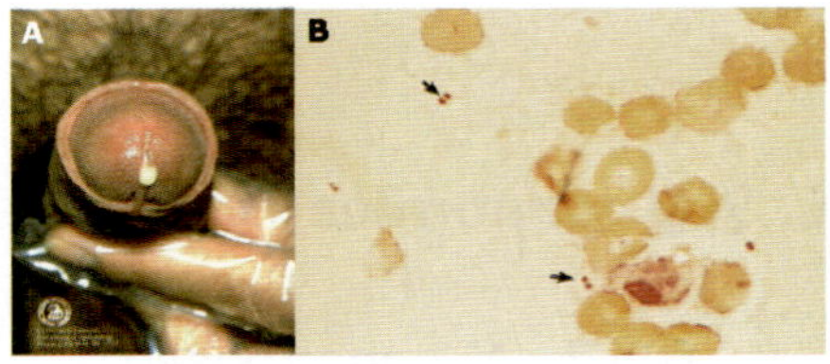

Figure 9-7 Gonorrhea.
(A) Purulent urethral discharge.
(B) G(-) diplococci (화살표)

4. 치료 (treatment)

(1) **3rd-generation cephalosporin**

(2) **Fluoroquinolone(FQ)은 최근 항생제 내성 증가 (QRNG, quinolone-resistant *N. gonorrhoeae*) : 우리나라 〉 85%**

(3) Chlamydia 동시감염을 배제할 수 없을 경우 → + azithromycin 또는 doxycycline

(4) 성 파트너도 검사하여 치료한다.

D. 클라미디아 감염증

· **원인균 : *Chlamydia trachomatis***

1. 역학 (epidemiology)

(1) 우리나라에서는 임질 다음으로 가장 흔한 성병. 최근 들어서는 임질보다 더 많이 보고됨.

(2) M 〈 F

(3) 전세계적으로 해마다 8,900만명 감염되는 것으로 추정

2. 임상양상 (clinical manifestations)

(1) **Acute urethritis** : 'non-gonococcal' *or* 'post-gonococcal'

(2) **Epididymitis**

① 〈35세 부고환염의 ~70% (나머지는 *N. gonorrhoeae*)

② 고환 염전(testicular torsion) 반드시 배제해야

(3) **Reiter's syndrome**

① **결막염 (conjunctivitis)**

② **요도염/ 자궁경부염**

③ **관절염**

④ **특징적인 점막-피부 병변**

(4) **자궁경부염 (MPC, mucopurulent cervicitis) : 무증상 많아**

(5) PID (pelvic inflammatory disease)

(6) LGV (lymphogranuloma venereum)

3. 진단 (diagnosis)

(1) Culture

(2) PCR

(3) Ag

4. 치료 (treatment)

(1) **Azithromycin** 1 g PO ×1 *or* **Doxycycline** 100 mg PO bid ×7days

(2) 성파트너도 검사하여 치료한다.

E. 연성하감 (chancroid)

(1) **원인균 : *Haemophilus ducreyi***

(2) 역학 (epidemiology)

· 거의 보고되고 있지 않음 ∵ 균 검출이 어려워 진단율 낮다.

(3) 임상양상 (clinical manifestations, Figure 9-8) : 통증을 동반하고 바닥이 지저분한 궤양. 주변 서혜부 림프절 종창 및 농 형성

(4) 진단 (diagnosis) : culture

(4) 치료 (treatment)

① 3rd generation cephalosporin, azithromycin, ciprofloxacin, erythromycin

② 성파트너도 검사해서 치료해야

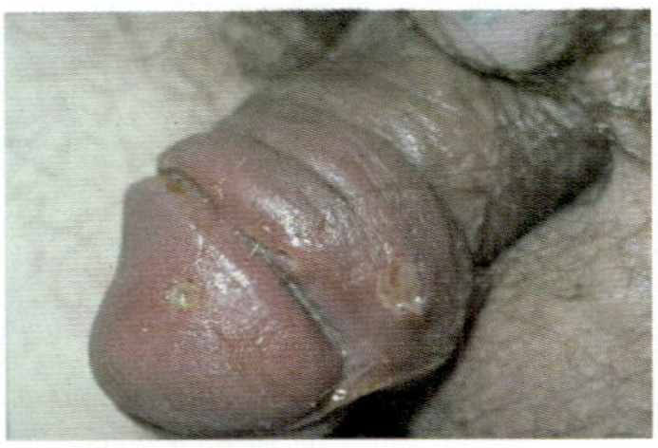

Figure 9-8 Chancroid.
Syphilis의 '경성하감(chancre)'와 달리 soft, painful, dirty하다.

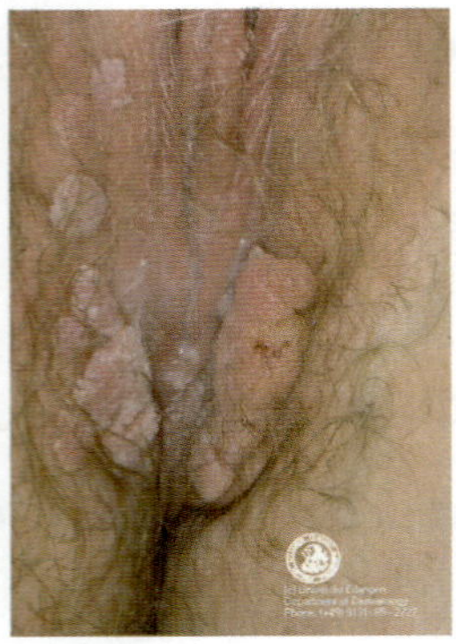

Figure 9-9
Condyloma acuminatum.

F. 성기 단순 포진 (genital herpes) → 감염학 Chapter 13 참조

G. 첨규콘딜롬 (condyloma acuminatum)

· HPV (human papilloma virus) → 사마귀양 병변 (Figure 9-9)

· 치료 : 외과적 절제

H. Vulvovaginal / cervical infections in women

1. 가임기 여성의 'dysuria' 감별진단

Table 9-4 Differential diagnosis for dysuria in young women.

	Acute urethritis	Acute vulvovaginitis	Acute cystitis
Dysuria	"Internal"	"External"	+
Frequency, Urgency	-	-	+
Other sx./signs		'unsolicited' vaginal discharge Dyspareunia	Suprapubic tenderness
Pyuria	+	rare	+
Uropathogens	〈 10^5/mL	〈 10^5/mL	≥ 10^5/mL
Hematuria	rare	rare	sometimes
Etiologies	*N. gonorrhoeae* *C. trachomatis*	*Candida albicans* *Trichomonas vaginalis* *Gardnerella vaginalis*	*E. coli* *K. pneumoniae* *S. saprophyticus*

2. Vulvovaginal infections

Table 9-5 Vulvovaginal infections.

	Normal	Vulvovaginal candidiasis	Trichomonas vaginitis	Bacterial vaginosis
Symptoms	-	Vulvar itching, irritation	**Profuse** purulent discharge, vulvar itching	Malodorous, sl., increased discharge
Discharge				
Amount	Scant	Scant	**Often profuse**	Moderate
Color	Clear/white	White	White or yellow	White or gray
Consistency	Nonhomogeneous, floccular	Clumped, adherent plaque	Homogeneous	Homogeneous, low viscosity, uniformly coats vaginal walls
Inflammation	-	Erythema, introitus, Vulvar dermatitis	Erythema, Colpitis macularis	
pH of fluid	**≤ 4.5**	≤ 4.5	**≥ 5.0**	> 4.5
Amine odor with 10% KOH (Whiff test)	-	-	+/-	+
Microscopy	**Normal epi. Lactobacilli(++)**	WBCs, **mycelia/ pseudomycelia**	WBCs, **motile *Trichomonas***	WBCs ↓, **Clue cells, Lactobacilli ↓, Mixed flora**
Treatment				
Patients		Azole cream, Fluconazole PO	Metronidazole	Metronidazole, Clindamycin
Sexual partners		If candidal dermatitis of penis(+), topical tx.	**Metronidazole**	if STD(-), no tx.

10

Rickettsia and Mycoplasma

리켓치아, 마이코플라즈마

Rickettsial diseases

A. 미생물학

1. 특징

(1) 그람음성의 coccobacilli

(2) 진핵세포(eukaryote)내에서만 생존 (obligate intracellular bacteria)

(3) 주로 혈관내피세포에서 기생하여 혈관염(vasculitis)이 주된 병리소견

(4) 포유류를 숙주로 하는 인수공통전염병으로 매개동물[곤충](vector)에 의해 전파

2. 임상적 감염증의 구분

(1) 진드기(tick, mite), 이(louse), 벼룩(flea)에 의한 spotted fever (typhus group rickettsial disease)

(2) 진드기유충(chigger)에 의한 scrub typhus

(3) Tick-borne ehrlichiosis & anaplasmosis

(4) Neorickettsiosis

(5) Q fever

Table 10-1 대표적인 리케치아 질환.

질환명	병원체	매개동물	분포지역	잠복기	유병기간
Epidemic typhus	*R. prowazekii*	*Pediculus humanus corporis*	Worldwide	7~14일	10~18일
Brill-Zinsser disease[a]	*R. prowazekii*		Worldwide	Years	7~11일
Murine typhus	*R. typhi*	*Xenopsylla cheopis*	Worldwide	8~16일	8~16일
Scrub typhus[b]	*Orientia tsutsugamushi*	*Leptotrombidium deliense*	Asia, Australia, Pacific Islands	9~18일	6~21일

[a] Brill-Zinsser disease represents a recrudescence of latent epidemic typhus. [b]Eschar(+).

B. 대표적인 리케치아 질환

(1) Table 10-1 참조.

(2) 우리나라에는 현재 scrub typhus가 매우 흔하고, 최근 *Rickettsia japonica*에 의한 질환이 보고

C. 쯔쯔가무시 병 (scrub typhus)

1. 병원체 : *Orientia tsutsugamushi*

(1) 리케치아와 유사하지만 세포벽의 구성성분이 다르고 유전학적으로 상이하여 다른 속으로 분류

(2) 세포 내에서만 기생

2. 역학 (Figure 10-1)

(1) 우리나라 전국각지에 분포. **가장 흔한 가을철 발열성 질환**(매년 2000명 이상 환자 발생)

(2) 매개곤충은 Leptotrombidium의 유충(chigger) ← transovarian transmission

(3) 농부, 군인, 야외활동이 많은 사람에서 9~11월에 많이 발생

(4) 잠복기 : 6~21일(대개 8~10일)

3. 임상양상

(1) 임상양상이 경한 것부터 치명적인 경우까지 다양 (거의 모든 증상이 나타남)

(2) 가장 심한 경우 뇌염, 간질성 폐렴

(3) 증상 : 발열, 두통, 발진(40%), 근육통, 기침, 위장관증상

(4) 징후 : eschar(진드기유충이 문 자리에 생김, Figure 10-2), 국소 림프절 종대, 발진

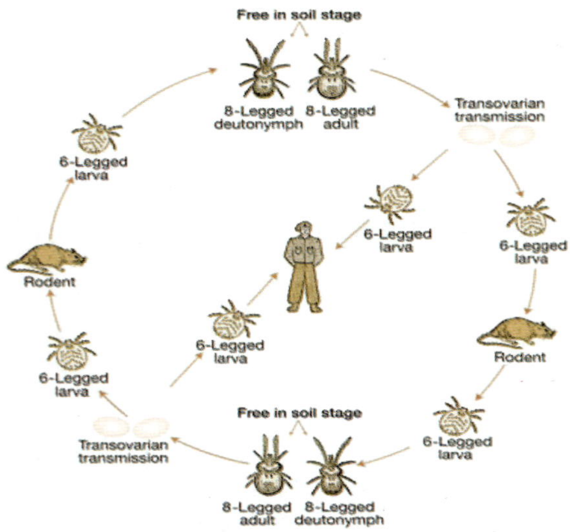

Figure 10-1 Scrub typhus의 역학(진드기 유충의 생활사).

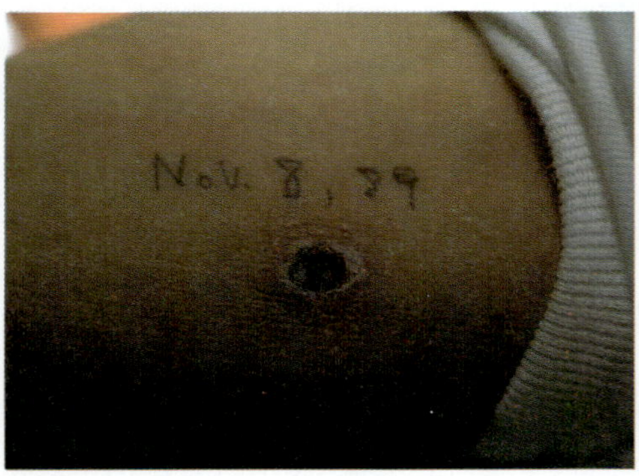

Figure 10-2 진드기 유충에게 물린 자리에 발생하는 eschar(괴사딱지).

4. 진단

(1) 임상양상 : eschar를 발견하면 쉽게 진단

(2) 면역형광염색 (IFA)에서 항체의 증가

(3) **가을철 발열성 질환의 감별 : leptospirosis, 신증후성 출혈열 (HFRS)**

5. 치료

· Tetracycline, doxycycline, chloramphenicol

Mycoplasma → 호흡기학 Chapter 9 참조

A. 미생물학

(1) 세포벽이 없음 : 세포벽을 표적으로 하는 항생제에 저항성

(2) 동물의 호흡기 및 비뇨생식기의 점막에서 집락화

(3) 병원균과 질환

① ***M. pneumoniae*** : 호흡기 감염

② *M. genitalium, Ureaplasma urealyticum* : urethritis, genital infection

③ *M. hominis, U. urealyticum* : bacterial vaginosis

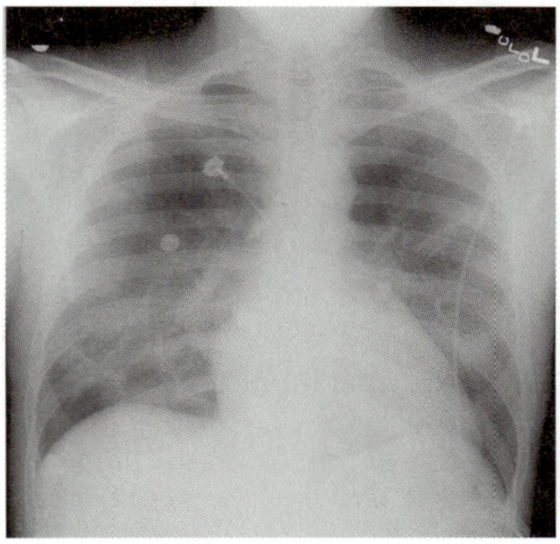

Figure 10-3
Mycoplasma pneumonia의 흉부방사선 사진.
양쪽 폐야의 middle-lower lung field의 간질성 침윤이 관찰된다.

B. *Mycoplasma pneumoniae*

1. 역학

(1) 모든 연령층에 호흡기감염을 일으키나 5세~20세 사이에서 가장 잘 발생

(2) Aerosol을 흡입하여 감염

(3) 잠복기 : 2~3주

2. 임상양상

(1) 발열과 전신증상, 두통, 기침이 먼저 발생

(2) 인두발적

(3) 호흡기외 증상 (extrapulmonary symptoms) : 매우 다양함

① Erythema multiforme, exanthema, erythema nodosum, urticaria

② Myocarditis, pericarditis

③ Encephalitis, cerebellar ataxia, Guillain-Barre syndrome

④ Arthralgia

⑤ Hemolytic anemia, coagulopathy

3. 진단

(1) 흉부방사선 : diffuse reticulonodular, interstitial infiltrate (**Figure 10-3**)

(2) **Cold agglutinin** : 비특이적 (감염 첫 주에 양성)

(3) **Anti-mycoplasma antibody** (2~4주 후 양성)

4. 치료

(1) 상기도 감염은 항생제 필요 없음

(2) 폐렴은 지역사회폐렴에 대한 치료

· **Erythromycin, clarithromycin, azithromycin**, levofloxacin 등이 효과적

Chlamydia → 호흡기학 Chapter 9 참조

A. 미생물학

(1) 세포내에 기생 (obligate intracellular bacteria)

(2) 생식사이클

① Extracellular elementary body : 감염 일으키는 형태로 숙주세포에 부착하여 세포내로 들어감

② Intracellular reticulate body : elementary body가 변하여 형성되며, 분열하여 증식하면 세포내 inclusion body를 형성 → 파괴되고 elementary body를 방출

(3) 병원균과 질환 : 3가지 종이 병을 일으킴

① *C. Trachomatis*

· Genital infection

· Chronic conjunctivitis

② *C. pneumoniae* : 소아와 청년에서 상기도 감염, 폐렴

③ *C. psittaci* : 앵무새병(psittacosis) → 폐렴과 전신증상

B. *C. trachomatis*

(1) 생식기 감염 (STD) → 감염학 Chapter 9 참조

① 임상양상

· 대개 증상이 경하고 무증상인 경우도 많음

· 균주에 따라 lymphogranuloma venereum(serovar L1, L2, L3), urethritis, proctitis, epididymitis, cervicitis, salpingitis등을 일으킴

② 치료

· Doxycycline, azithromycin

· 성상대자 함께 치료

(2) 결막염 : serovar A, Ba, Bb, C

① 결막에 작은 lymphoid follicle 이 존재

② 각막을 침범하고 결막의 scarring으로 각막을 손상하여 실명에 이르기도 함

③ 치료 : tetracycline이나 erythromycin (ointment, oral)

11

Protozoa

원생동물

아메바증 (amebiasis)

A. 병원균

(1) ***Entamoeba histolytica***

(2) 습기가 있는 환경에서 수주간 생존가능

(3) 물, 음식, 손 등을 통해 cyst를 섭취하여 감염
→ 소장에서 trophozoite가 나와서 대장에 정착
→ 대장점막 침범(colitis), 혈액침범(abscess of liver, lung, brain)

(4) 90%는 무증상 감염(commensals), 10%에서 임상증상 발현

B. 임상양상

1. 장관아메바증 (intestinal amebiasis)

(1) Asymptomatic cyst passage : 가장 흔하다

(2) Amebic colitis : 섭취한 후 2~6주후에 증상, 하복부통증, 경도의 설사, 권태감, 체중감소, 혈변이나 점액변 (dysentery), 플라스크 모양의 궤양형성("flask-shaped ulcer")

(3) Ameboma : 염증반응, granulation tissue 종괴 형성 → 무증상 또는 통증이 있는 종괴로 발현

2. 아메바간농양 (amebic liver abscess)

→ 소화기학 Chapter 21 참조

(1) 대개 노출된 후 5개월 이내에 발현

(2) 급성(젊은 사람) : 발열, 우상복부통증(둔하거나 흉막성 통증, 어깨로 방사) 및 점압통(point tenderness), 흉막삼출(우측), 설사(1/3미만에서 동반)

(3) 아급성 (토착지에 사는 노인) : 6개월 이상 증상, 체중 감소, 간종대(hepatomegaly)

(4) 발열만 있는 경우(FUO)도 10%임

(5) 우리나라에서는 최근 급격히 감소하였으나 HIV 감염 환자에서 종종 발병함.

3. 기타 장관외 질환 (other extraintestinal manifestations)

(1) 흉막-폐 합병증(pleuropulmonary complication) : 무균성 흉막삼출, 간에서의 감염 전파, 간농양이 흉막강으로 파열, hepatobronchial fistula

(2) 복강내로 파열

(3) 심막(pericardium)으로 파열 : 간좌엽에서부터 파열

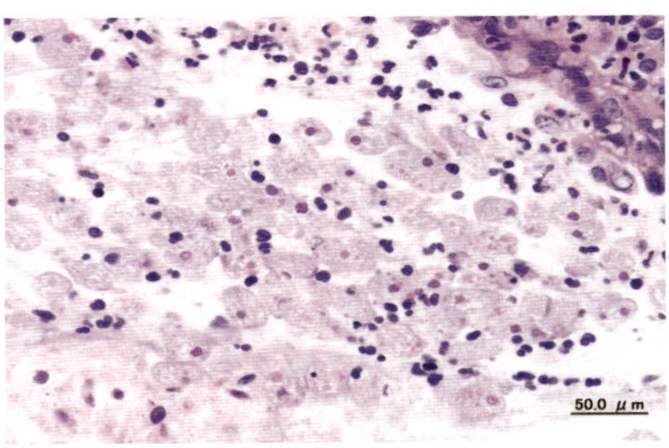

Figure 11-1 대장조직검사 표본.
조직에 많은 호중구와 RBC를 탐식한 아메바의 trophozoite들이 관찰됨.

C. 진단

(1) **Stool examination** : 가장 정확한 진단은 RBC를 탐식한 아메바의 trophozoite를 관찰하는 것

(2) **Biopsy**(Figure 11-1) : sigmoidoscopy를 이용하여 **궤양의 가장자리**에서 생검, 염증이 심한 경우는 천공의 위험성이 높으므로 시행이 어려움

(3) **Serology** : ELISA, gel diffusion assay 등이 있으며, 감염 6~12개월 후 음성전환

(4) **영상검사** : 간농양의 경우 초음파, CT, MRI 등이 유용, 치료 중 크기가 증가하는 경우도 있고, 10%에서 치료후에도 1년이상 이상소견 지속

(5) **감별진단**

① Intestinal amebiasis : 세균성설사, 염증성장질환(스테로이드를 쓰는 경우 잘 발생하므로 염증성장질환자에서 증상이 악화되면 감별)

② Liver abscess : 간에 농양이 의심되면 pyogenic abscess와 감별이 중요, pyogenic abscess는 노인에서 많고 장질환이나 최근 수술받은 병력이 있는 경우가 많음

D. 치료 (treatment)

(1) **Intestinal disease** : luminal agent (iodoquinol, paromomycin) + metronidazole (cyst를 제거하지 못하므로 luminal agent가 필요)

(2) **Amebic liver abscess**

① **Metronidazole**

② **Aspiration의 적응증**

- 다발성 농양에서 세균성 간농양(pyogenic liver abscess)를 감별하기 위해
- 3~5일이 지나도 치료에 반응이 없을 때, 파열의 위험성이 높을 때
- 좌엽에 있어서 심막으로 파열가능성이 있을 때

말라리아 (malaria)

A. 병원체 : Plasmodium

Table 11-1 Characteristics of Plasmodium Species[a].

Characteristic	*P. falciparum* (열대열)	*P. vivax* (삼일열)	*P. ovale* (난형열)	*P. malariae* (사일열)
Intrahepatic phase	5.5 days	8 days	9 days	15 days
RBC cycle	48 hours	48 hours	50 hours	72 hours
RBC preference	Younger cells (but can invade cells of all ages)	Reticulocytes	Reticulocytes	Older cells
Morphology	Usually only ring formsa; banana-shaped gametocytes	Irregularly shaped large rings and trophozoites; enlarged RBC; Schuffner's dots	Enlarged and oval RBC; Schuffner's dots	Band or rectangular forms of trophozoites common
Relapses	No	Yes	Yes	No

[a] Parasitemia sometimes exceeds 2% with multiple infections of a single erythrocyte.

※ Life-cycle : Figure 11-2 참조.

B. 역학 (epidemiology)

(1) 중요한 결정인자 (*Anopheles* mosquito가 가장 중요)

① Density of vector

② Number of human bite

③ Longevity of vector

(2) 풍토지역 : 안정된 전파가 지속적으로 소아부터 감염되어 성인기에는 감염되어도 무증상인 경우가 많음

(3) 우리나라에는 *P. vivax*가 토착화되어 있음

(4) Chloroquine-resistant malaria : 예방 및 치료에 중요(Figure 11-3), 현재 주로 *P. falciparum*에서 chloroquine resistance가 있음

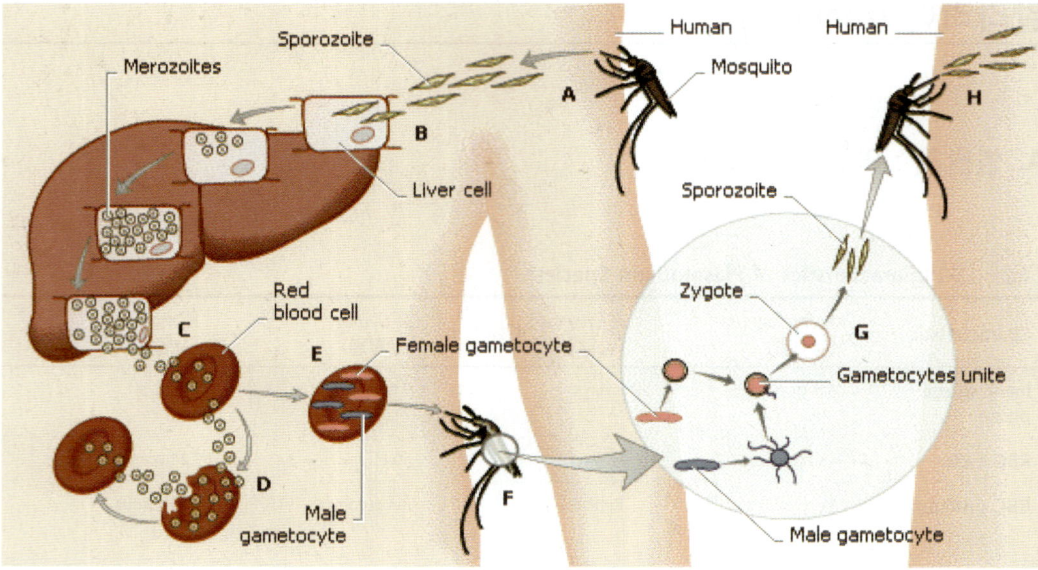

Figure 11-2 Lifecycle of malaria.
Anopheles 종 모기가 물면 sporozoite가 인체내로 감염이 됨. 전파된 sporozoite는 간세포로 들어와 schizont가 된다. 감염된 간세포는 파열이 되며 10,000~30,000개의 merozoite가 순환하고 있는 적혈구로 침투한다. 무성생식이 48~72 시간 주기로 발생하며 이때 발열, 오한, 발한 및 기타 다른 증상이 나타난다. 일부 P.vivax 및 P.ovale는 간세포에서 hypnozoite의 형태로 잠복할 수 있다. 이 hypnozoite는 수개월-수년 후 말라리아 재발을 일으킬 수 있다. Hypnozoite는 chloroquine의 표준적인 치료로는 박멸이 안되며 **primaquine**으로 치료해야 한다.

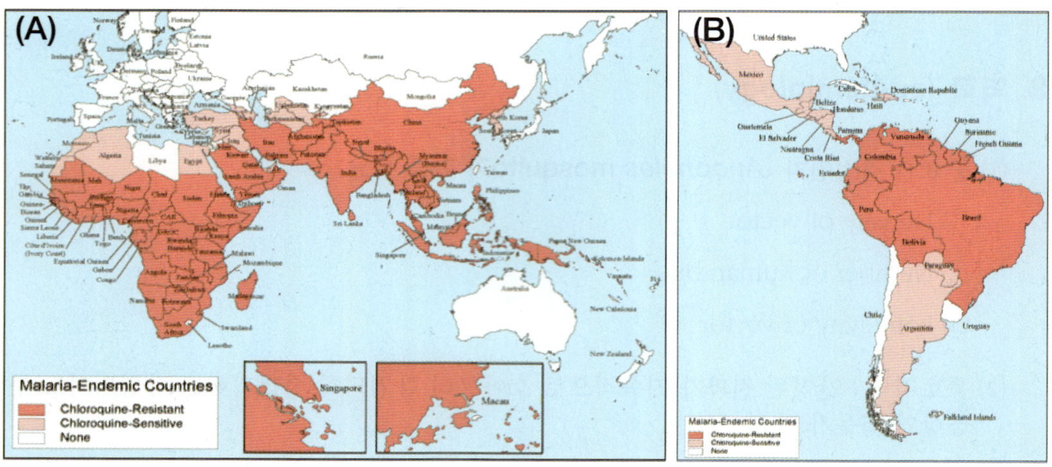

Figure 11-3 말라리아의 전세계적 분포도.
(A) 유럽, 러시아 및 오세아니아를 제외한 전지역은 말라리아 발생지역이다. 특히 동남아시아, 사하라 사막 이하의 아프리카 지역은 chloroquine에 내성인 말라리아 발생지역이다. 따라서 이 지역으로 여행할 경우에는 mefloquine의 처방이 필요하다. (B) 중남미 지역의 경우 아마존강 유역의 브라질, 콜롬비아, 베네주엘라 등은 chloroquine 내성 말라리아 발생지역이다. 그 외 멕시코, 아르헨티나 등은 chloroquine 감수성 말라리아 발생지역이다. .

C. 임상양상 (clinical manifestations)

(1) 발열 : 전통적으로 규칙적인 발열 (**Table 11-1**의 RBC cycle 참조)

① Tertian (삼일열, 난형열) : 이틀에 한번씩 발열

② Quartan (사일열) : 사흘에 한번씩 발열

③ Falciparum malaria는 지속적인 발열이 있음

(2) 초기에 두통, 피로감, 복부불편감, 근육통 등이 먼저 나타나고 발열이 뒤따름

(3) 빈혈, 비장종대, 경도의 간종대 : 토착화 지역에서 반복적 감염에 의해 나타남

(4) 발진은 나타나지 않음

(5) 심한 열대열 말라리아 (severe falciparum malaria)

① Cerebral malaria : coma 등 의식저하, 경련

② Hypoglycemia, lactic acidosis

③ Noncardiogenic pulmonary edema

④ Renal impairment : acute tubular necrosis

⑤ Bleeding, DIC

⑥ Hypotension/shock

⑦ Jaundice

(4) 만성합병증

① Tropical splenomegaly

② Quartan malarial nephropathy : 면역복합체에 의해 생성

③ Epstein-Barr virus infection → Burkitt's lymphoma

D. 진단 (diagnosis)

(1) 말초혈액도말에서 균체(asexual form)를 증명, 한번에 관찰되지 않는 경우 가능 → 반복 검사

(2) Thin smear : 적혈구를 고정시키고 염색하여 자세한 균체를 관찰

(3) Thick smear : 고정시키지 않고 염색중에 적혈구가 용혈됨. 균체가 농축되고 검출율이 향상

(4) 기타 검사실 검사 : Anemia / ESR, CRP상승 / Thrombocytopenia / PT, aPTT 연장

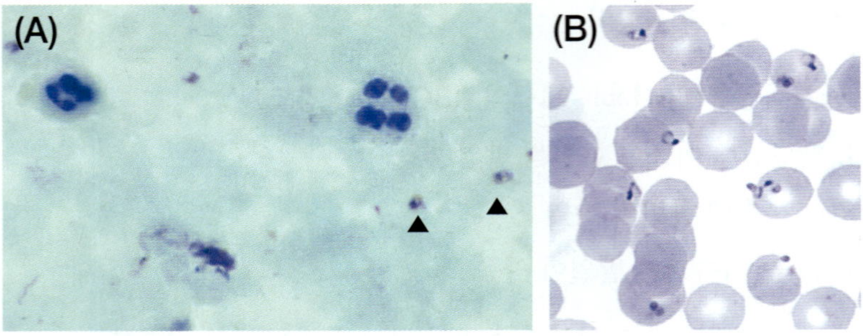

Figure 11-4 *P. falciparum*의 thick smear(A)와 thin smear(B).
Thick smear에서는 적혈구가 용혈되고 백혈구만 관찰되며, 많은 ring form의 trophozoite가 보인다(▲). Thin smear에서는 가운데에 특징적인 바나나모양의 gametocyte를 관찰할 수 있다.

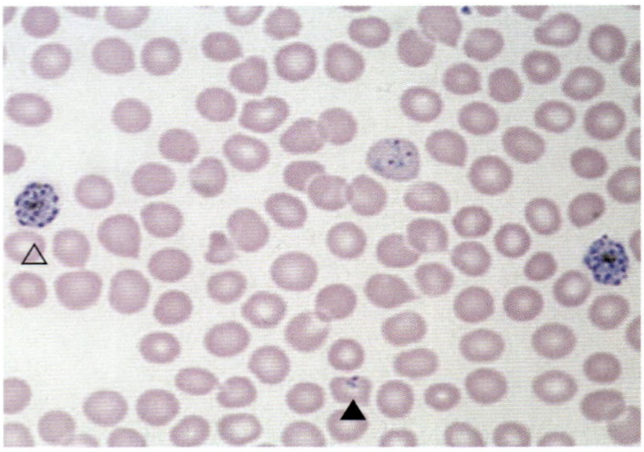

Figure 11-5 *P. vivax*의 thin smear.
Ring form(▲)이 여러 개 관찰되며, 좌측가운데에 schizont(분열체, △)도 관찰된다.

E. 치료 (treatment)

(1) 열대열말라리아 : 치료하지 않으면 사망률이 10% 이상, 치료해도 0.4%~4%

(2) Chloroquine-sensitive malaria

① Chloroquine 총량 25 mg(base)/kg을 3일간 나누어 투여
: 처음 10 mg/kg → 6시간후 5 mg/kg→ 1일 후 5 mg/kg→1일 후 5 mg/kg

② Quinine 20 mg(base)/kg을 정주 후 8시간마다 10 mg(base)/kg를 투여

③ 기타 약제 : quinidine, artemether, mefloquine

(3) Chloroquine-resistant malaria

① Quinine 30 mg/kg/day #3, 3~7일간 + doxycycline 4 mg/kg/day #2 (최대 하루 200 mg) 또는 tetracycline 20 mg/kg #4 (최대 하루 250 mg) 7일간 투여

② Primaquine : 삼일열말라리아와 난형열말라리아에서 간내 충체를 박멸하기 위해 사용

F. 예방적 화학요법

※ 감염학 Chapter 3 참조.

(1) Chloroquine-sensitive malaria : chloroquine 300 mg(base) 주 1회 (유행지역에 가기 1~2주일전부터 시작하여 유행지역을 떠난 후 4~6주간까지)

(2) Chloroquine-resistant malaria

① Mefloquine (Lariam™) 250 mg 주 1회 (가기 1~2주일 전부터 여행에서 돌아온 후 4주까지)

② Doxycycline 100 mg 매일 (가기 1~2일 전부터 여행에서 돌아온 후 4주까지)

12

Fungal Infections

진균 감염증

캔디다증 (candidiasis)

A. 원인균 및 역학 (etiology and epidemiology)

(1) 인간에 병원성을 가진 것 : *Candida albicans, C. dublinensis, C. tropicalis, C. parapsilosis, C. guilliermondii, C glabrata, C. krusei*

(2) 모두가 치명적인 septic shock을 일으킬 수 있음

(3) Commensals of human : 구강, 대장, 질 등에 존재

(4) 미국에서 4~5번째로 흔한 혈액의 병원감염균

B. 병인론 (pathogenesis)

(1) Colonization의 증가 : broad-spectrum antibiotics 등

(2) 침입경로 : **점막이나 피부의 방어장벽이 깨어지면 심부조직으로 침입**

eg, perforation, trauma, surgery, intravascular catheter. 항암치료에 의한 점막 손상

(3) 체내에서의 전파 : 정상적인 방어능력이 없는 경우 혈행성으로 전신으로 전파

eg, neonate, neutropenia, glucocorticoid therapy

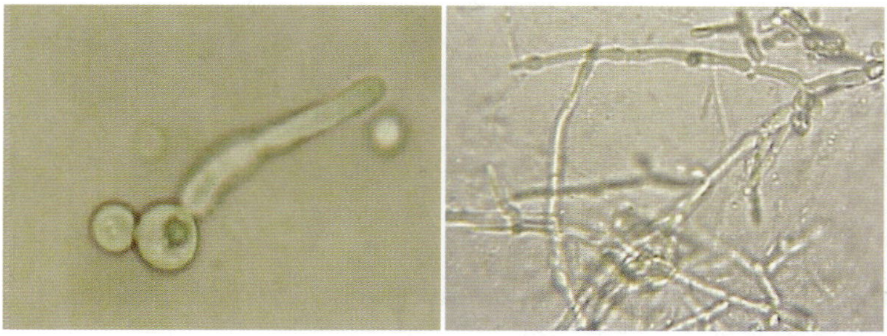

Figure 12-1 Candida. (Left) *Candida albicans*의 germ tube formation. *C. albicans*는 혈청에서 수시간 배양할 경우 germ tube formation을 한다. (Right) Septum이 없는 pseudohyphae.

C. 임상양상 (clinical manifestations)

1. Mucocutaneous candidiasis

(1) 아구창 (oral thrush) : 구강이나 인후에 흰색의 경계가 뚜렷한 여러 개의 plaque, 통증은 없음 → HIV 감염증에서 매우 흔하다.

(2) Cutaneous candidiasis : 주로 손발톱, 회음부주위 등에 발생

(3) Vulvovaginal candidiasis : 가려움, 분비물증가, 성교통

(4) Esophageal candidiasis : 무증상 또는 연하곤란, 통증

2. Invasive candidiasis

(1) Candidemia

① 면역이 정상인 사람에서 카테터에 의해 발생한 경우에도 여러 곳에 전이병소를 만들수 있음

② Retina의 침범이 10%나 되므로 전신적인 항진균요법이 필요

(2) Hepatosplenic candidiasis (=chronic disseminated candidiasis)

① 급성백혈병의 치료 후 백혈구감소증에서 회복하는 도중 발생

② 발열, alkaline phosphatase 상승, liver, spleen, kidney에 multiple small abscess

(3) 기타 (주로 혈행성으로 전파) : pneumonia, endocarditis, endophthalmitis, folliculitis, arthritis, brain abscess, meningitis

D. 진단 (diagnosis)

(1) Wet smear : demonstration of pseudohyphae

(2) Culture

① Commensals

- Urine, sputum, existing abdominal drain, endotracheal aspirate, vagina 등에서 배양되는 것은 별의미가 없음
- 다양한 검체에서 반복적으로 배양되면 invasive candidiasis의 위험요인

② CSF, blood, joint aspirate, surgical specimen에서 배양되면 진단적

(3) Biopsy

E. 치료 (treatment)

(1) 치료 : Table 12-1 참조.

(2) 주의점

① catheter, prosthesis등의 외부 물질은 제거

② 농(pus)은 경피적 또는 수술적 배농이 필요

(3) 예방요법 : 골수이식환자에서 fluconazole 400 mg/d로 예방용법

Table 12-1 Candidiasis의 치료.

Type of disease	Treatment
Mucocutaneous	
Cutaneous	Topical azole or nystatin
Vulvovaginal	Azole or nystatin suppository, oral fluconazole (150 mg/d)
Oropharyngeal	Oral fluconazole (100 mg/d), itraconazole solution 200 mg/d), nystatin suspension*
Esophageal	Oral fluconazole (100~200 mg/d), itraconazole solution 200 mg/d)*
Invasive	
Nonneutropenic	Fluconazole iv (400 mg/d), amphotericin B (0.5 mg/kg/d), caspofungin (70 mg 1회 → 50 mg/d)
Neutropenic	Amphotericin (0.5 mg/kg/d)

*Azole에 반응하지 않는 경우 caspofungin (50 mg/d), amphotericin (0.3~0.5 mg/kg/d)

Cryptococcosis

A. 원인균 및 역학 (etiology and epidemiology)

(1) *Cryptococcus neoformans*

① Large polysaccharide capsule을 가지고 있음

② Capsule serotype에 따라서 A,B,C,D의 4종으로 구분

③ 짝짓기하지 않고 배양할 경우 2가지로 구분

- *C. neoformans* var. *neoformans* (serotype A, D)
- *C. neoformans* var. *gattii* (serotype B, C)

(2) 비둘기류의 분비물에 존재 (A, D type)

(3) Predisposing factors : AIDS, glucocorticoid, immunosuppression, solid organ transplantation, lymphoma, sarcoidosis

B. 병인론 (pathogenesis)

(1) 침입경로

① 폐 및 전신감염 (대부분) : inhalation

② 피부감염 : inoculation (minor trauma)

(2) 체내에서의 전파

① 폐감염증은 무증상인 상태로 저절로 호전되는 경향

② 무증상의 혈행성 전파로 뇌에 잘 전파

(3) 임상양상 및 치료 등이 **HIV/AIDS 여부에 따라 달라지므로 임상적으로는 AIDS-associated cryptococcosis와 cryptococcosis in non-HIV infected person으로 구분**한다.

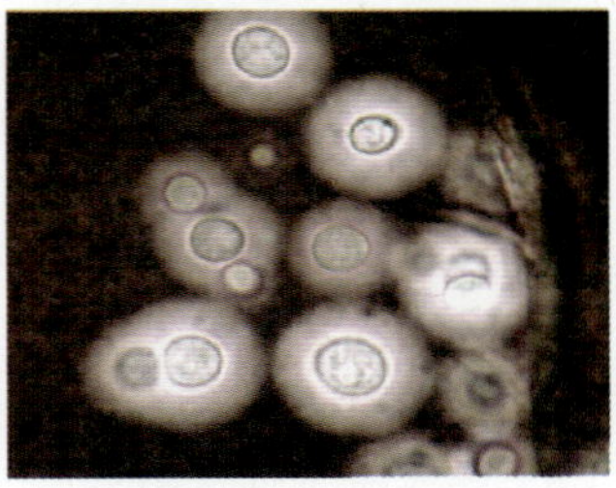

Figure 12-2 Cryptococcus neoformans의 India ink smear 사진. 두꺼운 협막이 관찰.

C. 임상양상 (clinical manifestations)

1. Meningoencephalitis

(1) 초기증상

① 두통, 구역, 걸음걸이 이상, 치매, 짜증, 시력감소 등

② Cranial nerve palsy : 1/4

③ 발열과 nuchal rigidity는 약하거나 없음

④ AIDS 환자는 약 1~2주일에 걸쳐 증상이 나타나고 내원시 25% 정도가 의식이 혼미하나, 정상인은 수주 이상에 걸쳐서 나타나고 주증상은 headache, fever임

(2) 말기증상 : 혼수가 깊어지고, 뇌간압박증상이 나타남

(3) 치료하지 않으면 증상이 나타난 후 2주에서 수년 후 사망

2. Pulmonary cryptococcosis

(1) Chest pain : 40%

(2) Cough : 20%

(3) Chest X- ray

① Dense infiltrate, often well-circumscribed

② Cavitation, pleural effusion, hilar adenopathy는 드물다.

3. Skin lesion

(1) 무증상의 tiny popular lesion

(2) 점차 크기가 커지며 궤양으로 발전

D. 진단 (diagnosis)

(1) Meningoencephalitis : CSF exam (**Table 12-2**)

(2) Pulmonary infection

① Chest CT

② Sputum culture : 10% 양성

③ 진단에 lung biopsy가 필요

(3) Cutaneous infection : biopsy

E. 치료 (treatment)

· **Table 12-3** 참조.

Table 12-2 Cryptococcosis의 뇌척수액 소견.

CSF	AIDS patients	Non-HIV infected person
Pressure	매우 상승	상승
WBC	〈50개/mm^3	20~200개/mm^3
Protein	약간 상승, 20~30%정상	약간 상승
Glucose	약간 상승, 20~30%정상	약간 상승
CSF smear (India ink)†	75% 양성	50% 양성
Capsular antigen‡	〉90% 양성	〉90% 양성
CSF culture	~100% 양성	90% 양성
Blood culture	60% 양성	10~30% 양성

†CSF smear (원심분리하여 침전물을 India ink smear)
‡Cryptococcal capsular antigen (EIA, latex agglutination)

Table 12-3 Cryptococcosis의 치료.

Type	Treatment
AIDS patient (suppression의 개념으로 치료)†	AMB (0.7~1.0 mg/kg/d) 2주이상 증상이 호전될 때까지 투여§ → fluconazole 400 mg/d 8주간 → fluconazole 200mg/d 지속 * 또는, AMB투여 후 itraconazole(400 mg/d) 8주간 투여 → 200 mg/d 지속
Non-AIDS patient meningitis‡	AMB (0.6~0.7 mg/kg/d) 10주 치료 * 또는, 환자의 상태가 호전된 경우 fluconazole (400 mg)로 바꾸어서 6~12개월 투여가능
Non-AIDS patient pulmonary disease	1. 면역억제된 경우 뇌수막염과 같이 치료 2. 이전에 정상인 경우 fluconazole (400 mg/d) 또는 itraconazole (400 mg/d) 6~12개월 치료

§ AMB(amphotericin B)대신에 liposomal amphotericin 사용가능
†치료 후 평가에서 CSF에서의 glucose 정상화가 가장 중요한 소견이다.
‡Non-AIDS patient에서 meningitis를 치료할 경우 CSF에서 culture negative, antigen titer의 감소, 정상 glucose가 되어야 치료 종료

Aspergillosis

※ 호흡기학 Chapter 11 참조

A. 원인균 (etiology)

(1) *A. fumigatus, A. flavus, A. niger, A. nidulans, A. terreus*

(2) 낙엽, 곡물, 건초 등에서 자람

(3) 포자가 공기중에 매우 흔함

B. 병인론 (pathogenesis)

(1) 침입경로 : 공기중의 포자흡입

(2) 양상

① 건강한 사람이 다량의 포자를 흡입한 경우 : acute, diffuse, self-limited pneumonitis

② 폐에 cyst, cavity가 있는 경우 : **aspergilloma 형성**

③ 면역력이 저하된 경우 : **invasive aspergillosis**

- Granulocytopenia 〈 500/mm³, 소아에서 chronic granulomatous disease
- Glucocorticoid
- Immunosuppressant : cyclosporine 등

(3) **Granulocytopenia가 있는 환자**의 경우 혈관을 침범하여 thrombosis, necrosis, hemorrhagic infarct을 일으킴

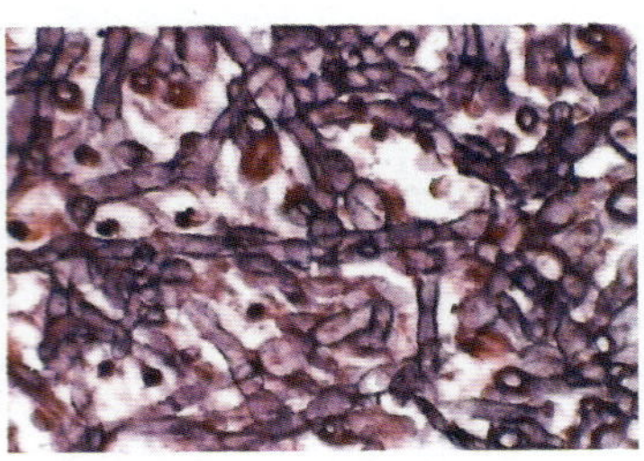

Figure 12-3 Invasive aspergillosis의 조직표본(GMS staining).
두꺼운 Septa가 관찰된다.

C. 임상양상 (clinical manifestations)

1. Pulmonary aspergilloma (fungal ball)

(1) **이전의 폐질환(결핵. 사르코이드증, 기관지확장증 등)으로 폐가 파괴되어 공동이 형성되어 있는 환자에서 발생**

(2) 증상 : productive cough, **hemoptysis**

(3) 일부에서 전신적 증상과 염증을 일으키기도 함 (chronic necrotizing Aspergillus pneumonia)

2. Allergic bronchopulmonary aspergillosis (ABPA)

(1) **Asthma가 있는 사람에서 발생**

(2) Intermittent wheezing, pulmonary infiltrate, sputum/blood eosinophilia, low-grade fever

3. Invasive aspergillosis

(1) **면역저하자에서 발생**

(2) Acute rapid progressive pulmonary consolidation

(3) Extension across the tissue plane, hematogenous dissemination

4. 기타

(1) Aspergillus sinusitis

① Immunocompetent host에서 발생

② Fungal ball, chronic granulomatous inflammation, allergic fungal sinusitis

(2) In HIV-infected patients

① CD4+ cell 〈 50/mm^3

② Bronchitis → pneumonia

③ Fever, cough, dyspnea, bilateral infiltrate

D. 진단 (diagnosis)

(1) Sputum culture

① 특별한 소인, 증상이 없는 경우 반복해서 배양되면 endobronchial colonization이나 감염을 의심

② 호중구 감소 또는 조혈모세포이식을 받은 환자에서 한번이라도 배양되면 침습성 감염증을 의심

③ 에이즈 환자에서 발열, 기침이 있고, 한번이라도 배양된 경우 감염증을 의심

(2) Chest X-ray : fungal ball의 임상적 진단에 유용

(3) **Specific serum IgE antibody** to Aspergillus antigen : ABPA의 진단에 중요

(4) Biopsy : 침습성 감염 진단을 위해 필요 (presumptive diagnosis)

(5) Culture : 대개 혈액배양은 음성이고 조직배양에서 배양되면 확진 및 동정

(6) **Aspergillus antigen test** : invasive aspergillosis의 고위험군 환자(면역억제 환자)의 혈청에서 galactomannan(Aspergillus에서 분비됨)을 검출. 질병의 조기 진단에 유용(증상이 발생하기 전부터 검출될 수 있음).

E. 치료 (treatment)

Table 12-4 Aspergillosis의 치료.

Type	Treatment
Fungal ball	증상이 없는 경우 치료 여부 논란 객혈 등 증상이 있는 경우 → surgical resection, bronchial artery embolization, 기타 (radiation, itraconazole, …)
ABPA	Short course of glucocorticoid Itraconazole prophylaxis
Invasive aspergillosis	Voriconazole, amphotericin B, itraconazole, caspofungin

Mucormycosis

A. 원인균 (etiology)

(1) Rhizopus, Rhizomucor, Cunninghamella, Mucor 등등

(2) 대개 부패하는 식물 등에 자라므로 환경에 매우 흔하다.

B. 역학 및 병인론 (epidemiology and pathogenesis)

(1) 소인이 있는 사람에서 발생
① 잘 조절되지 않는 당뇨
② 장기이식
③ 혈액종양 환자
④ Long-term deferoxamine therapy

(2) 대개 부비동과 비강을 침범

(3) 조직학적으로 혈관을 침범하여 ischemic, hemorrhagic necrosis를 보임

C. 임상양상 (clinical manifestations)

(1) 부비동 및 비강
① low grade fever, dull sinus pain, nasal congestion, bloody nasal discharge
② 병이 진행하면 increasing fever, double vision, blindness, coma

(2) 폐 : progressive severe pneumonia, high fever, toxicity, hemoptysis

(3) 위장관 : ulcer, perforation

D. 진단 (diagnosis)

(1) CT, MRI : 침범범위를 판단

(2) Wet smear : 조속한 진단을 위해

(3) Biopsy, tissue culture : 확진

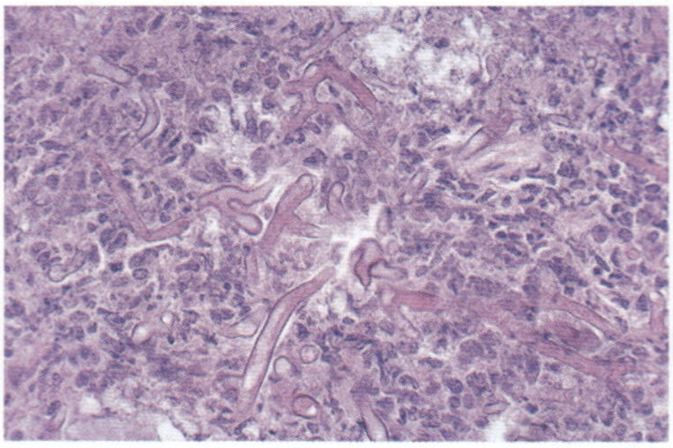

Figure 12-4 Mucormycosis의 조직소견.
굵기가 고르지 않고, 격막이 거의 보이지 않는 hyphae가 관찰된다.

E. 치료 (treatment)

(1) 기저질환의 치료가 도움이 됨

① 당뇨의 조절

② 면역억제제 감량

(2) Extensive debridement of craniofacial lesion

(3) Amphotericin B (high dose)

감염학

Other mycosis

A. Dermatophytosis (무좀, tinea)

(1) 피부, 모발, 손톱의 만성 진균감염증

(2) 원인균 (dermatophyte) : Trichophyton, Microsporum, Epidermophyton

(3) 인체의 keratinous structure에서만 국한되어 자란다.

(4) 진단 : KOH smear, 배양 (Candida와 감별이 필요한 경우)

(5) 치료

① Antifungal ointment

② 연고에 듣지 않거나 두피나 수염이 난 곳, 손·발톱에서는 경구용 사용

B. Sporotrichosis

(1) 원인균 : *Sporothrix schenckii*

(2) 병인론 : *S. schenckii*의 연부조직에의 접종 → 국소 또는 인근 림프관을 따라 확장

(3) 임상양상 : painless red papules, discharge, ulceration along lymphatics

(4) 진단 : culture of pus, joint fluid, sputum, skin biopsy specimen

(5) 치료 : itraconazole (oral)

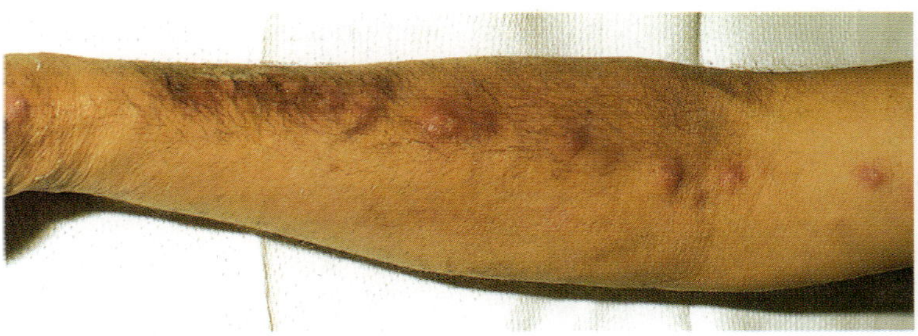

Figure 12-5
팔에 발생한 sporotrichosis.
접종부위와 림프관을 따른 전파양상을 관찰할 수 있다.

Pneumocystis infection

A. 원인균 (etiology)

(1) ***Pneumocystis jirovecii*** : 이전에는 *P. carinii*로 불렸으나 쥐와 사람에서 병원균이 다른 것이 밝혀지면서 *P. carinii*는 쥐(rat)에서 pathogen에 국한하여 사용하기로 함

(2) Opportunistic fungal pathogen

(3) Pneumocystis는 진균인가?

① Ribosomal RNA, mitochondrial protein, major enzyme이 fungus와 가까움

② 세포막에 ergosterol이 없어서 이를 목표로 한 antifungal drug에 듣지 않음

B. 역학 및 병인 (epidemiology and pathogenesis)

1. 역학 (epidemiology)

(1) Worldwide distribution

(2) 3,4세 경에 대부분의 아이들이 병원체에 노출

(3) 전파 : airborne transmission, person to person transmission

2. 병인론 (pathogenesis)

(1) 소인 : cellular/humoral immunity가 중요

① AIDS환자에서 CD4+ cell count 200/mm^3 이하인 경우

② Glucocorticoid, organ transplantation, primary immunodeficiency, premature infant

(2) 균이 폐로 흡입되고 숙주의 면역력이 약한 경우 증식, alveolar type I cell을 파괴하고 혈관의 투과성 증가

(3) Host immune response에 의한 폐손상

C. 임상양상 (clinical manifestations)

(1) Dyspnea, fever, nonproductive cough

① HIV 감염자인 경우 수주에 걸쳐 가벼운 증상 발현

② HIV 감염자가 아닌 경우 주로 glucocorticoid를 감량한 후 1~2주내에 증상 발현

(2) 신체검사 : 빈호흡, 빈맥, 청색증

(3) 동맥혈내 산소분압 감소(PaO_2↓), 폐포-동맥간 산소분압차 증가 ($AaDO_2$↑), 호흡성 알칼리증, LDH↑

(4) 흉부방사선사진

① Bilateral diffuse infiltrate from perihilar region

② Atypical manifestation(nodule, cavitary lesion)도 보임

(5) Extrapulmonary spread : pentamidine aerosol을 사용한 경우

D. 진단 (diagnosis)

(1) 적절한 검체를 모으는 것이 진단에 중요

① Sputum induction

② **BAL** : mainstay

③ TBLB, open lung biopsy

(2) Specific identification

① Histologic staining (methenamine silver staining 등)

② IF staining with monoclonal antibody

③ PCR

E. 경과 및 예후 (natural course and prognosis)

(1) 경과

① 치료하지 않으면 호흡부전으로 사망

② 인공호흡기 치료가 필요한 경우와 non-HIV 환자에서 발병한 경우 예후 불량.

· 발병시 사망률 : HIV 환자에서는 15~20%, non-HIV 환자에서는 40%

(2) 조기에 치료할수록 예후가 좋음

(3) 가장 중요한 예후인자 : **degree of hypoxemia**

① Mild : $PaO_2 > 70$ mmHg or PAO_2-$PaO_2 < 35$ mmHg

② Moderate to severe : $PaO_2 < 70$ mmHg, PAO_2-$PaO_2 > 35$ mmHg

F. 치료 (treatment)

(1) **Trimethoprim-sulfamethoxazole (TMP-SMX)**

① 치료기간

· **Non-HIV infected person : 14일**

· **HIV-infected person : 21일 (치료에 반응이 더 느리다)**

② 부작용 : fever, rash, cytopenia, hepatitis, hyperkalemia, GI disturbance

(2) 기타 : TMP+dapsone, clindamycin+primaquine, atovaquone, IV pentamidine

(3) 보조 요법 : HIV 환자의 경우 중증($PaO_2 < 70$ mmHg, PAO_2-$PaO_2 > 35$ mmHg)에서는 prednisolone을 3주간 함께 사용한다. HIV 환자는 치료를 시작한 이후 환자의 폐기능이 급격히 악화되는 현상을 경험할 수 있는데, 이를 예방하기 위함임.

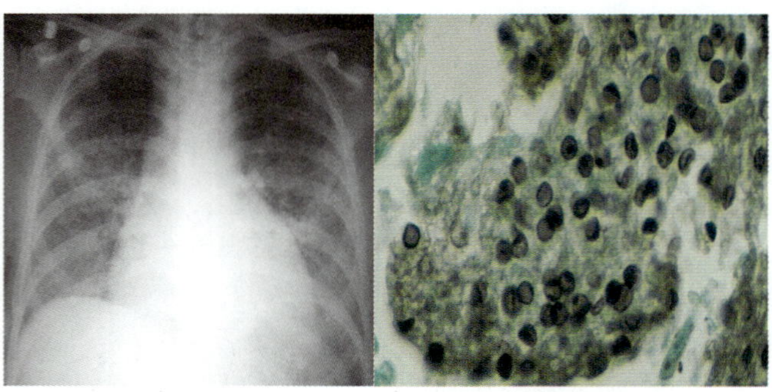

Figure 12-6 Pneumocystis pneumonia의 흉부방사선 사진(좌)및 조직소견(우).

G. 예방 (TMP-SMX)

(1) 1차 예방 (HIV 감염자에서)

① CD4+ 〈 200/mm^3

② History of oropharyngeal candidiasis(+)

(2) 2차 예방 (HIV 감염자, 비감염자) → 감염에서 회복된 경우 추천

(3) HIV 감염자 : 1,2차 예방에서 항레트로바이러스 치료를 받아 CD4+ 〉200/mm^3이상으로 3개월 이상 지속된 경우 중단 고려

13

DNA Viruses

DNA 바이러스

서론 (introduction)

Table 13-1 DNA Viruses Pathogenic for Humans.

Family	Representative Viruses	Type of RNA/DNA	Lipid Envelope
Hepadnaviridae	Hepatitis B virus	ds DNA with ss portions	Yes
Parvoviridae	Parvovirus B19	ss DNA	No
Papovaviridae	Human papillomavirus JC virus BK virus	ds DNA	No
Adenoviridae	Human adenovirus	ds DNA	No
Herpesviridae	Herpes simplex virus types 1 and 2[a] Varicella-zoster virus[b] Epstein-Barr virus[c] Cytomegalovirus[d] Human herpesvirus 6 Human herpesvirus 7 Kaposi's sarcoma-associated herpesvirus[e]	ds DNA	Yes
Poxviridae	Variola (smallpox) virus Orf virus Molluscum contagiosum virus	ds DNA	Yes

[a] Also called human herpesvirus (HHV) 1 and 2, respectively.
[b] Also called HHV-3.
[c] Also called HHV-4.
[d] Also called HHV-5.
[e] Also called HHV-8.
ABBREVIATIONS: ds, double-strand; ss, single-strand.

Human Herpes viruses

A. 원인바이러스 및 발생질환

(1) **Herpes simplex virus-1 (HSV-1)** : orofacial infection, genital infection, CNS infection

(2) **Herpes simplex virus-2 (HSV-2)** : genital infection, orofacial infection

(3) **Varicella-zoster virus (VZV)** : varicella(chickenpox), herpes zoster(shingles)

(4) **Epstein-Barr virus (EBV)** : infectious mononucleosis, tumor (nasopharyngeal carcinoma, Burkitt's lymphoma, Hodgkin's disease, B-cell lymphoma)

(5) **Cytomegalovirus (CMV)** : congenital infection, mononucleosis syndrome, 면역억제자에 대한 disseminated disease

(6) **Human herpes virus-6 (HHV-6)** : exanthem subitum (roseola infantum)

(7) **Human herpes virus-7 (HHV-7)**

(8) **Human herpes virus-8 (HHV-8)** : Kaposi's sarcoma, AIDS-related body cavity lymphoma, multicentric Castleman's disease

B. Herpes simplex virus (HSV-1 & 2)

1. 병인론 (pathogenesis)

(1) 1 차 감염 : 점막이나 손상된 피부의 상피세포에 침입하여 감염

(2) 잠복기 : 신경세포(주로 basal ganglia)에 감염되어 증식하지 않은 상태로 존재

(3) 재발 : 재활성화(reactivation)되어서 신경세포에서 배출되어 다시 상피세포 감염

2. 임상양상 (clinical manifestations)

(1) 개요

① 거의 모든 장기 및 피부, 점막에 감염 가능

② 1차 감염시 전신증상이 동반

③ 잠복기 1~26일 (중간값: 6~8일)

(2) Orofacial infection

① 1차 감염 (gingivostomatitis, pharyngitis) : 발열, 근육통, 경부림프절종대, 궤양

② 재발 (recurrent herpes labialis) : herpetic ulceration

③ 면역저하자(AIDS, 장기이식, 항암화학치료)에서는 증상이 심하고 재발이 잘 발생

④ 아토피(atopy) 환자의 경우 심한 증상 (eczema herpeticum)

(3) Genital infection

(4) herpetic whitlow : 손가락 감염증 (농양, 발열, 림프절염)

(5) Eye infection : HSV keratitis

(6) Nervous system infection

① CNS : encephalitis, aseptic meningitis

② Peripheral : autonomic nervous system dysfunction, numbness, tingling, Bell's palsy

(7) Visceral infection : esophagitis, pneumonitis, hepatitis 등

(8) Neonatal infection

3. 진단 (diagnosis)

(1) 임상적으로 특징적인 다발성의 vesicular lesion이 존재하면 진단을 내릴 수 있으나 다른 원인에 의한 것과 감별이 필요

(2) **Tzanck smear** : 궤양의 바닥을 긁어서 슬라이드에 도말한 후 Giemsa 염색하면 multinuclear giant cell, intranuclear inclusion을 관찰(**Figure 13-1**)

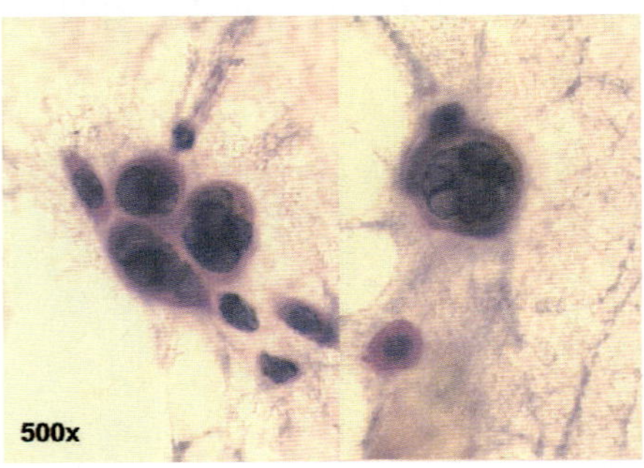

Figure 13-1 Tzanck smear.
Multinucleated giant cell과 intranuclear inclusion이 관찰됨.

(3) 궤양의 바닥을 긁어서 바이러스 배양, DNA검사(PCR), 바이러스 항원 검출을 하면 확진가능

(4) 혈청검사 : 감염초기와 회복기의 검체로 seroconversion을 증명할 수 있으나 거의 사용되지 않음.

4. 치료 (treatment)

(1) 피부점막감염증 : acyclovir (iv, oral), famciclovir, valacyclovir

(2) 각막염 : topical idoxuridine, trifluorothymidine, topical vidarabine, cidofovir

(3) **뇌염 : iv acyclovir**

(4) 신생아 감염 : iv acyclovir

(5) 피부점막감염의 억제 : 자주 재발하거나 면역억제자인 경우 famciclovir, valacyclovir를 매일 투약

C. Varicella-zoster virus infection

1. 병인론 (pathogenesis)

(1) 1차 감염

① VZV가 호흡기를 통해 전파

② reticuloendothelial system에 감염되어 혈중으로 전파

③ 전신의 피부에서 vesicle형성

(2) 재발

① Dorsal root ganglia에서 잠복해 있다가 재활성화

② 피부에 vesicle 형성 (주로 dermatome에 국한)

2. 임상양상 (clinical manifestations)

(1) **수두(chickenpox)**

① 주로 소아에서 발생되고 전염력이 강함

② 잠복기 : 10~21일 (대개 14~17일)

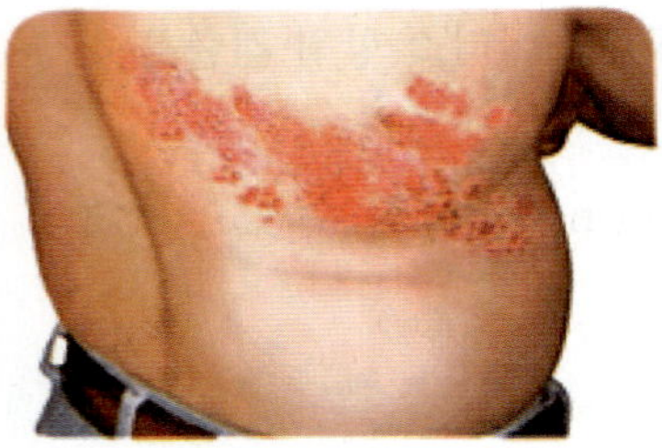

Figure 13-2 대상포진의 피부병변.
편측으로 dermatome을 따라 수포성 병변으로 나타나는 것이 특징적인 소견이다.

③ 전염가능 기간은 발진이 발생하기 2일전부터 피부에 딱지가 생길 때까지

④ 발진 (maculopapule → vesicle → crust)의 여러단계 병변이 동시에 나타남), 경도의 발열, 권태감

⑤ 중추신경계 증상 : acute cerebellar ataxia, meningeal irritation, etc

⑥ 폐렴 : 주로 성인에서 발병함 (성인 환자의 약 20%에서 발병)

⑦ 기타 myocarditis, corneal lesion, nephritis, arthritis, hepatitis 등

⑧ 합병증 : 2차적 세균(*S. aureus*, *S pyogenes*)의 피부감염증

(2) **대상포진 (herpes zoster, shingles, Figure 13-2)**

① 어느 연령대에서도 발생할 수 있으나 주로 50대 이후에서 발생

② Pain → 48시간~72시간내에 편측(unilateral)의 피부절(dermatome)에 국한된 vesicular eruption (3~5일 지속)

③ **Trigeminal nerve**에서 잠복한 경우 얼굴에 발생

· **Zoster ophthalmicus** : 눈을 침범

· **Ramsay Hunt syndrome** : 외이도에 통증 및 물집, 혀의 앞쪽 편측 2/3 미각상실

④ 통증(acute neuritis, postherpetic neuralgia)이 가장 문제가 되는 증상임. 연령이 증가할수록 통증이 심해짐

⑤ 중추신경계증상 : meningoencephalitis → 두통, 발열, 눈부심, 구토

⑥ 면역저하자의 경우 심한 증상(골수이식을 받은 경우 가장 심함) : dissemination (40%), 다른 장기의 침범

⑦ 건강한 성인에서 여러 dermatome을 침범하는 대상포진이 발병할 경우, HIV 감염 등 면역저하 상태를 의심하여야 한다.

3. 진단 (diagnosis)

(1) 특징적인 발진(편측의 피부절에 국한된 발진)과 최근의 노출병력으로 진단

(2) 바이러스 배양, 혈청검사, DNA 검출 (PCR), 항원 검출(ELISA), Tzanck smear

(3) 감별진단 : coxsackievirus infection, echovirus infection, atypical measles, rickettsialpox

4. 치료 (treatment)

(1) 수두

① 정상면역인 경우 합병증(이차적 세균감염증 예방 등) 예방

② 가려움증에 대증적 치료 : tepid water bath, wet compression, aluminium acetate soak

③ 아스피린 투여는 절대금기 : Reye's syndrome

④ 성인이나 청소년에서 감염 24시간이내인 경우 경우 acyclovir 경구 투여 (소아도 투여가능)

(2) 대상포진

① 항바이러스제로 치료시 빨리 치유되고 통증이 완화

② **Acyclovir, valacyclovir, famciclovir** : 경구로 7~10일 투여

③ Postherpetic neuralgia

- 진통제
- 건강한 성인의 경우 심한 통증이 있는 대상포진 초기에 항바이러스제와 함께 prednisolone을 함께 사용하는 것이 도움이 됨.

(3) 면역저하자 : 수두, 대상포진을 모두 iv acyclovir로 치료(경구는 추천되지 않음)

(4) 예방

① Vaccination

② 고위험군에서 postexposure prophylaxis : varicella-zoster immune globulin (VZIg)

D. Epstein-Barr virus infection

1. 병인론 (pathogenesis)

(1) 바이러스가 구강의 상피 및 침샘에 감염 → 침을 통해서 전파

(2) B 림프구 감염 → T 림프구 활성화 (atypical lymphocyte, Figure 13-3)

2. 임상양상 : 전염성단핵구증 (infectious mononucleosis)

(1) 주로 소아에서 감염되면 증상이 없거나 경하다

(2) 청소년기에 감염되면 75%에서 증상

(3) 발열(93%), 인후통(75%), 림프절종대(95%), 비장종대(50%), 발진(10%)

(4) 검사실 소견

① 백혈구 증가 (10,000~20,000/mm^3)

② 비전형림프구증가증 (atypical lymphocytosis) : 〉10%

③ 간기능이상 90%

(5) 전염성단핵구증의 합병증

① 대개 저절로 회복되나, 아주 드물게 중추신경계 이상, 비장 파열, 상기도 폐쇄(림프절 종대) 등의 심한 합병증 동반

② Autoimmune hemolytic anemia

③ Nonspecific antibody response

3. 임상양상 : 종양 및 기타

(1) EBV-associated lymphoproliferative disease : 면역저하자에서 발생

(2) Chronic active EBV infection

(3) Burkitt's lymphoma

(4) Anaplastic nasopharyngeal carcinoma

(5) Hodgkin's disease, mixed-cellularity type

(6) CNS lymphoma in AIDS

Table 13-2 Serologic Features of EBV-Associated Diseases.

Condition	Heterophile	Anti-VCA		Anti-EA		
		IgM	IgG	EA-D	EA-R	Anti-EBNA
Acute infectious mononucleosis	+	+	++	+	-	-
Convalescence	±	-	+	-	±	+
Past infection	-	-	+	-	-	+
Reactivation with immunodeficiency	-	-	++	+	+	±
Burkitt's lymphoma	-	-	+++	±	++	+
Nasopharyngeal carcinoma	-	-	+++	++	±	+

VCA, viral capsid antigen; EA, early antigen; EA-D antibody, antibody to early antigen, diffuse pattern in nucleus and cytoplasm of infected cells; EA-R antibody, antibody to early antigen, restricted to the cytoplasm; and EBNA, Epstein-Barr nuclear antigen.

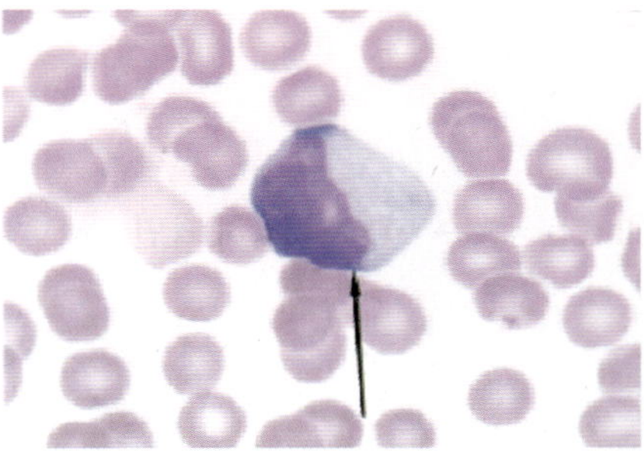

Figure 13-3 Atypical lymphocyte.
보통의 림프구보다 크고 핵이 덜 조밀하며, 타원이거나 주름져있다. 세포질은 풍부하고 불균일하게 염색되는 경우도 있다.

4. 진단 (diagnosis)

※ Table 13-2 참조.

(1) Heterophile test : heterophile antibody는 다른 동물의 적혈구와 반응하는 항체, 전염성단핵구증의 3주째에 80~90%에서 양성

(2) EBV-specific antibody test

(3) 전염성단핵구증의 감별진단 : CMV, toxoplasma, HIV, human herpes virus-6, hepatitis virus, drug hypersensitivity

5. 치료 (treatment)

(1) Supportive care

(2) 발병 1개월내에는 비장파열의 우려가 있으므로 심한 운동 금기

(3) Prednisolone의 적응증

① Airway obstruction (림프절 종대로 인한)

② Autoimmune hemolytic anemia

③ Severe thrombocytopenia

E. Cytomegalovirus (CMV) infection

1. 병인론 (pathogenesis)

(1) Breast milk, saliva, feces, urine, semen, cervical secretion에 존재

(2) 감염이 되기 위해서는 지속적이고 반복적인 접촉이 필요

(3) 1차 감염 : T 림프구의 면역반응 유발

(4) 한번 감염되면 평생을 지속하여 바이러스 보유 (latency) → 면역이 저하되면 CMV reactivation syndrome 발생

2. 임상양상 (clinical manifestations)

(1) Congenital CMV infection

① 주로 모체의 1차 감염에 의해 발생

② Petechia, hepatosplenomegaly, jaundice, microcephaly, cerebral calcification, intrauterine growth retardation, mental retardation

(2) CMV mononucleosis (heterophile-antibody negative mononucleosis syndrome)

① 지속되는 고혈, 오한, 피곤감, 권태감, 근육통, 비장종대

② Pharyngitis, cervical lymphadenopathy는 드물다

③ Ampicillin에 노출되면 발진

④ 대개 저절로 회복

(3) 면역억제자에서의 CMV infection

① 고형장기이식환자에서 fever, leukopenia, hepatitis, pneumonitis, esophagitis, colitis, retinitis 등 유발, 감염되면 이식장기 손실 및 생존에 영향

② 골수이식환자의 15~20%에서 CMV pneumonia

③ HIV 감염자에서 retinitis, disseminated disease 유발

3. 진단 (diagnosis)

(1) 임상양상만으로는 진단이 곤란

(2) Viral culture : 소변이나 침에서는 바이러스가 감염후 수년간 분비되므로 바이러스 분리는 급성감염의 증거가 되지 못함.

(3) **CMV antigen (pp65) in peripheral-blood leukocytes, CMV DNA in blood or tissue(PCR)** : 장기이식, AIDS 환자들에서 CMV disease의 진단에 유용

(4) 단 한번의 혈청검사는 진단에 도움이 되지 않음.

4. 치료 (treatment)

(1) 고위험군에서 CMV 감염증을 예방하는 것이 중요: 수혈이나 장기이식시 항체검사

(2) CMV immunoglobulin : 신장이식 환자에서 예방을 위해 사용, 골수이식환자에서 폐렴이 의심될 때 ganciclovir와 함께 사용

(3) Ganciclovir (iv), valganciclovir (oral), foscarnet (iv), cidofovir (iv)

(4) 면역저하자에서 모두 예방적목적의 치료를 해야하는지는 확립되어 있지 않음

F. Human herpes virus-8

1. 병인론 (pathogenesis)

(1) 타액이나 성접촉으로 전염

(2) 장기이식 및 마약사용도 전염과 관련

(3) 일부의 B 림프구 및 endothelium-derived spindle cell에 감염

2. 임상양상 (clinical manifestations)

(1) AIDS 환자에서 Kaposi's sarcoma와 body cavity-based lymphoma유발

(2) Multicentric Castleman's disease(B cell lymphoproliferative disease)와도 연관

(3) 중앙아프리카와 남아프리카에 흔함

(4) **HIV에 대한 치료를 하면 Kaposi's sarcoma의 발생이 감소**

Parvovirus

1. 원인바이러스와 병인론 (etiology and pathogenesis)

(1) Parvovirus B19가 유일한 human pathogen

(2) 적혈구전구세포에 있는 P 항원에 부착

(3) 2 phase : 정상면역인 경우

① 1st phase

· Viremia

· 두통, 근육통, 발열, 오한, 가려움증, reticulocytopenia

② 2nd phase

· 감염후 17~18일 후에 시작

· Maculopapular rash, arthralgia, arthritis

③ 면역결핍환자 : 지속감염으로 만성빈혈초래

④ 만성용혈성빈혈환자 : 적혈구전구세포 파괴하여 transient aplastic crisis 유발

⑤ 태아(적혈구 생산↑, 면역결핍상태) : hydrops fetalis

2. 임상양상 (clinical manifestations)

(1) Erythema infectiosum (fifth disease, **Figure 13-4**)

① 주로 소아에서 발생

② 경도의 발열, 특징적인 얼굴의 발진 (slapped-cheek appearance), 유사한 발진이 팔, 다리 등 전신에 생길 수 있음

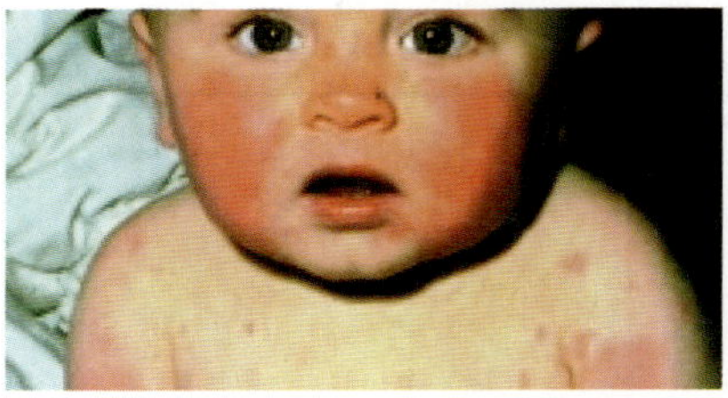

Figure 13-4 Erythema infectiosum.
Slapped-check appearance

③ 발진은 1주일 후 사라지나 운동이나 스트레스, 기온의 변화 등에 의해서 수주내에 재발 가능

④ 성인에서는 arthralgia / arthritis 동반

(2) Arthropathy : 대칭성의 peripheral arthritis, 3주정도 지속

(3) Transient aplastic crisis

① 모든 종류의 만성용혈성빈혈이 있는 사람에서 발생가능

② 쇠약감, 창백, 심한 빈혈 등

③ 골수검사에서 erythroid precursor cell이 관찰되지 않음

(4) Chronic anemia in immunodeficiency

(5) Fetal/congenital infection : 대개의 모체 감염이 태아에게 거의 영향을 주지 않음

3. 진단 (diagnosis)

(1) B19-specific IgM and IgG antibody

(2) DNA (serum) detection in aplastic crisis/immunodeficiency

4. 치료 (treatment)

(1) Erythema infectiosum : 치료가 필요없음

(2) Arthropathy : NSAIDs

(3) Transient aplastic crisis : RBC transfusion

(4) Immunodeficiency : IVIg

Other viruses

A. Papillomavirus infection

1. 원인바이러스 및 병인론 (etiology and pathogenesis)

(1) 100종 이상의 HPV가 알려져 있음

(2) 각 종마다 특징적인 임상양상을 보임

(3) Oncogenic HPV는 각질세포(keratinocyte), 특히 basal cell을 감염시켜서 불멸화시킴(immortalization)

(4) Cervical carcinoma와 연관된 형 : 16,18,31,33,45

(5) 대개 감염성 병변을 직접 접촉하여 전파

2. 임상양상 (clinical manifestations)

(1) Common wart (**Figure 13-5**)

(2) Flat wart (**Figure 13-5**)

(3) Plantar wart (**Figure 13-6**)

(4) Anogenital wart (condyloma acuminatum, **Figure 13-6**) → 감염학 Chapter 9

(5) Respiratory papillomatosis (young children)

(6) Pityriasis versicolor-like lesion

3. 진단 (diagnosis)

(1) 대개의 wart는 육안으로 진단

(2) 질이나 자궁경부의 경우 colposcopy, Papanicolaou smear, biopsy

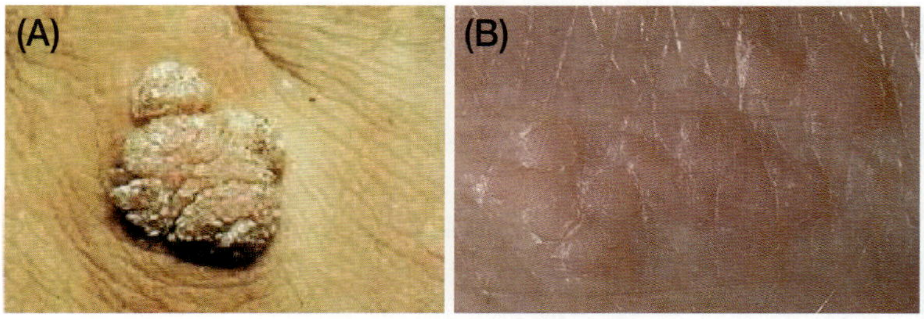

Figure 13-5 (A) common wart, (B) flat wart.

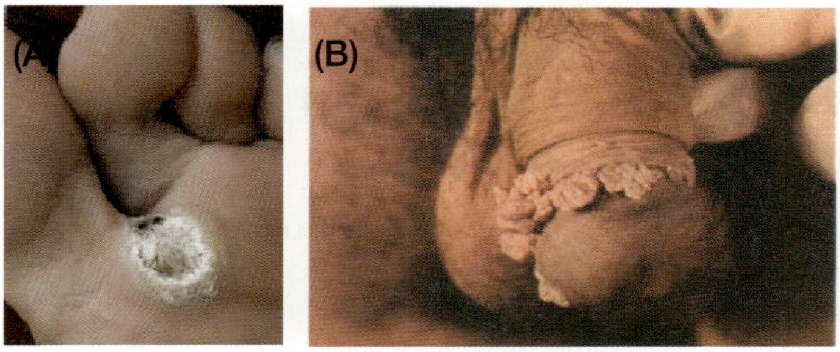

Figure 13-6 (A) plantar wart, (B) condyloma acuminatum.

4. 치료 (treatment)

(1) Cryosurgery

(2) Caustic agent : podophyllum

(3) Interferon(topical)

(4) Electrodesiccation

(5) Surgical excision

(6) Laser ablation

B. Adenovirus infection

1. 원인바이러스와 병인론 (etiology and pathogenesis)

(1) 47개 이상의 종(human pathogen)이 존재→ 6가지로 나눔(A~F)

(2) aerosol, inoculation into conjunctival sac, fecal-oral route(?)로 전파

2. 임상양상 (clinical manifestations)

(1) 주로 영아와 소아에 호흡기 감염 : 소아 급성호흡기감염의 3~5%

① Acute upper respiratory infection with rhinitis : 가장 흔함

② Lower respiratory disease : bronchiolitis, pneumonia

③ Pharyngoconjunctival fever (type 3, 7) : fever, bilateral conjunctivitis, rhinitis, sore throat, cervical adenopathy

④ Pharyngitis

(2) 성인에서 급성호흡기감염증(type 4, 7) : sore throat, fever, cough, coryza, cervical lymphadenopathy

(3) 호흡기이외의 감염증

① Acute diarrheal illness

② Hemorrhagic cystitis

③ Epidemic keratoconjunctivitis

④ Disseminated disease in immunosuppressed host

3. 진단 (diagnosis)

(1) 다른 호흡기감염증과 감별이 중요

(2) 세포배양, ELISA에 의한 확진

(3) 혈청검사

4. 치료 (treatment)

· 대증적 치료

14

RNA Viruses

RNA 바이러스

서론 (introduction)

· 인간에게 질병을 일으키는 RNA virus는 **Table 14-1**과 같다.

Table 14-1 RNA Viruses Pathogenic for Humans.

Family	Representative Viruses	Type of RNA/DNA	Lipid Envelope
Picornaviridae	**Poliovirus** **Coxsackievirus** **Echovirus** **Enterovirus** **Rhinovirus** **Hepatitis A virus**	(+) RNA	No
Caliciviridae	**Norovirus**, Hepatitis E virus	(+) RNA	No
Togaviridae	**Rubella virus** Eastern equine encephalitis virus Western equine encephalitis virus	(+) RNA	Yes
Flaviviridae	Yellow fever virus Dengue virus **Japanese encephalitis virus** **Hepatitis C virus** Hepatitis G virus	(+) RNA	Yes
Coronaviridae	**Coronavirus (including SARS virus)**	(+) RNA	Yes
Rhabdoviridae	Rabies virus Vesicular stomatitis virus	(-) RNA	Yes
Filoviridae	Marburg virus, Ebola virus	(-) RNA	Yes
Paramyxoviridae	**Parainfluenza virus** **Respiratory syncytial virus** Newcastle disease virus **Mumps virus** **Rubeola (measles) virus**	(-) RNA	Yes
Orthomyxoviridae	**Influenza A, B, and C viruses**	(-) RNA, 8 segments	Yes
Bunyaviridae	**Hantavirus** California encephalitis virus Sandfly fever virus	(-) RNA, 3 circular segments	Yes
Arenaviridae	Lymphocytic choriomeningitis virus Lassa fever virus South American hemorrhagic fever virus	(-) RNA, 2 circular segments	Yes
Reoviridae	**Rotavirus**, Reovirus Colorado tick fever virus	ds RNA, 10-12 segments	No
Retroviridae	**Human T-lymphotropic virus types I,II** **Human immunodeficiency virus**	(+) RNA, 2 identical segments	Yes

ABBREVIATIONS : ds, double-strand; ss, single-strand.
(+) RNA란 sense-strand genome을 가진 것으로 곧바로 단백질로의 전사가 가능하다. (-) RNA : anti-sense strand 의미

RNA viruses

A. Respiratory RNA viruses의 개요

· Table 14-2 참조.

Table 14-2 Illnesses Associated with Respiratory Viruses.

Virus	Frequency of Respiratory Syndromes		
	Most Frequent	Occasional	Infrequent
Rhinoviruses	Common cold	Exacerbation of chronic bronchitis and asthma	Pneumonia (children)
Coronaviruses (including SARS coronavirus)	Common cold	Exacerbation of chronic bronchitis and asthma	Pneumonia & bronchiolitis
Respiratory syncytial virus	Pneumonia & bronchiolitis (young children)	Common cold (adults)	Pneumonia (elderly and IP)
Parainfluenza viruses	Croup & lower respiratory tract disease (young children)	Pharyngitis/common cold	Tracheobronchitis (adults) Lower respiratory tract disease (IP)
Adenoviruses[a]	Common cold & pharyngitis (children)	Outbreaks of acute respiratory disease in military recruits[b]	Pneumonia (children) Lower respiratory tract & disseminated disease (IP)
Influenza A viruses	Influenza[c]	Pneumonia and excess mortality (high-risk patients)	Pneumonia (healthy individuals)
Influenza B viruses	Influenza[c]	Rhinitis / pharyngitis alone	Pneumonia
Enteroviruses	Acute undifferentiated febrile illnesses[d]	Rhinitis / pharyngitis	Pneumonia
Herpes simplex viruses[a]	Gingivostomatitis (children) Pharyngotonsillitis (adults)	Tracheitis /pneumonia (IP)	Disseminated infection (IP)
Human metapneumoviruses	Bronchiolitis/croup/ pneumonia (infant and children)	Upper respiratory tract infection (infant and children)	

[a] DNA virus, [b] Serotypes 4 and 7, [c] Fever, cough, myalgia, malaise, [d] May or may not have a respiratory component.
IP: immunocompromised patient

B. Influenza virus → 호흡기학 chapter 11 참조

1. 병원체 및 병인론 (etiology and pathogenesis)

(1) 바이러스

① 항원(단백질)의 특성에 따라서 A, B, C의 3가지로 분류. A, B형이 major human pathogen.

② **A형**의 경우 **16개의 hemagglutinin(H), 9개의 neuraminidase(N)**에 따라서 아형구분. B, C형은 구분하지 않음

※ 최근 hemagglutinin은 16개로 보고되고 있다.

③ 각 바이러스주는 발견장소, 분리번호(isolate number), 분리된 연도, 아형에 따라서 표기. 예, influenza A/Moscow/10/99 (H3N2)

(2) 바이러스의 핵산은 8개의 분절로 된 RNA로 구성 → 분절로 되어 유전자 재조합(gene assortment)이 잘 일어남

(3) 바이러스가 호흡기 상피세포에 감염(hemagglutinin이 세포의 수용체와 결합)되어 세포를 파괴한 후 인접세포로 전파

2. 역학 (epidemiology)

(1) 전파

① 주로 aerosol에 의함,

② Hand-to-hand contact, personal contact, 매개 전파도 가능

(2) 잠복기 : 18~72시간

(3) 유행

① **항원변이(antigenic shift, influenza A형에만 발생)**

· 주로 hemagglutinin, neuraminidase에 major variation
→ 면역성이 없음 → 범유행(pandemic) 발생

② **항원소폭변이(antigenic drift) : minor variation → 작은 유행**

③ 온대 지방에서는 주로 겨울에 유행

④ Influenza B형에 의한 유행은 덜 광범위하고 A형보다 임상양상도 가벼움

3. 임상양상 (clinical manifestations)

(1) 다양한 임상양상 (mild, afebrile illness ~ severe prostration)

(2) 갑작스럽게 발병 (전신증상 → 호흡기증상)

① 전신증상 : 두통, 발열, 오한 ,근육통

② 호흡기증상 : 기침, 인후통

(3) 2~5일내에 임상양상 호전되지만 노인의 경우에는 쇠약감이 수 주이상 지속되는 경우(postinfluenzal asthenia)가 있음

4. 합병증 (complications)

(1) 주로 노인, 만성질환자에서 발생(호흡기질환, 당뇨병, 혈색소이상, 신기능이상, 면역저하)

(2) 폐렴 : 가장 심각한 합병증

① Primary viral pneumonia : 지속적인 발열, 호흡곤란, 객담은 거의 없음

② Secondary bacterial pneumonia

· 발병 후 2~3일 간 호전되다가 악화

· 기침, 화농성 객담, 방사선사진에서 경화 (consolidation)

· ***S. pneumoniae, S. aureus, H. influenzae*** **(중요)**

③ Mixed viral & bacterial pneumonia (가장 흔함)

(3) 라이증후군 (Reye's syndrome)

(4) 근육염, 횡문근융해증, 심근염, 심막염

(5) 중추신경계질환 (encephalitis, transverse myelitis, Guillain-Barre syndrome)

5. 진단 (diagnosis)

(1) 검체채취 : throat swab, nasopharyngeal washes, sputum

(2) 바이러스 확인

① Isolation (tissue culture, chick embryo)

② RT-PCR

③ Rapid viral test (viral nucleoprotein, neuraminidase에 대한 검사)

(3) 바이러스 type확인 : Immunofluorescence, HI technique

6. 치료 (treatment)

(1) 증상에 따른 치료

① Acetaminophen (salicylate는 Reye's syndrome과 관련성이 있어 18세 미만에서는 금기)

② Rest & hydration

(2) 약물치료 : 발병 48시간 이내에 투여하면 효과

① M2 inhibitors (amantadine, rimantadine) : A형에만 효과

② **Neuraminidase inhibitors (oseltamivir-PO, zanamivir-inhalation) : A, B형 모두에서 효과**

③ Ribavirin : A, B형 모두에서 효과 (in vitro), 치료효과는 아직 증명되지 않음

(3) 합병증의 치료

7. 예방 (prevention)

(1) 예방접종

① WHO에서 추천한 유행이 예측되는 바이러스주를 계란에 접종하여 제조

② 50~80%의 예방효과를 기대

③ 인플루엔자 예방접종 우선접종 권장대상 (우리나라)

(2) 『예방접종의실시기준및방법』 (보건복지부 고시 제2006-46호)

① 65세 이상의 노인

② 만성 심폐질환자

③ 집단시설수용자

④ 만성질환자(당뇨병, 만성신부전, 암환자, 만성간질환자, 아스피린 복용자, 혈색소병 등)

⑤ 의료인, 환자 가족

⑥ 임신부(2003년 추가)

⑦ 50~64세 인구(2003년 추가)

⑧ 생후 6~23개월 인구(2004년 추가)

(3) 미국 CDC 예방접종 권고안 (**Table 14-3**, **Table 14-4**) : 이전 권고안에서 다루던 접종 대상자에 더하여 모든 5~18세 소아 청소년을 접종 대상자로 추가한 것이 특징

(4) 화학적 예방요법

① Amantadine, rimantadine : 70~100%

② Oseltamivir, zanamivir : 84~89%

③ 대유행시, 고위험군에서 예방접종을 하지 않았거나 예방접종 바이러스주가 유행하는 것과 다를 때 사용

Table 14-3 미국 CDC 인플루엔자 예방접종 대상자 권고안 (생후 6개월-18세).

모든 생후 6개월 이상 18세까지 소아 청소년	인플루엔자 합병증의 고위험군 (기존의 접종 대상)
· 2008-2009 인플루엔자 시즌 전 또는 시즌 중에 예방접종을 시작해야 하며 2009-2010년 인플루엔자 시즌 이전까지는 접종을 시작해야 한다. (ACIP 새로운 권고안에 따른 것으로 기존의 고위험군에 대한 예방접종 노력을 지속하면서 5-18세의 모든 소아 청소년까지 접종 대상 범위를 확대한 것) · 6세 미만 소아는 예방 접종 대상이 아님. 6세 미만 소아를 돌보는 사람(hosehold 및 close contacts)은 예방접종을 꼭 받아야 함.	· 생후 6개월-4세 · 만성 내과 질환자 : 폐질환 (천식 포함), 심혈관질환 (단순 고혈압 제외), 신질환, 혈액질환, 대사 질환 (당뇨병 포함) · 면역 저하자 : 면역 억제 치료, HIV 감염 · 호흡 기능 저하, 호흡 기도 분비물 배출 능력 저하, aspiration 위험군 : cognitive dysfunction, spinal cord injuries, seizure disorders, 기타 neuromuscular disorders · 장기간 아스피린 투약이 필요한 경우 : influenza virus에 감염되면 Reye syndrome 발생 위험 높으므로 · 장기 요양시설(chronic-care facilities) 거주자 · 인플루엔자 시즌 동안 임신 상태일 것으로 예정된 자

Table 14-4 미국 CDC 인플루엔자 예방접종 대상자 권고안 (성인).

인플루엔자에 걸릴 위험이 높은 자
인플루엔자를 다른 사람에게 전파할 위험이 높은 자
인플루엔자 합병증 고위험군 및 이들과 가까이 접촉하는 자

※ 이상을 구체적으로 분류하면 아래와 같다.

· 50세 이상
· 인플루엔자 시즌 동안 임신 상태일 것으로 예정된 자
· 만성 내과 질환자 : 폐질환 (천식 포함), 심혈관질환 (단순 고혈압 제외), 신질환, 혈액질환, 대사 질환 (당뇨병 포함)
· 면역 저하자 : 면역 억제 치료, HIV 감염
· 호흡 기능 저하, 호흡 기도 분비물 배출 능력 저하, aspiration 위험군 : cognitive dysfunction, spinal cord injuries, seizure disorders, 기타 neuromuscular disorders
· 장기 요양시설(nursing homes 및 기타 chronic-care facilities) 거주자
· 의료기관 종사자 (health-care personnel)
· 5세 미만 소아(특히 생후 6개월 미만)나 50세 이상 고령자를 돌보는 자 (caregivers) 및 그들의 가정 내 접촉자
· 인플루엔자 합병증의 고위험군인 내과 질환자를 돌보는 자 (caregivers) 및 그들의 가정 내 접촉자

8. 조류인플루엔자 (avian influenza)

(1) 1997년 조류의 인플루엔자바이러스인 A/H5N1에 의한 유행이 홍콩에서 발생한 이후 여러 조류 인플루엔자바이러스에 의해 2009년 11월까지 444명의 인체감염이 전세계에 걸쳐 발생

(2) 역학

① 대부분의 경우 감염된 가금류와 접촉하여 발생

② 사람대 사람간 전파는 아직 확실하지 않음

③ 사망률 60%

(3) 임상양상 : 다양

① A/H5N1 : 심한 호흡기 증상

② A/H7N7 : 가벼운 호흡기 증상 및 결막염

③ A/H9N2 : 가벼운 호흡기 증상

(4) 인체바이러스와 조류독감바이러스와의 사이에 gene reassortment에 의해 범유행(pandemic)이 발생할 가능성이 있음

9. 신종인플루엔자 A (H1N1)

※ 호흡기학 Chapter 11 참조.

C. Human T-cell lymphotropic virus (HTLV)

1. 병원체 및 병인론 (etiology and pathogenesis)

(1) **Retrovirus**의 일종 : 세포에 감염되면 **RNA dependent DNA polymerase (reverse transcriptase)**를 이용하여 DNA를 만듦

(2) HTLV-I, II의 2종이 현재 알려져 있음

(3) 주로 T-cell (CD4+)을 지속적으로 감염, 때로는 B-cell, 기타 다른 세포도 감염

(4) HTLV-I

① Adult T-cell leukemia/lymphoma (ATL)

② Tropical spastic paraparesis (=HTLV-I-associated myelopathy, HAM)

③ Infective dermatitis and uveitis syndrome (possible)

(5) HTLV-II : 아직 인간의 질환과는 명확한 관련성이 증명되지 않음

2. 역학 (HTLV-I)

(1) 전파경로 : 수직감염 (특히 모유수유를 통한), 성접촉, 혈액(수혈, 주사바늘 매개)

(2) 남서부 일본과 오키나와, 대만, 카리브해 연안, 중앙아프리카, 미국 남동부 등에 분포, 한국에는 혈청학적조사에서 제주, 경남, 전남에 분포 (〈1%)

(3) 감염자에서 ATL, HAM의 누적발생률

(4) 잠복기 : ATL 20~30년, HAM 3.3년

3. 임상양상 (clinical manifestations)

(1) ATL

① Acute, lymphomatous, chronic, smoldering의 4가지 형태

② Acute ATL (가장 흔함) : 발병에서 진단까지 2주, 생존기간 중앙값 6개월, 급격히 진행하는 피부병변, 폐침범, hypercalcemia, lymphocytosis

(2) HAM (HTLV-I-associated myelopathy)

① 다리 (한쪽 또는 양쪽)의 쇠약, 허리통증, 요실금

② 척수의 lateral column을 주로 침범

③ 뇌척수액에 존재하는 lymphocyte에서 바이러스 발견

4. 치료 (treatment)

(1) 대개의 경우 완치법은 없다.

(2) 각 임상양상에 따른 치료

① ATL : 항암화학요법에 잘 반응하지만 관해후 4~10주 후에 재발, 감염에 취약, zidovudine (experimental)

② HAM : antiretroviral agent, glucocorticoid, danazol

D. Viral gastroenteritis

1. 원인바이러스 및 특징 (pathogens)

Table 14-3 Viral gastroenteritis.

Virus Type	Genome	Major Risk Groups	Severity	Diagnostic Tests[a]
Rotavirus (group A)	ds segmented RNA	Children <5 years	+++	EM, EIA, PAGE, RT-PCR
Norovirus	(+) ss RNA	All ages	++	EM, EIA, RT-PCR
Sapovirus	(+) ss RNA	Children <5 years	+	EM, EIA, RT-PCR
Astrovirus	(+) ss RNA	Children <5 years	+	EM, EIA, RT-PCR
Adenovirus (types 40, 41)	ds DNA	Children <5 years	+/++	EM, EIA, RT-PCR

[a] EIA, enzyme immunoassay; EM, electron microscopy; PAGE, polyacrylamide gel assay; RT-PCR, reverse transcriptase polymerase chain assay

2. 역학 (epidemiology)

(1) **Norovirus / Sapovirus** : 바이러스성 위장관염 유행의 주요원인

(2) **Rotavirus** : 5세 미만 소아의 심한 위장관염의 주요원인

(3) 잠복기 : 24시간 (12~72시간)

(4) 전파경로 : **fecal to oral** (person to person, aerosol, fomite 등도 가능)

3. 임상양상 (clinical manifestations)

(1) 갑자기 시작되는 구토, 수양성 설사(watery diarrhea)

(2) 발열, 구역, 복통, 식욕감퇴, 권태감

(3) Rotavirus : dehydration, high fever (〉39도)

4. 진단 (diagnosis)

(1) 대변에서 RT-PCR 등을 이용하여 바이러스 분리

(2) 최근 EIA 등으로 바이러스의 항원 검출

5. 치료 (treatment)

(1) 대부분의 경우 저절로 호전되므로 특별한 치료가 필요없음

(2) Rotavirus는 소아에서 심한 탈수를 일으킬 수 있으므로 수분공급에 주의

(3) 면역력이 짧은 기간동안만 지속되어 재감염이 가능

(4) Rotavirus : 예방접종

E. Enterovirus

1. 바이러스 분류

(1) Poliovirus (3 serotypes)
(2) Coxsackievirus A (65 serotypes)
(3) Coxsackievirus B (6 serotypes)
(4) Echovirus (29 serotypes)

(5) Enterovirus (68~71 serotypes)

2. 역학 (epidemiology)

(1) 대개가 무증상임 (polio 50% 이상, 기타 90% 이상)

(2) 잠복기 : 1주일 미만(2~14일)

(3) 전파경로 : 주로 fecal to oral

(4) 대개 영아와 어린 소아에게 감염

(5) 신생아 및 청소년, 성인에서 감염 시 증상이 더 심함

3. 임상양상 (clinical manifestations)

(1) **Poliovirus**

① 대개의 감염이 무증상, 잠복기 3~6일

② 5%에서 발열, 권태감, 인후통, 근육통 등 경한 증상

③ 1%에서 aseptic meningitis (nonparalytic poliomyelitis)

④ 드물게 aseptic meningitis 후에 paralysis 발생 (paralytic poliomyelitis)

⑤ Live vaccine을 접종한 경우 : 1/250만 에서 발생 → 최근 사백신 사용 권고

⑥ Postpolio syndrome : poliomyelitis를 앓은지 20~40년 후 이전에 침범되었던 근육의 위축, 위약, 통증이 서서히 발생

(2) **Coxsackievirus, Echovirus, Enterovirus** : 각각의 혈청형과 임상양상이 연관

① Nonspecific febrile illness (summer grippe) : 발열, 권태감, 두통

② Acute hemorrhagic conjunctivitis

③ Aseptic meningitis, Encephalitis, Paralysis

④ Exanthem (rash)

⑤ Generalized disease of newborn : 세균성 패혈증과 유사한 증상

⑥ **Hand-foot-mouth disease (수족구병)**

- 발열, 식욕감소, 인후통, 구강 및 손에 소포
- 주로 coxsackievirus A16, enterovirus 71에 의해 발생

⑦ **Herpangina** : fever, sore throat, **dysphagia, papulovesicular lesion in post. oral cavity (coxsackievirus A)**

⑧ Myocarditis, pericarditis

⑨ Pleurodynia : fevers, pleuritis chest pain (coxsackievirus B)

4. 진단 (diagnosis)

(1) 검체채취 : stool, nasopharyngeal, throat swab

(2) Virus isolation (cell culture)

(3) RT-PCR

(4) Serology

5. 치료 (treatment)

(1) 대개의 경우 저절로 호전

(2) Supportive care

(3) Pleconaril : antiviral agent (experimental)

(4) Poliovirus : 예방접종

F. Rabies

1. 병원체 및 병인론 (pathogen)

(1) Rhabdoviridae에 속하는 rabies virus

(2) 모든 포유동물에서 중추신경계 감염을 일으킴

(3) 감염

- 접종부위의 근육에서 바이러스 증식
  → 말초신경계에 수용체에 결합하여 axoplasm을 따라 중앙(중추신경계)으로 이동 (속도 3 mm/시간)
  → 중추신경계에서 gray matter에서 증식
  → 자율신경계를 따라 전신에 퍼짐

2. 역학 (epidemiology)

(1) 감염경로 : 감염된 분비물 (주로 침)을 통해(동물에 물리거나, aerosol에 의해 전파), 각막이식으로도 전파

(2) 잠복기 대개 1~3개월이나 매우 다양 (7일~수년)

(3) 2 forms

① Urban rabies : 예방접종을 하지 않은, 집에서 키우는 개에 의해서 전파

② Sylvatic rabies : 여우, 너구리, 늑대, 박쥐 등 야생동물에 의해서 전파

(4) 우리나라에서는 경기북부, 강원도 중심으로 연 0~1건 발생

3. 임상양상 (3단계)

(1) Nonspecific prodromal phase (1일~1주) : 발열, 두통, 식욕부진, 구토, 손발저림, 불안

(2) Acute neurologic phase (1일~1주) : 의식저하, 혼동, 섬망, 환각, 침과다분비, hydrophobia, seizure

① Encephalitic (80%) : 1일~1주

② Paralytic (20%) : 2일~10일

(3) Coma, death phase (수일~1주) : 자율신경계 부전, 저호흡-무호흡, 저혈압, 저체온증, 고체온증, 부정맥

4. 진단 (diagnosis)

(1) Rabies virus-specific antibody in **serum & CSF**

(2) RT-PCR : fresh **saliva**

(3) DFA test / RT-PCR : nape (posterior) of neck **skin biopsy**

5. 치료 (treatment)

(1) 발병한 경우 100% 사망

(2) **Postexposure prophylaxis (PEP)** : 공수병 위험이 있다고 알려진 야생동물 공수병이 의심되는 개에 물린 경우 Rabies immunoglobulin (RIG) + vaccine 투여

※ 예방 및 치료에 대한 자세한 내용은 감염학 Chapter 3 참조.

G. Arthropod-, rodent-borne virus

1. Japanese encephalitis virus

(1) 병원체 및 역학

① Family Flaviviridae

② 동러시아, 한국, 일본, 중국, 파키스탄, 동남아시아에 분포

③ 숙주(reservoir) : 조류

④ *Culex tritaeniorhuncus* 등의 모기에 의해서 전파

⑤ 돼지, 말도 감염 (증폭숙주)

⑥ 국내 : 2007년 7건 보고 (전염병 보고)

(2) 임상양상

① 거의 대부분이 불현성 감염

② 현성감염인 경우 고열, 두통, 현기증, 구토 및 신경학적 이상 (의식장애, 경련, 혼수)을 보임

③ 진행하는 경우 10일 이내 사망

(3) 진단 : IgM 증명, IgG의 상승, 바이러스 분리 등

(4) 치료 : supportive care

(5) 예방접종 : 사백신, 생백신

2. Hemorrhagic fever with renal syndrome (HFRS)

(1) 병원체 : Genus Hantavirus, Species Hantaan virus / Seoul virus

(2) 역학

① Hantaan virus는 주로 아시아에 분포, 유럽에는 Puumala virus

② Reservoir

- **Hantaan virus : *Apodemus agrarius* (등줄쥐)**
- Seoul virus : *Rattus norvegicus*(실험용 쥐)-실험실에서 감염, 임상양상이 경함

③ 쥐의 소변, 대변, 타액에 존재하며 호흡기계 전염 (**aerosol, dried excreta**)

④ 사람-사람간 전파의 증거는 없음

⑤ 주로 5월~6월, 10월~11월에 유행

⑥ 잠복기 : 10~25일

(3) 임상양상 (5 phases)

① **발열기 (febrile phase, 3~4일)**

- 발열, 오한, **triad of pain(두통, 안구통, 요통)**, 복통, 근육통
- Flushing, congestion, petechiae
- Albuminuria, microscopic hematuria

② **저혈압기 (hypotensive phase, 수시간~48시간)**

- Shock (16.5%), hypotension (14%)
- Proteinuria, azotemia, thrombocytopenia

③ **핍뇨기 (oliguric phase, 3~10일)**

- Oliguria
- Hemorrhagic manifestations : petechiae, hematemesis, hemoptysis, melena, gross hematuria, CNS hemorrhage
- Azotemia, electrolyte disturbance

④ **이뇨기 (diuretic phase, 7~14일, 사망률이 가장 높은 시기)**

- 발병 7~11일째 이뇨현상 → fluid & electrolyte disturbance
- CNS & pulmonary complications : 혼동, 환각, 경련, 폐부종, 폐렴 등

⑤ **회복기 (convalescent phase, 1~2개월)**

(4) 검사소견

① Chest X-ray : interstitial edema 관찰되며 종종 pleural effusion도 관찰

② **Thrombocytopenia**, atypical lymphocytes, left shift를 동반한 leukocytosis

③ Hemoconcentration, proteinuria, hypoalbuminemia

(5) 진단

① IgM antibody (ELISA, Hemagglutinin)

② Isolation

③ Increasing antibody titer

④ **우리나라 가을철 발열성 질환의 감별**

- **Leptospirosis**
- **Scrub typhus**
- **Hemorrhagic fever with renal syndrome**

(6) 치료

① Supportive care

② Ribavirin이 효과가 있다는 연구가 있으나 발열 3~7일내에 써야 효과가 있어 실용성이 없음

(7) 예후 : case-fatality 15%이나 적절한 치료를 하면 5% 미만

15

HIV/AIDS

후천성 면역결핍증

서론 (introduction)

A. 정의 (definition)

1. 역사

(1) AIDS 존재 확인 : **1981년** 미국 CDC는 그동안 선천성 면역결핍 소아나 장기이식 환자 등 면역저하자에서나 간간히 발견되던 폐포자충 폐렴(*Pneumocystis* pneumonia)가 동성애자에서 발생한 5건을 보고하였다. 이후 PCP나 Kaposi's sarcoma와 같이 면역저하자에서나 발생하던 질환들이 좀 특이한 집단들, 곧 동성애자, 마약중독자 그리고 수혈을 자주 받는 혈우병 환자 등에서 유행하는 것이 확인되어 이를 **후천성 면역결핍증(AIDS, acquired immunodeficiency syndrome)**으로 명명하고 이를 일으키는, 성행위 또는 혈액으로 전파되는 원인미생물이 있을 것으로 판단하였다.

(2) HIV 발견 : **1983년** 프랑스 파스퇴르 연구소와 미국 NIH가 이 원인미생물을 발견하여 **HIV(human immunodeficiency virus)**로 명명하게 된다. 프랑스의 Luc Montagnier와 Françoise Barré-Sinoussi는 HIV 발견 공로로 2008년 노벨 의학상을 수상한다.

2. HIV vs. AIDS

(1) **HIV : AIDS의 원인 미생물. 또는 HIV에 감염된 사람**을 말한다.

(2) **AIDS : HIV에 의해** CD4 T lymphocyte가 감소함으로써 cell-mediated immunity가 후천적으로 저하됨으로 인해 **임상적으로 질병상태를 보이고 있는 환자 또는 그 임상증후군**을 가리킨다. Table 15-1, Table 15-2 참조.

Table 15-1 AIDS의 정의.

	Clinical category A	Clinical category B	Clinical category C
CD4 > 500/μL	A1	B1	C1
CD4 200~499/μL	A2	B2	C2
CD4 < 200/μL	A3	B3	C3

* **AIDS의 정의 : CD4 〈200/μL 또는 AIDS의 indicator conditions(category C)가 있는 경우 :** 보라색 영역
→ 전술한대로 AIDS를 정의하기는 어렵지만, **surveillance 목적으로** 이와 같이 category를 분류하고 AIDS를 정의한다.

Table 15-2 Clinical Category of HIV Infection.

Category A	**>13세로 HIV infection 확인되었으면서 다음 중 1가지에 해당되는 경우 (B, C 해당하지 않아야)** Asymptomatic HIV infection Persistent generalized lymphadenopathy Acute HIV syndrome의 증상 또는 병력 있는 경우
Category B	**Symptomatic syndromes (C 해당하지 않아야)** Bacillary angiomatosis, **Oropharyngeal/vulvovaginal candidiasis**, **Cervical dysplasia**, 1개월 이상 지속되는 fever(38.5℃)나 diarrhea, Oral hairy leukoplakia, **Herpes zoster (1개 이상 dermatome 또는 episodes)**, ITP, Listeriosis, Pelvic inflammatory disease, Peripheral neuropathy
Category C	**AIDS-indicator conditions** **Trachea/lung/esophageal candidiasis**, **Invasive cervical cancer**, Coccidioidomycosis, Cryptococcosis, CMV retinitis, Encephalopathy, **Herpes simplex** (1개월 이상 chronic ulcers, pneumonia, esophagitis), Histoplasmosis, Isosporiasis, Kaposi's sarcoma, Lymphoma, Tuberculosis, MAC, PCP, Progressive multifocal leukoencephalopathy, Toxoplasmosis, Wasting syndrome

간단하게만 정리한다. Category A는 무증상이거나 acute HIV syndrome(임상양상 참조)만 있거나 있었던 경우, category B, C는 AIDS symptoms들이 나타난 경우이다. 그리고 PCP, CMV, Kaposi's sarcoma와 같은 웬만한 질환들은 다 category C라고 알면 된다. 일단 B로 분류되면 회복되더라도 A로는 다시 분류되지 않으며 C로 분류되면 A, B로는 분류되지 않는다. 정말 조금만 사족을 더 달면 candidiasis 중 oropharyngeal과 vulvovaginal은 B에 해당하며 cervical dysplasia는 B, cervical cancer는 C에 해당하고 Herpes zoster는 B, Herpes simplex는 C에 해당한다는 것만 봐 두자.

(1) HIV에 단순히 감염된 사람과 임상적으로 질병이 발생한 상태를 명확히 구분하기 어려운 경우가 많으므로 그냥 'HIV/ AIDS'로 표기하는 경우도 많다. 그러나, surveillance 등을 위해서는 정확한 AIDS의 정의도 필요하다.

(2) 우리나라 법률(후천성면역결핍증예방법)에서는 단순 감염자는 '병원체보유자', 감염 후 임상증상이 나타난 경우는 '후천성면역결핍증환자'로 구별하고 있기는 하다.

B. HIV

1. HIV의 계통 * RNA virus

(1) Family : **Human retrovirus (Retroviridae)**

(2) Subfamily : **Lentivirus**

(3) 계통학적 분류 (phylogenetic tree, **Figure 15-1**)

* Human retroviruses 4가지
① HIV-1
② HIV-2
③ HTLV(human T lymphotropic virus)-I
④ HTLV-II

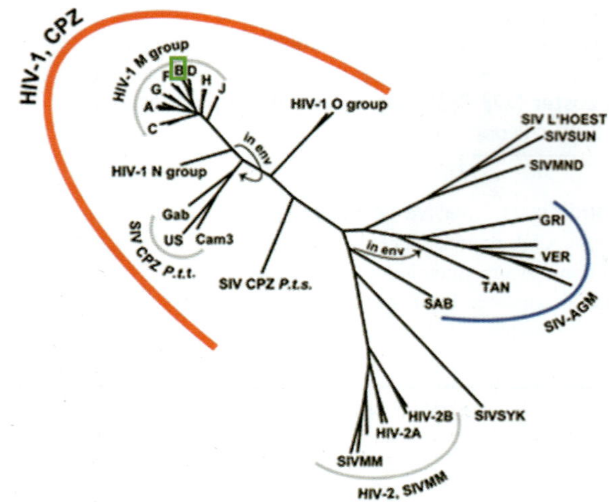

Figure 15-1 HIV의 phylogenetic tree. **HIV는 크게 HIV-1과 HIV-2가 있다.** 미국 등 전세계적으로 가장 널리 분포하고 있는 HIV-1는 계통학적으로 침팬지(CPZ, chimpanzee; 종명 Pan troglodytes troglodytes)의 '원숭이 면역결핍 바이러스(SIV, simian immunodeficiency virus)'와 유사하다. 서아프리카를 중심으로 분포하고 있는 HIV-2는 흰목 맹거베이 원숭이(sooty mangabeys)의 SIV와 유사하다. 즉, **HIV는 SIV로부터 유래되었을 것으로 보인다.** HIV-1은 group M, N, O가 있으며 group M에 HIV-1A~1K까지 속한다. **전세계적으로는** 남아프리카, 인도 등에서 가장 흔한 **HIV-1C가 가장 많으며**(47.2%) HIV-1A가 다음(27%)인데 **우리나라는** 미국과 유럽에서 가장 흔한 **HIV-1B**가 가장 많다.

2. HIV의 구조

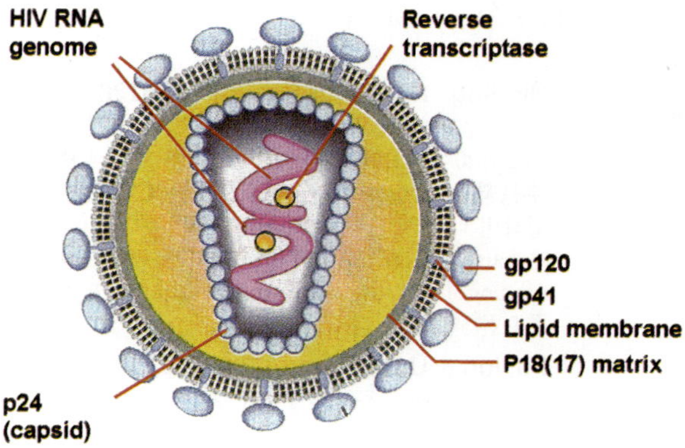

Figure 15-2 HIV의 구조.
HIV는 RNA virus로 genome으로 RNA를 가지고 있다. HIV는 자신의 RNA로부터 DNA를 복제하여 숙주 세포의 DNA에 삽입시켜 증식해나가게 되는데 이 RNA로부터 DNA를 만들어내는 과정에 필요한 효소가 **역전사효소(reverse transcriptase)**이다. Central dogma는 DNA로부터 RNA가 만들어지며 이 과정을 전사(transcription)라고 하는데 거꾸로 RNA로부터 DNA를 만들기 때문에 '역전사(reverse transcription)'란 용어를 쓴다. 역전사효소는 'retro'virus의 특징이다. 이 밖에 중요한 구조물로는 lipid membrane 표면에 있는 **gp120**과 membrane 사이에 위치한 **gp41**이다. gp120은 HIV가 T helper cell에 binding할 때 T cell 표면에 있는 CD4와 binding하며 gp41은 fusion과 internalization에 중요한 역할을 한다(Figure 15-4 참조).

3. HIV genome

Table 15-3 HIV genome과 coding proteins.

Genes	Coding proteins & Functions
모든 retrovirus와 공통	
gag	Capsid (p24), Matrix (p17)
pol	Reverse transcriptase (p64), Protease (p10)[1], Integrase (p34)
env	Envelope protein (gp160[2])
HIV에만 있는 genes	
tat	Transcriptional activator (p14)
vpu (HIV-1) or *vpx* (HIV-2)	* HIV-1과 HIV-2의 차이는 *vpu*가 있느냐 *vpx*가 있느냐
others : *rev, nef, vif, vpr*	

[1] Protease : Gag-Pol polyprotein을 cleavage [2] gp160 → gp120 + gp41

4. Pathogenesis (lifecycle) of HIV

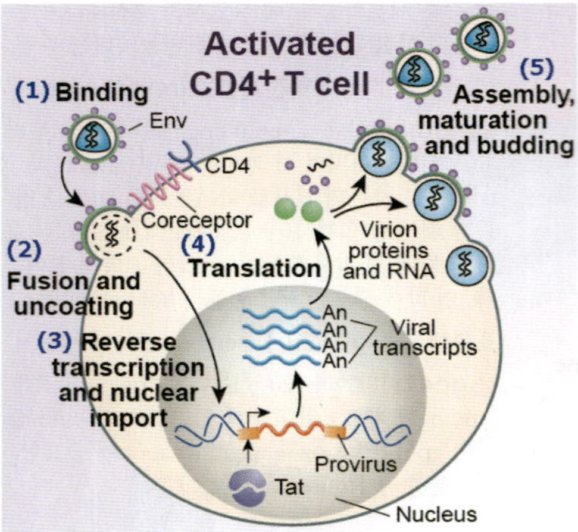

Figure 15-4 HIV의 pathogenesis(lifecycle). HIV가 CD4+ T cell을 공격하는 과정은 다음과 같다.

(1) **Binding** : HIV 표면 항원 단백질인 **gp120**이 target이 되는 T cell 표면의 **CD4** 수용체와 결합하면 gp120이 conformational change를 일으켜 **보조 수용체(coreceptor)인 CCR5 또는 CXCR4**와 결합하며 막 사이 단백질인 gp41이 노출된다. gp41은 hairpin 형태로 꼬이면서 HIV를 T cell에 단단히 binding시키며 fusion을 일으켜 penetration되는 데 중요한 역할을 한다.

(2) **Fusion & Uncoating** : T cell과 단단히 binding한 HIV는 fusion을 거쳐 T cell 내부로 들어가서(internalization or penetration) membrane을 벗어던진다(uncoating). 이 결과 HIV의 RNA genome과 reverse transcriptase 등 효소가 노출된다.

(3) **Reverse transcription & Nuclear import** : HIV RNA는 reverse transcriptase를 이용하여 DNA를 만든다. 만들어진 double strand DNA는 세포핵으로 들어가 세포의 DNA에 삽입된다(integration). 이 때 HIV의 integrase라는 효소가 작용한다.

(4) **Translation.** 만들어진 DNA는 핵 안으로 들어가 T cell의 DNA에 insertion된다. 세포는 HIV의 DNA를 자신의 DNA인양 transcription/ translation하며 이 결과 HIV의 RNA와 여러 효소 등 단백질이 만들어짐으로써 HIV는 증식(replication)하게 된다.

(5) **Assembly, Maturation & Budding** : HIV는 T cell에 의해 만들어진 RNA와 여러 단백질들을 모아(assembly, maturation - 이 때 protease 효소를 이용) T cell을 깨고 나가 (budding) 새로 증식할 수 있는 세포를 찾아 나선다.

5. HIV의 병인론

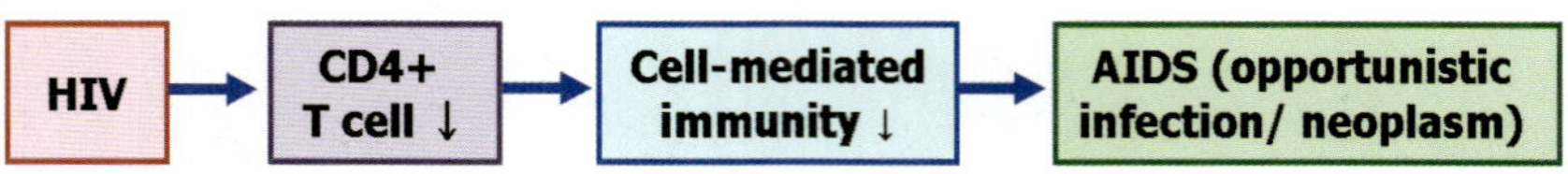

Figure 15-3 AIDS의 pathogenesis 요약. AIDS는 HIV 감염 후 HIV가 CD4+ T cell을 공격하여 자신은 증식하며 (HIV RNA titer ↑) CD4+ T cell은 죽어나가기(CD4 count ↓) 때문에 세포매개성 면역력(cell-mediated immunity)이 저하됨으로써 정상적으로는 잘 발생하지 않는 여러가지 기회 감염/기회 신생물(opportunistic infection/neoplasm)이 생기는 임상증후군이다.

C. 전파 경로(mode of transmission)

1. 성교에 의한 전파 (sexual transmission)

(1) 역학적 특성

① **가장 흔한 전파 경로.** eg, 우리나라는 거의 대부분, 미국은 3/4 이상

② Homosexual(동성간 성접촉) vs. Heterosexual(이성간 성접촉)

선진국 : homosexual 〉 heterosexual eg, 미국 ~49% vs. 32%

후진국 : homosexual 〈 heterosexual

③ 우리나라의 경우 homosexual보다 heterosexual이 많이 나오고 있지만 이는 실제 homosexual인 이들이 밝히길 꺼려해서일 가능성이 크다.

- Heterosexual transmission의 경우 남→여가 여→남에 비하여 더 위험하므로 heterosexual의 비중이 크다면 HIV 감염자 중 여성이 차지하는 비중이 커야할 것이다. 그러나, 우리나라 HIV 감염자 중 여성은 10% 미만이다.
- 이는 역학조사로 알려진 것과 달리 현재 우리나라 HIV 전파는 homosexual에 의한 부분이 상당히 크다는 것을 시사한다.

④ 전파 확률 : 1회 성교 시 HIV 감염 확률

- 여 → 남 : 0.03~0.1%
- 남 → 여 : 0.1~0.2%
- 남 → 남 : 0.5~3%

(2) **위험 인자 (risk factors)**

① **고위험 성행위**(항문 성교, anal intercourse) : rectal mucosa는 얇고 약하다. 물론 구강 성교(oral sex)와 정상 질식 성교(vaginal intercourse)도 전파

② **여성**(남→여가 여→남보다 8배 더 위험) : 남성 생식기는 노출되어 있는 반면에 여성 생식기는 pouch 형태라 정액이 머무는 시간이 길다.

③ **성병이 있는 경우** : 염증으로 인해 seminal fluid에 HIV의 target cell인 monocyte, lymphocyte 증가

- Genital ulcer를 유발하는 질환들이 더 위험 : syphilis, *H. ducreyi*, HSV

④ **혈중 HIV RNA titer가 높을 때** : 거꾸로 말해서 anti-retroviral therapy를 잘 받아 혈중 HIV RNA titer를 낮게 유지한다면 전파 위험도 줄어든다.

⑤ 기타 : alcohol, methamphetamine, ecstasy, ketamine, sildenafil

cf. 포경수술 시 남자의 감염 위험↓← 궤양성 성병 감수성 ↑, 염증 세포↑

2. 혈행성 전파 (bloodborne transmission)

(1) 역학적 특성

① 수혈 감염 : 감염된 혈액을 수혈받을 경우 전파율 90~100%

· 감염 후 'window period'에 헌혈을 할 경우 스크리닝에서 놓칠 수 있다.

② IDUs(injection drug users) : 주사기 바늘을 공유함으로써 전파 → IV, IM, SC 모두 전파 가능

(2) 혈액제제(blood product)

① HIV 전파 위험 (+) : 전혈(whole blood), 농축적혈구(packed RBC), 혈소판(platelets), 신선냉동혈장(FFP, fresh frozen plasma), 백혈구(leukocytes) 등 대부분의 혈액제제

② HIV 전파 위험 (-) : 열을 가해 virus를 제거하는 공정이 포함되는 hyperimmune γ-globulin, HBIG, plasma-derived hepatitis B vaccine, Rh_0 immune globulin

3. 의료행위 중 전파 (occupational transmission)

(1) Needlestick injury

① 미국 : 연간 60~80만명의 의료종사자들이 needlestick injury를 받는 것으로 추정

② '**Rule of 3**' : 1회의 needlestick injury의 결과로 감염될 확률이 HBV, HCV, HIV 순으로 대략 30%, 3%, 0.3%라는 의미

- HBV : ~6~30%
- HCV : ~1.8%
- HIV : 0.09% (mucous membrane exposure) ~ 0.3% (skin puncture)

(2) 기타 의료행위 중 전파 : 오염된 기구 등을 통해 치과치료, 수술, 장기이식, 인공수정

4. 태아/신생아로 전파 (maternal-to-fetal/infant transmission)

(1) HIV 감염 산모가 임신중 antiretroviral therapy를 받지 않은 경우 수직 감염률 : 선진국 15~25%, 개발도상국 : 25~35% 정도로 보고

(2) 감염 경로

① Before birth : 23~30%

② During birth : 50~65%

③ Breast-feeding : 12~20%

5. 기타

(1) 침 (saliva) : 전염 증거 없음 eg, 키스

(2) 눈물, 땀, 소변 : 전염 증거 없음

(3) 감염자에게 물렸을 때 (human bite) : rare

* 단, blood-contaminating body fluid는 전염 가능성 있어

D. 역학 (epidemiology)

1. 현황

(1) 전세계

① 유병률 : 추정 HIV 감염자 약 3천 320만명 (2007년 말 현재). 이중 사하라 사막 이남 아프리카가 2/3 차지(전국민의 〉50% 감염된 나라도 여럿). 그 다음이 동남아시아/남아시아로 4백만명. 동아시아는 100만명 추정. 아시아(중국, 인도), 러시아, 동유럽, 중앙아시아 등에서 증가 빨라

② 발생률 : 추정 신규 감염자 250만명/년 (2007년)

③ 사망률 : 추정 사망자 210만명/년 (2007년)

④ 남 : 여 = 1 : 1

(2) 미국 : 신규 발생 4만명/년(2002년) … 증가하지 않고 15년 동안 비슷한 수준 유지. AIDS 환자와 사망자는 90년대 중반 이후 감소하여 안정화 단계. HAART 치료와 기회감염 예방/치료 때문.

(3) 우리나라 (2008년 말 현재, **Figure 15-5**)

① 총 누적 감염자수 : 6,120명 (남자 91.3%)

② 사망자 : 1,084명

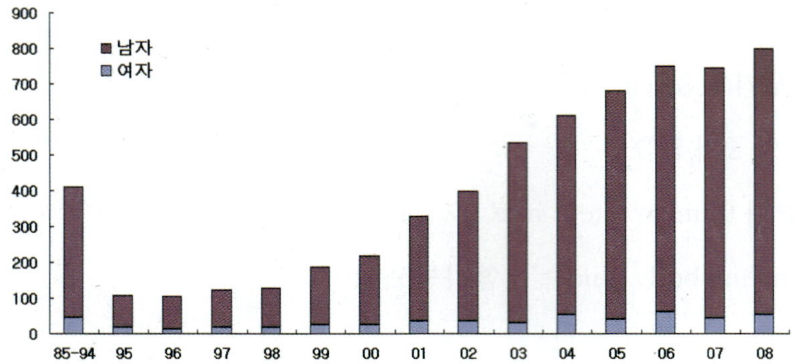

Figure 15-5 한국의 HIV/AIDS. 우리나라는 1985년 첫 감염자가 확인된 이래 1990년대 까지는 낮은 수준으로 발생하였으나 2000년대 들어서면서 지수함수 형태로 급증하는 양상을 보였다. 2007년에 처음으로 전년도에 비해 신규 감염자가 감소하기도 했으나 2008년에 다시 증가 추세로 돌아섰다.

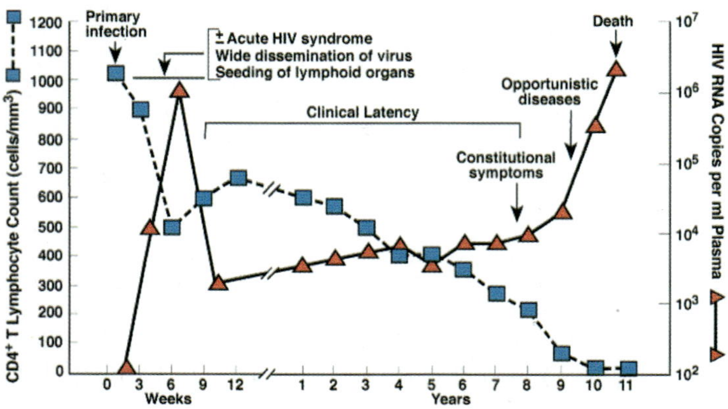

Figure 15-6
HIV/AIDS의 임상경과.

1. Primary infection
2. Acute HIV syndrome
3. Clinical latency
4. AIDS

Primary infection 後 HIV RNA 급증하고 CD4가 급감하면서 acute HIV syndrome이 나타나며 immune reaction으로 일단 조절되지만 완전한 elimination이 불가능하여 지속적인 감염상태가 되고 결국 AIDS를 일으킨다.

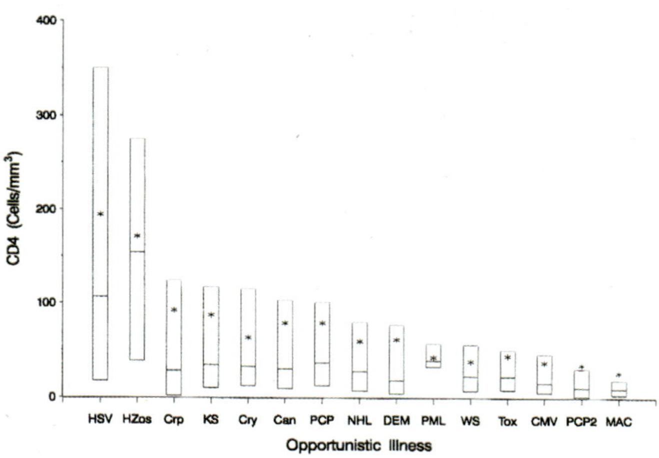

Figure 15-7 CD4 count 감소에 따른 opportunistic disease
CD4가 상대적으로 높은, 비교적 이른 시기부터 발생하는 질환 : TB, HSV, *H. zoster*

cf. MAC(*M. avium* complex, NTM)는 거의 말기에 발생

HZos : *H. zoster*, Crp : Cryptosporidiosis, KS: Kaposi's sarcoma, Cry : Cryptococcal meningitis, NHL : Non-Hodgkin's lymphoma, DEM : HIV-associated dementia, PML : Progressive multifocal leukoencephalopathy, WS : Wasting syndrome, Tox : *T. gondii* encephalitis, CMV : CMV infections, PCP2 : secondary PCP

2. 전파 경로 (mode of transmission)

(1) 전세계 : Heterosexual이 m/c (남 : 여 = 1 : 1)

(2) 미국

- Homosexual이 m/c (67%) 그러나 점차 heterosexual의 비중이 증가 (여자 증가)
- 주된 전파 경로 : ① Homosexual ② Heterosexual ③ IDUs (13%)

(3) 한국

- Heterosexual이 1위(60%)로 집계.
  … 남 : 여 = 13 : 1로서 실제적으로는 homosexual이 주된 전파 경로로 추정
- IDUs나 수혈감염은 sexual transmission에 비해 극소수.

임상양상 (clinical manifestations)

*** HIV/ AIDS 임상양상들의 발생기전**
① HIV에 의한 direct invasion : 'HIV-associated...'라고 이름 붙은 것들
② Opportunistic infection/ neoplasm
③ Drug therapy-related

A. HIV/ AIDS의 임상경과 (Figure 15-6)

1. Primary HIV infection

(1) **HIV의 target cells** : CCR5/CXCR4 coreceptor(+) cells

① **CD4+ T lymphocyte**

- Activated T cell에서 활발하게 증식한다(Figure 15-4).
- Persistent infection 때는 G1 phase resting T cell이 중요한 역할을 한다.

② **Macrophages**

③ **DC(dentritic cell)** : DC-SIGN이라는 표면 단백질이 HIV gp120과 결합하여 붙잡는다 → DC는 HIV를 증식시키기도 하지만 CD4+ T cell에게 HIV를 넘겨주는 역할도 한다.

(2) Transmission 후 pathogenesis

① Blood로 바로 들어온 HIV는 blood 내 target cell을 감염시킨다.

② Locally transmission된 경우(sexually, swallowing, breast feeding etc.)는 mucosa DC에 HIV가 trapping되고 이것이 CD4+ T cell에게 전해지고 blood로 유입된다.

③ **Blood로 유입된 HIV는 spleen과 lymphoid organ(esp. GALT)에서 replication을 활발하게 진행하여 viremia를 일으킨다 → 이것이 증상을 일으키면 acute HIV syndrome**

④ 수 주 이내에 HIV-specific immune response가 나타나 viremia는 조절되지만 resting CD4+ T cell (G1 phase)에서 HIV는 살아남아 persistent infection으로 진행한다.

※ HIV-specific immune response

· Humoral immunity : binding antibody, neutralizing antibody, ADCC(antibodies participating in antibody-dependent cellular cytotoxicity), enhancing antibodies

· Cell-mediated immunity : Helper CD4+ T cells, Class I MHC-restricted cytotoxic CD8+ T-cells, CD8+ T cell-mediated inhibition, ADCC, Natural killer cell

2. Acute HIV syndrome

(1) HIV 감염자 **~50%에서 primary infection 3~6주 후** 겪음 : 대부분 HIV에 의한 것인 줄 모름

(2) Primary infection 후 CD4+ T cell에서 증식한 HIV가 viremia를 일으켜서 나타나며 HIV-specific immune response가 시작되기까지 **1주~수 주 지속**됨.

(3) 증상 : **'infectious mononucleosis'와 유사**

① 전신 증상 : **fever, pharyngitis, lymphadenopathy**, headache/retroorbital pain, arthralgia/myalgia, lethargy/malaise, anorexia/weight loss, nausea/vomiting, diarrhea

② 신경학적 증상 : meningitis, encephalitis, peripheral neuropathy, myelopathy

③ 피부 증상 : erythematous maculopapular rash, mucocutaneous ulceration

3. Clinical latency & chronic/persistent infection ("asymptomatic period")

(1) **Clinical latency (asymptomatic stage) :** HIV-specific immune response로 viremia는 일단 조절되어 살아남은 HIV가 다시 활발하게 증식할 때까지 무증상 기간을 거친다(무증상 기간은 사람마다 다양하고, 그 중앙값은 10년).

(2) **Chronic/ persistent infection :** Viremia는 조절된다해도 **일단 infection에 성공한 HIV는 lymphoid organ으로 퍼져 살아남아 immune-mediated clearance를 피함으로써 감염된 사람이 죽을 때까지 제거되지 않는다.** 이 기간 동안에도 resting (G1 phase) CD4+ T cell 등에서 HIV는 증식을 계속한다.

4. Symptomatic disease (AIDS) → 진단 (diagnosis) 참조

(1) HIV가 살아남아 증식을 계속하여 CD4+ cell count가 감소 → cell-mediated immunity 감소 → opportunistic infection 등 임상증상

진단 (diagnosis)

A. HIV 감염자 진단

(1) **ELISA (=EIA, enzyme immunoassay)**

① 4th generation EIA : anti-HIV, p24 antigen detection

② Sensitivity 〉 99.5% : 'False-negative'는 거의 없다 → **screening 검사**로 좋음.

· 고위험군 아닌 유병률 낮은 집단에서는 **false-positive 많다** → EIA(+) 중 확진자 10% 불과

∴양성인 경우는 EIA 반복, 또다시 양성인 경우 western blot 시행

* False positive 관련 요인 : Ab to class II Ag, autoantibodies, hepatic disease, recent influenza vaccination, acute viral infections

(2) **Western blot : 확진검사법**

· 결과 판정 : 3가지 HIV major genes (*gag*, *pol*, *env*) products의 antibodies 확인

- 양성 : 3가지 종류 (+) - 음성 : 0가지 (+)
- 미결정 (indeterminate) → 1개월(4~6주) 후 F/U (± p24 antigen assay나 RNA test)

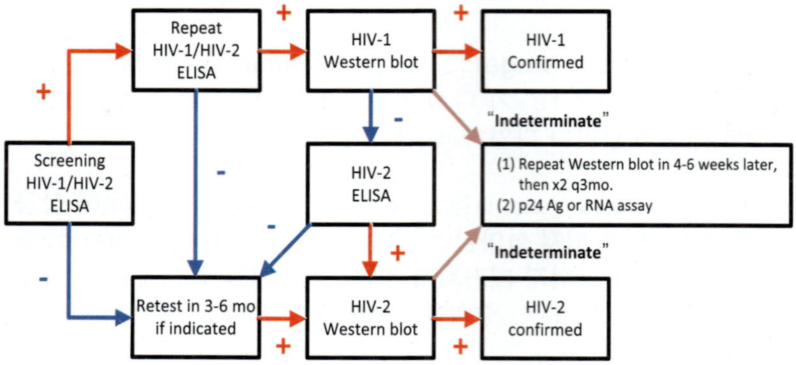

Figure 15-8
HIV 감염 진단.

(3) Direct HIV detection

① Immune complex-dissociated **p24 antigen capture assay** : 가장 sensitive

② HIV RNA 검출 : PCR, bDNA, NASBA 순으로 sensitive. RNA titer 정량 가능.

(4) HIV 감염 진단 과정 (**Figure 15-8**)

B. HIV 감염자에 대한 기본 검사

1. 초기 평가

(1) 병력청취 + P/E

(2) CBC, chemistry, chest x-ray

(3) CD4 count, HIV RNA titer

(4) VDRL, anti-toxoplasma antibody, PPD skin test, serologic tests for HAV/HBV/HCV

(5) MMSE (Mini-mental status examination)

(6) Counseling

2. Monitoring

(1) **CD4 count : immune status 평가**

(2) **HIV RNA titer : viral replication 평가**

C. 각 임상증후군의 진단

Table 15- 국내 HIV 감염 환자에서 발병하는 주요 기회감염.

기회감염	서울대학교병원 코호트 에서의 유병률 (1985. 5.~1998. 4.)*	기회감염	서울대학교병원 코호트 에서의 유병률 (1985. 5.~1998. 4.)*
Viral		**Fungal**	
Herpes zoster	20.2	Candidiasis	
Cytomegalovirus disease	9.8	Oral	21.3
Herpes simplex	8.1	Esophageal	9.2
Bacterial		*Pneumocystis jiroveciii* pneumonia	10.4
Tuberculosis	25.4	Cryptococcal pneumonia	1.7
Atypical mycobacterium infection	1.7	**Parasitic**	
Non-typhi Salmonella bacteremia	1.2	Cryptosporidiosis	2.3
		Amebiasis	
		Liver abscess	1.7
		Dysentery	0.6
		Isospora belli infection	1.7

*Oh MD, et al. Clin Infect Dis 29(6):1524-8

1. 호흡기계 질환

※ **most common complications in HIV/AIDS**

(1) Acute bronchitis

(2) Acute sinusitis : *S. pneumoniae*, *H. influenzae*

(3) **Pneumonia : m/c pulmonary disease in HIV/AIDS**

① **Bacterial pneumonia** : *S. pneumoniae*, *H. influenzae*

② **Pneumocystis pneumonia**

(3) Mycobacterial diseases

① **Tuberculosis**

- 비교적 HIV **초기 course부터** 나타날 수 있음. (평균 CD4 : 326/mm^3)
- LTI가 active TB로 develop할 위험은 HIV(-)인 경우에 비해 100배까지 높음.
- 미국에서 거의 사라졌다고 생각한 TB가 1980년대 이후 다시 고개를 든 것은 결핵에 대한 보건인프라의 감소와 함께 HIV/AIDS의 등장이 주요한 역할을 했다.
- Extrapulmonary TB(30~40%)와 disseminated disease의 비율이 HIV(-)에 비해 더 높음
- 진단 : sputum AFB/mycobacterial culture, chest x-ray, PPD skin test

② **Atypical mycobacterial infections** (NTM, non-tuberculous mycobacteria)

- **MAC**(*M. avium* complex : *M. avium*, *M. intracellulare*)이 m/c
- CD4 〈 100/mm^3인 **말기에** 나타남. (평균 CD4 : 10/mm^3)
- 임상양상 : disseminated disease (m/c), pulmonary(주로 lower lung)
- 진단 : mycobacterial culture (disseminated disease 많아 BM exam에서 양성률 높아)

(4) 기타

① CMV pneumonia

② Pulmonary cryptococcosis : 90%는 CNS cryptococcosis 동반

③ Lymphoid interstitial pneumonia (LIP)

④ Kaposi's sarcoma (KS)

⑤ Fungal : *Histoplasma capsulatum*, *Coccidioides immitis*

(5) **HIV/AIDS에서 bilateral ground-glass opacity의 감별진단 : Pneumocystis pneumonia, pulmonary edema**

* **"전형적인 pneumocystis pneumonia in HIV/AIDS"** : CD4〈200(대부분은 〈100)인 HIV 환자가 acute onset dyspnea를 호소한다. ABGA에서 hypoxemia, chest x-ray는 bilateral haziness, chest CT는 bilateral GGO를 보인다.

- **Pneumocystis pneumonia의 위험인자 (cell-mediated immunity ↓)**

  ① HIV ② 장기이식, 암 면역억제치료 ③ 선천성 면역저하 ④ Premature malnourished infants
- **진단 : 검체(sputum, BALF, biopsy 등)에서 trophozoite, cyst 확인**

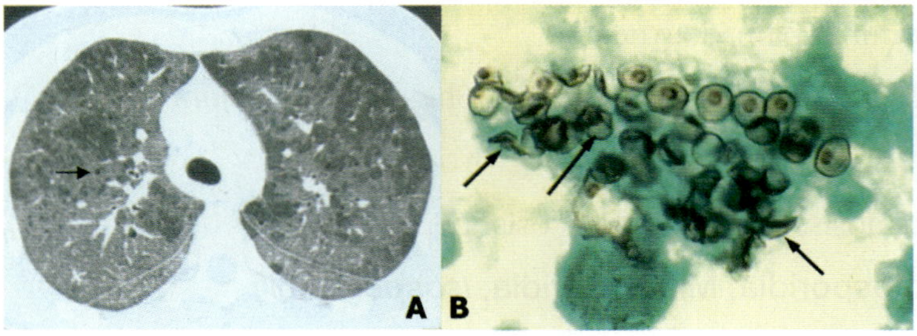

Figure 15-9
Pneumocystis pneumonia.
(A) CT에서 bilateral ground-glass opacity를 보인다.
(B) 검체를 Gomori-methenamine silver stain을 하면 cyst가 검게 보인다.

2. 심혈관계 질환 : 'common' … HIV 환자 autopsy에서 25~75%(+)

(1) HIV-associated cardiomyopathy (m/c) : D-CMP with CHF

(2) Opportunistic disease-associated cardiomyopathy : toxoplasmosis (m/c), cryptococcosis, Kaposi's sarcoma, Chagas disease

(3) Antiretroviral therapy의 adverse effects

(4) Pericardial effusion

3. 소화기계 질환 (Figure 15-10 참조)

(1) Oral lesions : CD4 〈 300/mm^{3}의 untreated case에서 잘 발생

① Oral candidiasis (thrush)

- Oral candidiasis가 생긴 59%는 다음해에 AIDS 발생(oral candidiasis는 category B).
- 진단 : direct smear로 pseudohyphae 확인

② Oral hairy leukoplakia

③ Aphthous ulcer

(2) Esophageal diseases

① **Esophagitis : Candida, CMV, HSV**

② Neoplasm : Kaposi's sarcoma, lymphoma

③ Achlorhydria : common (다른 gastric problem은 rare)

(3) G-I diseases : "abdominal pain/diarrhea"

① Enteric pathogens : *S. typhi*, *S. typhimurium*, Shigellosis, *C. jejuni*

② MAC

③ Fungal : histoplasmosis, coccidioidomycosis, penicilliosis

④ **Protozoa : Cryptosporidia, Microsporidia, *Isospora belli***

⑤ CMV colitis

⑥ HIV enteropathy(=AIDS enteropathy) : HIV의 direct G-I invasion

(4) Rectal lesion

① HSV : perirectal ulcers/ erosions

② Condylomata acuminata

③ Kaposi's sarcoma (KS)

④ Intraepithelial neoplasia

※ Diarrhea in HIV/AIDS W/U

Step 1 : Initial evaluation
- Hx.
- P/E
- Stool culture : enteric pathogens
- Stool : ova, parasite ×3
- Stool *C. difficile* toxin assay

Step 2 : Endoscopy (upper endoscopy or colonoscopy) ← step 1 뒤 colitis 의심 여부에 따라
Step 3 : HIV-associated enteropathy로 진단 … step 1, 2에서 진단되지 않았을 때

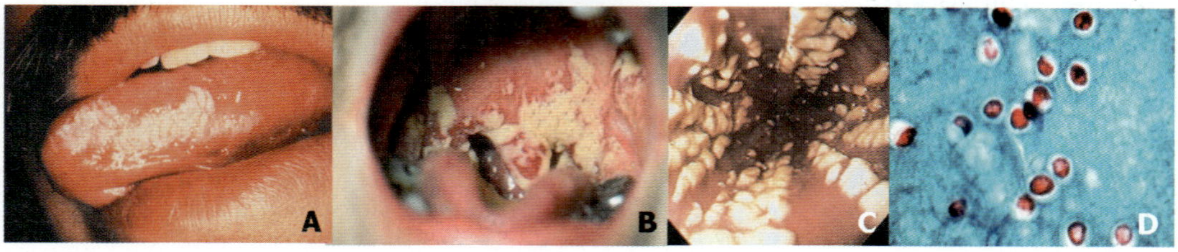

Figure 15-10 G-I lesions in HIV/AIDS.
(A) Oral hairy leukoplakia : tongue의 lateral border와, 인접한 buccal mucosa에 발생
(B) Oral thrush : soft palate(m/c), gingiva border를 따라 잘 발생
(C) Candida esophagitis
(D) Cryptosporidium : stool에서 acid-fast dye로 염색하면 oocysts를 관찰할 수 있다.

(5) Hepatobiliary disease

① Hepatitis

· IV drug user에서는 HBV/HCV coinfection 흔하다.

· 우리 나라 자료에 의하면 HIV/AIDS 환자와 일반인 사이에 HBV/HCV 감염의 유병률 차이는 없다.

〈1〉HBV

· 우리 나라에서 HIV(+) 환자의 7%는 HBV(+) → liver-related mortality 4~10배↑

· 치료 : lamivudine, emtricitabine, adefovir/tenofovir (IFN-α 은 반응×)

→ 이들 약제는 anti-HIV drug이기도 함 ∴ 내성 억제를 위해 combination!!

〈2〉HCV

· 우리 나라에서는 HIV/AIDS 환자에서 anti-HCV 양성률이 4% 미만

· 치료 : pegylated IFN-α + Ribavirin

〈3〉HDV, HEV, HGV도 흔하게 co-infection

〈4〉HAV는 특별한 상관관계는 없음. (그러나, HAV vaccination은 권장)

② Granulomatous hepatitis : MAC 등

③ Hepatic mass : TB, peliosis, fungal(*C. immitis*, *Histoplasma capsulatum*)

④ Papillary stenosis, sclerosing cholangitis : cryptosporidiosis, CMV, KS

⑤ **Drug-related**

〈1〉**RTI, PI 모두 hepatic metabolism ∴ hepatotoxicity 대부분 있다.**

· **Nevirapine** : fulminant cholestatic hepatitis, hepatic necrosis, hepatic failure

· **Atazanavir** : indirect hyperbilirubinemia

〈2〉Pentamidine : pancreatic injury

4. 요로생식기계 질환

(1) HIV-associated nephropathy : 90% 이상은 미국 흑인이나 히스패닉

· Microalbuminuria(~20%) cf. Edema, HTN : rare

· 진단 - Kidney USG : enlarged, hyperechogenic kidneys

- 확진 : Biopsy → collapsing FSGS 80% : 빠르게 ESRD로 진행

(2) Drug-related : pentamidine, amphotericin, adefovir, foscarnet, TMP/SMX

(3) Genitourinary tract infection

① Syphilis

· Condylomata lata : m/c presentation

· Neurosyphilis : 1%

· 진단 : Dark-field examination (cf. VDRL은 polyclonal B cell activation 때문에 false negative, anti-FTA는 immunodeficiency 때문에 false negative 많다)

② Vulvovaginal candidiasis

③ Trichomonas vaginitis

5. 내분비계/ 대사질환

(1) **Lipodystrophy** (**Figure 15-11**) : HAART 치료 6주~수년에 33~75%에서 발생

· **TG**↑, **cholesterol**↑, apoB↑, insulin↑, **glucose**↑

· **Fat redistribution** : truncal obesity("abdominal girth", "buffalo hump", enlarged breast), peripheral wasting(얼굴과 엉덩이 등)

· 20% 정도가 metabolic syndrome 기준에 부합

· 처음에는 PI의 부작용으로 생각했으나 PI-sparing regimen에서도 발생

· 치료 : gemfibrozil, atorvastatin

(2) Other HAART-related : hip/shoulder osteonecrosis/AVN(avascular necrosis)

(3) Hypogonadism : 남자의 50%

(4) SIADH with hyponatremia

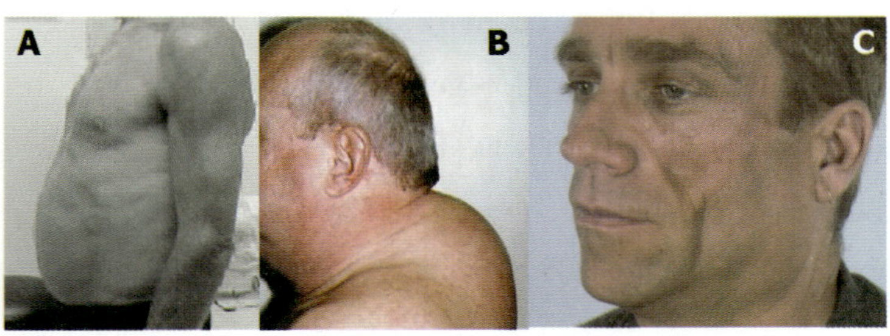

Figure 15-11
Lipodystrophy.
(A) Abdominal girth
(B) Buffalo hump
(C) Peripheral wasting

6. 면역/ 류마티스 질환

(1) **Immune reactivation syndrome**

- **Antiretroviral therapy 시작 후 immunity가 회복되면서 그동안 suppression 되었던 immune response가 강하게 나타나는 것**
- **이로 인해 opportunistic infection의 증상이 악화될 수 있다("paradoxical response").**

(2) Drug allergy eg, TMP/SMX (Bactrim®)

(3) Autoimmune disease-like features : antiphospholipid antibody (+), FANA (+)

(4) DILS (diffuse infiltrative lymphocytosis syndrome) : Sjögren's syndrome의 변종이지만 남자에 많고 anti-Ro/La는 음성, HLA-DR5(+)

(5) Joint diseases

① Arthralgia : 1/3

② Reactive arthritis, psoriatic arthritis : 5~10%

③ HIV 직접 침범

- HIV-associated arthropathy : knee, ankle 등 large joint를 침범하는 nonerosive, oligoarticular arthritis
- Painful articular syndrome

7. Immune reconstitution inflammatory syndrome (IRIS)

(1) Antiretroviral therapy를 시작한 수 주~수 년뒤 기존의 opportunistic infection에 대한 immune이 회복되면서 증상이 악화 → 사망할 수도

(2) CD4 〈 50 인 경우에 가장 흔함 … 특히 CD4 count가 가파르게 떨어졌던 경우에

(3) TB가 대표적 ∴ HAART 시작 전에 anti-TB treatment 시작해야

8. 혈액 질환

※ **HIV 전 course에 걸쳐서 흔하다.**

(1) **Lymphadenopathy**

① **Persistent generalized lymphadenopathy**

- 분명한 원인 없이 〉1 cm 림프절이 2개 이상 extrainguinal site에서 〉3개월 존재하는 것
- HIV infection에 의한 response로 나타난 marked follicular hyperplasia
- Antiretroviral therapy 없이 호전될 경우 disease progression 암시

② Lymphadenopathy의 감별진단

- CD4 〉200/mm^3 : KS, TB, lymphoma
- CD4 〈200/mm^3 : MAC, toxoplasmosis, fungal bacillary angiomatosis

③ LN biopsy 적응증

〈1〉CD4 〈 200/mm^3

〈2〉Systemic illness symptoms/signs : fever, weight loss

〈3〉LN 커지거나 fixed되거나 여러 개가 뭉쳐질 때

(2) **Anemia : m/c hematologic abnormality**

① Drug toxicity : **zidovudine**, dapsone

② Infections : B19 parvovirus, mycobacterial, fungal

③ Nutritional deficiencies : vitaminB12 defect(d/t achlorhydria, malabsorption)

※ EPO level 대개 낮아 rhuEPO가 도움이 됨. 예외) zidovudine-induced anemia는 EPO high

(3) Neutropenia : 50% 대부분은 mild

(4) Thrombocytopenia : 10% if CD4 〈 400

※ **HIV/AIDS에서 BM suppression 원인** : **HIV infection**, mycobacterial infection, fungal infection, B19 parvovirus infection, lymphoma, drugs (**zidovudine**, dapsone, **bactrim**, pyrimethamine, 5-flucytosine, ganciclovir, IFN-α, trimexate, foscarnet

9. 피부 질환

(1) Macular, roseola-like rash : acute HIV syndrome

(2) Seborrheic dermatitis : 50%

(3) Eosinophilic pustular folliculitis

(4) Psoriasis/ Ichthyosis

(5) Reactivation **herpes zoster (shingles)** : 10~20%

… 'clinical immunodeficiency의 첫번째 indication'일 수 있다.

(6) **HSV** : Recurrent mucosal ulcers(orolabial, genital, perianal), Herpetic whitlow(painful vesicles or extensive skin erosion)

(7) Diffuse skin eruptions in Molluscum contagiosum, condyloma acuminatum

(8) Erythematous cutaneous nodules : atypical mycobacterial, fungal, Bartonella, Acanthamoeba, KS

(9) Drug reactions : 대부분은 mild하나 Stevens-Johnson syndrome, erythroderma 발생하기도

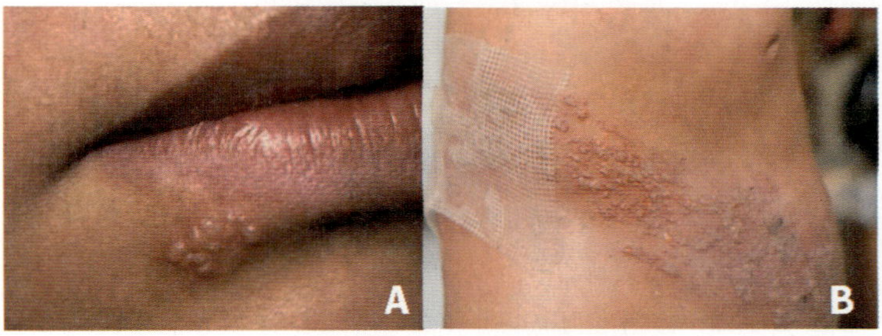

Figure 15-11 피부질환.
(A) Herpes labialis
(B) Herpes zoster
: dermatome을 따라 분포

10. 신경계 질환

(1) Aseptic meningitis

- Acute HIV syndrome 때 headache, photophobia, meningismus → 대개 2~4주 내 호전
- CSF exam : lymphocytic pleocytosis, protein ↑, glucose →
- AIDS develop 후에는 rare … 아마 'immune-mediated' disease일 것.

(2) **Cryptococcal meningitis : m/c cause of meningitis in HIV/AIDS**

- 1/3은 pulmonary disease(+)
- **CSF exam에서 India ink stain(+) 또는 cryptococcal Ag(+) (Figure 15-12)**

(3) HIV encephalopathy (=HIV-associated dementia, AIDS dementia complex) : ~3%

- 대개 late complication (CD4 〈 350)
- "Subcortical dementia" : Alzheimer ds. 등 일반적인 cortical dementia와 달리 aphasia, apraxia, agnosia는 흔하지 않고 주로 cognitive function (집중력, 기억력, 가독력, 수행능력) 저하로 나타남. Motor, behavior abnormality도 나타남.
- 진단 : MMSE 상 이전에 비해 cognitive function 저하 확인 + MRI상 cerebral atrophy, CSF exam 에서 다른 원인 배제

(4) **Seizure : 원인**

① **HIV encephalopathy** (24~47%)

② **Cerebral toxoplasmosis** (28%)

③ **Cryptococcal meningitis** (13%)

④ Primary CNS lymphoma (4%)

⑤ Progressive multifocal leukoencephalopathy

(5) **Toxoplasmosis : m/c secondary CNS infection in AIDS pts.**

- 대개 late complication (CD4〈200)
- 진단

  ① MRI : multiple enhancing lesions (single인 경우도 가능, Figure 15-12)

  * 감별진단 : primary CNS lymphoma, TB, fungal, bacterial abscesses

  ② 확진 : brain biopsy → 그러나 2~4주 empirical therapy에서 실패한 경우에나 시행.

  cf. *T. gondii* Ab(-)인 경우는 toxoplasmosis 가능성 〈 10% → biopsy

(6) Progressive multifocal leukoencephalopathy(PML) : ~4%

- JC virus가 원인
- Protracted course with multifocal neurologic deficits ± mental change
- MRI : multiple, nonenhancing white matter lesions, occipital/ parietal lobes
- No specific tx. 단, HAART 이전에는 증상(+) 3-6개월 내 사망 → 2.5년 이상으로 늦어져

(7) 기타 : Reactivation American trypanosomiasis, Stroke, Myelopathy, poly-radiculopathy, **Peripheral neuropathies (distal sensory polyneuropathy가 m/c)**, Myopathy

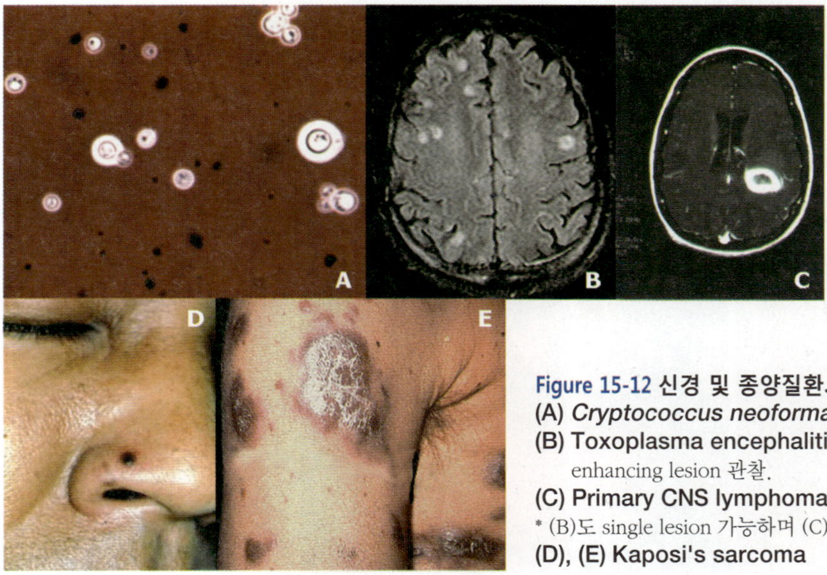

Figure 15-12 신경 및 종양질환.
(A) ***Cryptococcus neoformans*** : India ink (CSF)
(B) Toxoplasma encephalitis : MRI상 multiple enhancing lesion 관찰.
(C) Primary CNS lymphoma
* (B)도 single lesion 가능하며 (C)도 multiple lesion 가능
(D), (E) Kaposi's sarcoma

11. 눈 질환 (Figure 15-13 참조)

(1) **Cotton wool spots (m/c)** : CMV retinitis와 달리 visual loss 일으키지 않고 시간이 지나면 호전되거나 안정됨

(2) **CMV retinitis**

- CD4 〈100인 경우 3~6개월마다 안과 검진 받아야 함.
- Painless, progressive visual loss, blurred vision, “floaters”, scintillations
- 대개 bilateral이나 한쪽 눈을 더 심하게 침범
- 진단
  - Retina의 perivascular hemorrhage, exudates
  - Vitreous/ aqueous humor sampling에서 CMV 확인

12. 기타 감염 질환/Wasting syndrome

(1) Bartonella : Bacillary angiomatosis, Cat-scratch disease, trench fever 유발

(2) Histoplasmosis

(3) *Penicillium marneffei*

(4) Visceral leishmaniasis

(5) Generalized wasting

- 다른 원인 없는 〉10% weight loss + fever + chronic diarrhea/ fatigue 〉 30days
- Severe muscle wasting+scattered myofiber degeneration 때때로 myositis(+)
- Glucocorticoid가 도움되기도

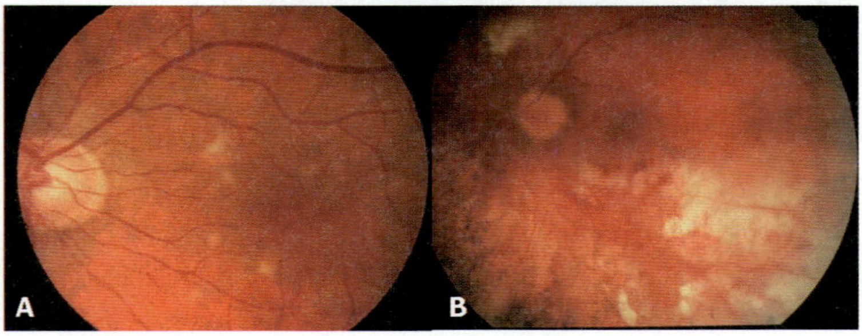

Figure 15-13 눈질환.
(A) Cotton wool spots
(B) CMV retinitis

13. 종양질환 (Figure 15-12 참조)

(1) **Kaposi's sarcoma**

① HAART 도입 후 급감 : 79% in 1981 → 〈 1% in 1997

② 〈10%에서만 malignancy로 사망

③ Viral cofactor : Kaposi sarcoma-associated herpes virus (KSHV, HHV-8)

④ 초기 피부 증상 : small, raised macule (vascular nature 및 extravasated RBC 때문에 reddish-purple, brown)

⑤ Skin, LN, G-I tract, Lung(lower lobes) 침범

(2) **Lymphomas : 90% B cell type, 50% EBV (+)**

① **Immunoblastic lymphoma** (grade III, IV) : **m/c** (~60%)

② Burkitt's lymphoma(small non-cleaved cell lymphoma) : ~20%

③ **Primary CNS lymphoma** : ~20%

※ **HIV와 관련성**
- 분명하게 HIV 환자에서 더 빈번하게 나타나는 종양 : ① KS, ② NHL
- HIV 환자에서 보다 빈번하게 나타나는 것으로 여겨지는 종양 : Hodgkin's lymphoma, multiple myeloma, leukemia, melanoma, cervical/brain/testicular/oral/lung/anal cancer

치료 (treatment)

A. 감염 예방

1. 성행위

(1) Safe sex vs. Unsafe sex : **Table 15-4** 참조

(2) **Condom : 'most effective means in preventing HIV'** → 메타분석에 따르면 80% 예방효과

2. 혈행성 감염

(1) 수혈 전파 : 헌혈 혈액에 대한 철저한 검사가 필요 but '미형성기'가 문제 (**Figure 15-14**)

※ 미국의 예방 지침

① 모든 blood product에서 HIV RNA, p24 antigen, anti-HIV 스크리닝
② Risk behavior 있는 사람은 스스로 헌혈하지 않도록 (self-deferral)
③ HBV, HCV 등 surrogate parameter 확인
④ Syphilis serology 검사

(2) IDUs : 1회용 주사기 사용

Table 15-4 Safe sex vs. Unsafe sex.

"Safe" sex
Abstinence
Monogamous relationship with confirmed seronegative partner
Manual sex
Kissing
Intercourse with latex condom (used in combination with nonoxynol-9)
"Unsafe" sex
Intercourse with "natural skin" condom
Intercourse with latex condom lubricated with petroleum-based lubricants
Unprotected orogenital sex/vaginal intercourse/anal intercourse

HIV 감염으로부터 '안전한 성행위'는 금욕(abstinence), 검사결과가 음성인 배우자 한사람과만 성행위 (일부일처) 그리고 latex condom 사용이 포함된다. Condom을 사용하지 않은('unprotected') 어떠한 성행위도 '안전하지 못한 성행위'로 분류된다.

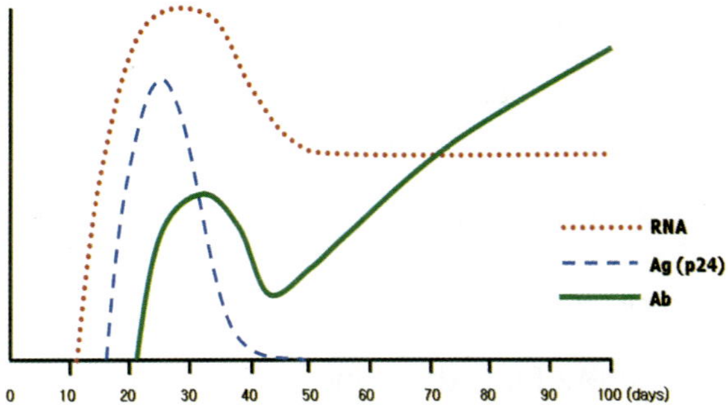

Figure 15-14 감염 후 결과 측정.
'미형성기(window period)' : 감염시점으로부터 어떤 검사가 감염을 확인할 수 있을 때까지 시간.
HIV antibody (ELISA) : 22일
HIV antigen (p24) : 17일
HIV RNA (PCR, bDNA, NASBA) : 10-12일
* 2005년 초 이래 우리나라는 모든 헌혈 혈액에 대해 combo test(antibody+antigen)과 PCR 검사법을 시행하고 있음.

3. 의료종사자 전파

(1) **Universal precautions**

① **모든 검체는 위험한 것으로 간주**

② **필요한 개인 protection을 갖춘다 : goggle, mask, gown, glove 등**

③ **Needle은 절대 만지거나 recapping하지 않는다.**

(2) **PEP (postexposure prophylaxis)**

a. 적응증 (indications)

① 환자가 HIV(+)

② 환자의 HIV 상태는 모르지만 HIV 감염자일 가능성이 있거나 고위험군인 경우

b. 처방 : 기본적으로 zidovudine 등 3제 요법(3-drug PEP) (예외 : 상처가 심하지 않으면서 환자가 무증상 또는 HIV RNA 〈1,500인 경우, 환자의 HIV 상태를 모르는 경우는 2제)

4. Maternal-to-fetal transmission 예방

(1) Anti-retroviral therapy → RNA titer ↓ → 전파율 60~80% 감소 가능

· RNA titer 〈1,000/mL 인 산모 수직 감염률 : 0%, 〉 100,000/mL 산모는 40.6%

(2) AZT(zidovudine) regimen

· Antepartum : AZT 100 mg PO × 5/d PO (임신 13~34주부터 시작)

· Intrapartum : AZT 2 mg/kg IV × 1 → 1 mg/kg/h continuously infusion

· Postpartum : Newborn AZT syrup 2 mg/kg q6h ×6 weeks (생후 8~12 h경부터)

B. HAART(highly active antiretroviral therapy)

※ "cornerstone of management"

1. Anti-retroviral drugs의 작용기전에 따른 분류 (FDA 허가 약품)

(1) **Reverse transcriptase inhibitors (RTI)**

① **Nucleoside RTI (NRTI)** : Zidovudine (AZT), Didanosine (ddI), Zalcitabine (ddC), Stavudine (d4T), Lamivudine (3TC), Emtricitabine (FTC), Abacavir, Tenofovir

② **Non-NRTI (NNRTI)** : Delavirdine, Nevirapine, Efavirenz, Etravirine

(2) **Protease inhibitors (PI)** : Saquinavir, Ritonavir, Indinavir, Nelfinavir, Amprenavir, Fosamprenavir, Lopinavir/ritonavir, Atazanavir, Tipranavir, Darunavir

(3) Entry inhibitors

① Fusion inhibitor (FI) : Enfuvirtide

② CCR5 antagonist : Maraviroc

(4) Integrase inhibitors : Raltegravir

(5) Combination formulations

① Combivir : Zidovudine + Lamivudine

② Epzicom : Zidovudine + Abacavir

③ Trizivir : Zidovudine + Lamivudine + Abacavir

④ Truvada : Tenofovir + Emtricitabine

⑤ Atripla : Tenofovir + Emtricitabine + Efavirenz

⑥ Triomune : Stavudine + Lamivudine + Nevirapine

2. 치료의 목표

※ **Viral replication 최대한 억제 → 생명 연장, 삶의 질 향상**

※ **'HIV eradication'은 불가능**

3. 치료의 원리

(1) HIV replication이 진행하면 → immune system damage → AIDS로 진행

(2) **중요한 지표 2가지**

① **Plasma HIV RNA titer** : HIV replication의 크기, CD4+ T cell destruction 속도 반영

② **CD4+ T cell count** : 현재 immune system의 competence 반영

(3) Individualized decision 필요 : disease progression 속도는 사람마다 차이

(4) Viral replication 최대한 억제하는 것이 치료의 목표 : 억제할수록 내성 출현 감소

(5) '**Combination therapy**' : 이전에 치료받지 않았고 이전에 치료한 약물과 cross-resistance가 없는 가장 효과적인 약물들을 병합해서 치료 시작해야

(6) Anti-retroviral drugs는 **optimal schedule, dosage로** 사용한다.

(7) 사용할 수 있는 약물 갯수는 한정되어 있다. 치료를 장기간으로 고려하여 결정해야

(8) 여성, 어린이, 성인 모두에게 기본적인 원칙은 동일하다.

(9) 환자가 drug에 adherence를 유지할 수 있도록 돕는다 : support plan, 용법과 부작용에 대한 교육, 처방을 간단하게 (약의 알수와 가짓수를 줄인다)

4. 언제 치료를 시작하는가?

(1) Acute HIV syndrome

(2) Chronic HIV infection

① **Sx. (+)*** ***or***

* HIV-associated nephropathy 포함

② **CD4 count 〈 350/mm^3**** ***or***

** CD4 〈 200/mm^3 또는 HIV RNA 〉 100,000 copies/mL 기준으로 하기도 한다.

③ **Pregnancy**

(3) PEP (post-exposure prophylaxis)

5. 치료 약물은 어떻게 구성하는가?

(1) 1st regimen : 2 NRTI (이중 1가지는 lamivudine이나 emtricitabine) + 1 NNRTI

(2) 2nd regimen : 2 NRTI + 1 PI

6. 언제 치료 약물을 변경해야 하는가?

(1) 치료 시작 4주 이내에 HIV RNA titer가 1 log 이상 감소하지 못한 경우

(2) 다른 원인 (intercurrent infection, vaccination, test methodology problem) 없이 HIV RNA titer가 3배 이상 증가한 경우

(3) 지속적으로 CD4+ count가 감소하는 경우

(4) 임상적으로 환자의 상태가 악화되는 경우

(5) 약제 부작용

7. 중요한 anti-retroviral drugs의 종류와 부작용, 특징 (Table 15-5 참조)

(1) **NRTI의 주된 부작용 : hepatic steatosis, lactic acidosis, pancreatitis, peripheral neuropathy**

· NNRTI가 selective하게 reverse transcriptase만 block하는 데 비하여 NRTI, 곧 nucleoside/nucleotide analogue는 다양한 DNA polymerization reaction을 block할 수 있어 mitochondrial damage를 포함해 side effects가 더 많다.

(2) **NNRTI의 주된 부작용 : maculopapular skin rash**

(3) **Protease inhibitor(PI)의 주된 부작용 :** lipodystrophy (fat redistribution, dyslipidemia, hyperglycemia)*, **drug interaction (CYP450)****

* 처음에는 PI의 부작용으로 이해했으나 PI-sparing regimen (eg, stavudine)에서도 보고

** CYP450 inhibition → macrolide, R-warfarin, CCBs, glucocorticoids level ↑

(4) **대부분 약제의 공통 부작용 : hepatotoxicity (∵ liver에서 대사)**

cf. Nephrotoxicity는 적다. (예외 : tenofovir)

C. 주요 질환 치료

1. Pneumocystis pneumonia

(1) **표준 치료 : TMP/SMX (trimethoprim/sulfamethoxazole)**

(2) **Glucocorticoid 치료를 추가하는 적응증 : PaO_2 〈 70 mmHg 또는 $AaDO_2$ 〉 35 mmHg**

(3) **치료 기간 : 3주 → 이후 secondary prophylaxis 시작**

2. CMV retinitis

(1) Induction tx. : **ganciclovir (+ foscarnet)** × 3주

(2) Maintenance tx. : valganciclovir, ganciclovir implant etc. until CD4 〉100~150 for 6mo.

3. Cryptococcal meningitis

(1) **Amphotericin** 0.7 mg/kg/d **+ flucytosine** 25 mg/kg qid × 2주
→ **fluconazole** 400 mg/d ×10주

(2) Maintenance therapy : fluconazole 200 mg/d until CD4 〉 200/mm^3 for 6mo.

4. Toxoplasmosis

(1) Standard treatment : sulfadiazine + pyrimethamine + leucovorin

D. 주요 질환 예방

(1) 예방적 화학요법 (**Table 15-6**) : 흔하고 중요한 기회감염에 대해서는 예방적 항생제 투여

(2) 예방 접종 : HBV, HAV, *Streptococcus pneumoniae*, HPV (9~26세 여성)

Table 15-5 **Antiretroviral drugs.**

약품명	부작용	특징
NRTI		
Zidovudine	**Anemia, Neutropenia,** Myopathy, Lactic acidosis, Liver steatosis, Headache, Nausea	최초 개발. Maternal-to-fetal transmission 예방에도 쓰임
Didanosine	**Peripheral neuropathy, Pancreatitis**, Lactic acidosis, Liver steatosis, Abnormal LFT	2번째 개발. Pancreatitis 병력 있으면 금기
Zalcitabine	Peripheral neuropathy, Pancreatitis, Lactic acidosis, Liver steatosis, Oral ulcers	3번째 개발
Stavudine	Pancreatitis, Peripheral neuropathy, Lactic acidosis, Liver steatosis, Ascending N-M weakness, Lipodystrophy	Mitochondrial toxicity 심한 편
Lamivudine	Hepatotoxicity	HBV 치료도 쓰여 HIV/HBV 공감염 시 resistance 방지 위해 단독으로 쓰지 않아야. Lamivudine, Emtricitabine은 regimen에 흔히 포함돼
Emtricitabine	Hepatotoxicity	
Tenofovir	Renal toxicity (potential)	
Abacavir	**Hypersensitivity reaction** (can be fatal), Fever, Rash, Nausea, Vomiting, Malaise/Fatigue, Loss of appetite	
NNRTI		
Delavirdine	Maculopapular skin rash, Abnormal LFT	
Nevirapine	Maculopapular skin rash, Hepatotoxicity	
Efavirenz	Light-headedness, Skin rash, Dysphoria, Abnormal LFT, Drowsiness, Depression, Abnormal dream	임신 1기에는 금기. Regimen에 흔히 포함
Etravirine	Rash, Headache, dizziness, Nausea, Diarrhea	
PI		
Saquinavir	Diarrhea, Nausea, Headache, HyperGlc, Fat redistribution, Abnormal lipid	Best-tolerated PI
Ritonavir	Nausea, Abdominal pain, HyperGlc, Fat redistribution, Abnormal lipid, Drug interaction	
Indinavir	**Nephrolithiasis**, Indirect hyperbilirubinemia, HyperGlc, Fat redistribution, Abnormal lipid	
Nelfinavir	Diarrhea, Hyperglycemia, Fat redistribution, Abnormal lipid	
Amprenavir	Nausea, Vomiting, Diarrhea, Rash, Oral paresthesia, Abnormal LFT, Hyperglycemia, Fat redistribution, Abnormal lipid	
Fosamprenavir	Nausea, Vomiting, Diarrhea, Rash, Oral paresthesia, Abnormal LFT, HyperGlc, Fat redistribution, Abnormal lipid	
Lopinavir/Ritonavir	Diarrhea, Hyperglycemia, Fat redistribution, Abnormal lipid	Pharmacologic enhancement
Atazanavir	Hyperbilirubinemia, PR prolongation on EKG, Nausea, Vomiting, HyperGlc, Fat maldistribution	
Tipranavir	Diarrhea, Nausea, Fatigue, Headache, Skin rash, Hepatotoxicity, ICH	
Darunavir	Diarrhea, Nausea, Headache	
Entry inhibitors		
Enfuvirtide	Local injection reactions, Hypersensitivity reactions, Bacterial pneumonia	Fusion inhibitor. SC 제제
Maraviroc	Hepatotoxicity, Nasopharyngitis, Fever, Cough, Rash, Abdominal pain, Dizziness, Fever, Musculoskeletal sx.	CCR5 antagonist
Integrase inhibitor		
Raltegravir	Nausea, Rash	

Table 15-6 Recommended Prophylaxis Regimen for HIV/AIDS.

Pathogens	Indications	First Choice
Strongly Recommended as Standard of Care		
Pneumocystis jiroveciii	CD4 count $<200/mm^3$ or oropharyngeal candidiasis	TMP-SMX, 1 double-strength tablet PO qd OR TMP-SMX 1 single-strength tablet PO qd
Mycobacterium tuberculosis	TST reaction $>$ 5 mm or prior positive TST result without treatment or contact with case of active TB regardless of TST result	Isoniazid 300 mg PO + pyridoxine 50 mg PO qd × 9 mo OR Isoniazid 900 mg PO + pyridoxine 100 mg PO twice weekly × 9 mo
***M. tuberculosis* (isoniazid-resistant)**		Rifampin 600 mg PO qd × 4 mo OR Rifabutin 300 mg PO qd × 4 mo
Toxoplasma gondii	Immunoglobulin G antibody to Toxoplasma and CD4 count $< 100/mm^3$	TMP-SMX, 1 double-strength tablet PO qd
***Mycobacterium avium* complex**	CD4 count $< 50/mm^3$	Azithromycin 1200 mg PO every week OR Clarithromycin 500 mg PO bid
Varicella-zoster virus (VZV)	Significant exposure to chickenpox or shingles for patients who have no history of either condition or, if available, negative antibody to VZV	Varicella-zoster immune globulin (VZIG), 5 vials (1.25mL each) IM, administered $<$ 96 hr after exposure, ideally within 48 hr
Generally Recommended		
Streptococcus pneumoniae	CD4 count $> 200/mm^3$	23-valent polysaccharide vaccine, 0.5 mL IM
Hepatitis B virus	All susceptible (anti-HBc-negative) patients	Hepatitis B vaccine : 3 doses
Influenza virus	All patients (annually, before influenza season)	Inactivated trivalent influenza virus vaccine : 1 annual dose (0.5mL) IM
Hepatitis A virus	All susceptible (anti-HAV-negative) patients who are at increased risk for HAV infection	Hepatitis A vaccine : 2 doses

프리미어 내과

The Essence of Internal Medicine

PREMIER INTERNAL MEDICINE

류마티스

Rheumatology

류마티스학

Rheumatology

1

Approach to Musculoskeletal Disorders

근골격계질환의 접근법

서론 (introduction)

A. 근골격계 증상을 호소하는 환자에 대한 접근 순서

(1) **해부학적 위치** : 관절증상 vs. 비관절증상

(2) **병리학적 기전** : 염증성 vs. 비염증성

(3) **이환된 관절의 범위**

① 국소성 (localized) vs. 전신성 (systemic),

② 단관절 (monoarticular) vs. 소수관절 (oligoarticular) vs. 다관절 (polyarticular)

(4) **시간적 진행 경과** : 급성 vs. 만성

(5) **감별진단** (differential diagnosis)

B. 관절 대 비관절 (articular vs. nonarticular)

1. 구분

(1) 관절 : 윤활막 (synovium), 윤활액 (synovial fluid), 관절연골, 관절내 인대, 관절낭 (joint capsule), 관절곁 뼈 (juxtaarticular bone)

(2) 비관절성 구조 : 관절외인대 (extraarticular ligament), 인대, 윤활낭 (bursa), 근육, 근막, 뼈, 신경, 피부 등

2. 감별점

(1) 관절의 문제임을 시사하는 소견

① Deep or diffuse pain

② Active & passive movement 시 관절 운동 제한 (limited range of motion)

③ Swelling ← synovial proliferation, effusion, bony enlargement

④ Crepitation, instability, locking, deformity

(2) 관절의 문제가 아님을 시사하는 소견

① Active motion에 의해서는 통증 유발되지만 passive motion으로는 유발되지 않을 때

② 국소 압통(point or local tenderness)

③ Joint capsule로부터 멀리 떨어진 곳의 신체검진 이상 소견 (+)

④ Crepitus/instability/ deformity (-/-/-)

C. 염증성 대 비염증성 (inflammatory vs. noninflammatory)

1. 원인별 구분

(1) 염증성 질환 : 감염성 (infectious), 결정 유발성 (crystal-induced), 면역 관련 (immune-related), 반응성 (reactive), 특발성 (idiopathic)

(2) 비염증성 질환 : 외상 (trauma) , 골관절염 (osteoarthritis), 종양, 섬유근통 (fibromyalgia)

2. 감별점

(1) 염증성 질환

① Inflammation의 4 signs : pain, erythema, warmth, swelling

② Systemic symptoms : prolonged morning stiffness, fatigue, fever, weight loss

③ Laboratory test : ESR↑, CRP↑, thrombocytosis, ACD (anemia of chronic disease), hypoalbuminemia

(2) 비염증성 질환

① Swelling이나 warmth를 동반하지 않은 통증

② Systemic symptoms (-)

③ Morning stiffness는 없거나 최소

④ 염증을 시사하는 검사소견 (-)

(3) **관절강직 (articular stiffness) : 감별에 중요**

① **염증성 질환 : 장시간 휴식시 발생(대개 자고난 후 아침에 심하므로 이 경우 morning stiffness라고도 함), 수시간 지속, 움직일수록 호전**

② 비염증성 질환 : 짧은 휴식에도 발생, 대개 60분 미만 지속(대개 30분 정도), 움직임에 의해서 악화됨

근골격계 질환에의 접근

A. 병력 청취 (history taking)

1. 성별, 연령, 가족력

(1) 남 : gout, ankylosing spondylitis, reactive arthritis

(2) 여 : SLE, RA(rheumatoid arthritis), fibromyalgia

2. 시간적 경과

(1) 시작 (onset)

① 갑자기 시작(abrupt) : septic (infectious) arthritis, gout, trauma

② 서서히 시작(indolent) : osteoarthritis(OA), rheumatoid arthritis (RA), fibromyalgia

(2) 경과 (evolution)

① 만성(chronic) : OA

② 간헐적(intermittent) : gout

③ 이동성(migratory, 한 관절 침범 후 호전 → 다른 관절 침범 후 원래 관절염은 호전되는 양상 →...) : rheumatic fever, gonococcal arthritis, viral arthritis

④ 부가적(additive, 한 관절 침범 → 다른 관절 추가로 침범하는 양상) : RA, reactive arthritis

(3) 기간 (duration) : 6주 기준으로 급성과 만성으로 구분

① 급성(acute) : infectious arthritis, crystal-induced arthropathy, reactive arthritis

② 만성(chronic) : OA, RA

3. 염증 관절의 숫자 및 분포

(1) 관절수 : monoarticular (1개), oligoarticular (2~4개), polyarticular (4개 초과)

(2) 분포 : 대칭/비대칭, 상지/하지, 몸통뼈대 (axial skeleton) 침범여부

4. 유발요인

· Trauma, drug, illness 등

5. 관절 이외의 장기 침범

(1) 전신증상

① Fever : SLE, infection

② Rash : SLE, reactive arthritis, dermatomyositis

③ Weakness : polymyositis, polymyalgia rheumatica

(2) 눈 : Behcet's disease, sarcoidosis, reactive arthritis

(3) 위장관 : scleroderma, enteropathic arthritis/inflammatory bowel disease

(4) 비뇨기계 : reactive arthritis, gonococcemia

6. 관절성/비관절성, 염증성/비염증성의 구별

· 서론의 설명 참조.

B. 신체 검진 (physical examination)

1. 관절

(1) Tenderness

(2) Swelling : synovial effusion과 synovial proliferation 감별

(3) Range of motion, contracture의 유무

(4) Crepitus (마찰음) : 관절이 움직일 때 갈리는 듯한 잡음 및 진동

(5) Deformity, stability

2. 근육

(1) Strength (5-point scale)

(2) Atrophy, tenderness, spasm

3. 연부조직 / 관절주위 조직

4. 관절별 특수 검사 (specific maneuver)

C. 검사실 검사 (laboratory tests)

1. 기본적 검사

(1) CBC

(2) Acute phase reactant : ESR, CRP

(3) uric acid : gout가 의심될 경우

2. 추가적인 검사가 필요한 경우

(1) 단관절성 질환 (monoarticular condition)

(2) 외상성 질환 (traumatic condition)

(3) 염증성 질환 (inflammatory condition)

(4) 신경학적 증상 (neurologic change)

(5) 전신 증상 (systemic manifestation)

(6) 6주 이상의 증상이 있는 경우

3. 혈청학적 검사

※ 해당 질환이 의심될 때에만 시행함

(1) RF (rheumatoid factor)

(2) ANA (antinuclear antibody)

(3) Complement level

(4) ANCA (antineutrophil cytoplasmic antibody)

(5) ASO (antistreptolysin O)

4. 윤활액 (관절액) 검사 (synovial fluid analysis)

※ **Table 1-1**, **Figure 1-1** 참조.

(1) Clarity

(2) Color

(3) Viscosity

(4) Cell count (WBC, %poly)

(5) Crystal

(6) Gram stain & culture

5. 영상 검사

· 필요에 따라 시행.

Table 1-1 Synovial Fluid Analysis by Cell Count (WBC).

CLASSIFICATION	Clarity	Color	Viscosity	WBC	% Poly	Example
Normal	Transparent	Colorless/ Straw	High	< 200	< 25	
Noninflammatory	Transparent	Straw/Yellow	High	< 2,000	< 25	OA, trauma
Inflammatory	Translucent	Yellow	Low	< 50,000	> 50	RA, gout
Septic	Opaque	Mixed	Mixed	> 50,000	> 75	Septic arthritis
Hemorrhagic	Mixed	Bloody	High	200~2,000	50~75	Trauma, tumor

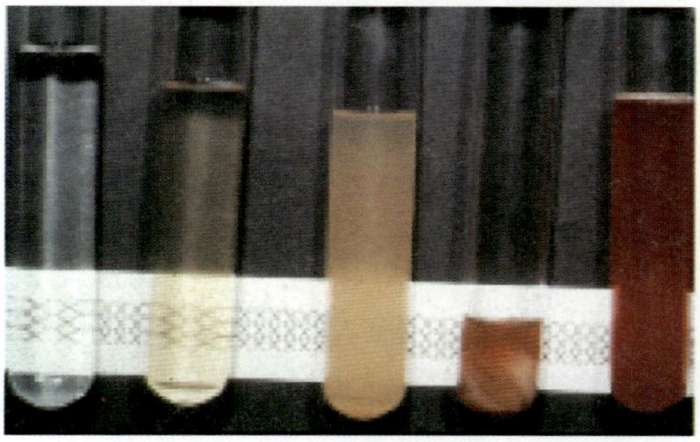

Figure 1-1 관절 윤활액.
맨왼쪽부터 정상(normal), 비염증성(noninflammatory), 염증성(inflammatory), 화농성(septic), 출혈성(hemorrhagic) 윤활액의 육안소견. 뒤편의 문양이 투명도에 따라서 보이거나 안보인다.

부위별 증상 (regional rheumatic complaints)

A. 손의 통증 (hand pain)

1. 원인

(1) 한쪽 손만 아픈 경우 (Unilateral hand pain) : trauma, overuse, infection, reactive, crystal

(2) 양손이 다 아픈 경우 (Bilateral hand pain) : degenerative, systemic, inflammatory/immune

2. Pattern of joint involvement

· Figure 1-2 참조.

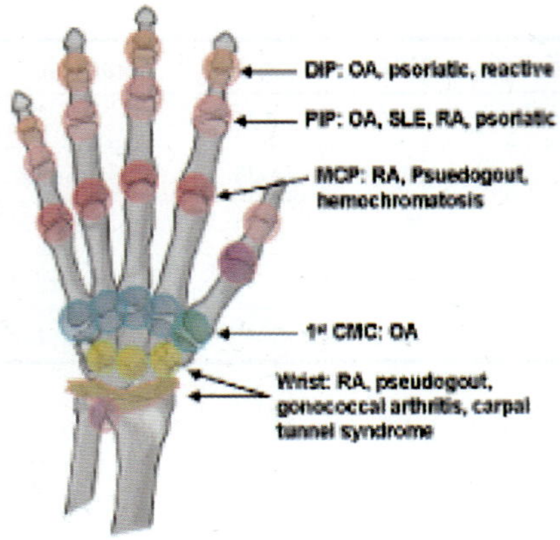

Figure 1-2 각 손관절을 주로 침범하는 질환.

B. 손목의 통증 (wrist pain)

1. De Quervain's tenosynovitis

(1) Abductor pollicis longus(APL), extensor pollicis brevis (EPB) tendon sheath의 염증

(2) Radial part에 국한된 손목 통증

(3) Finkelstein test (**Figure 1-3**)

2. Carpal tunnel syndrome (손목굴증후군)

(1) Carpal tunnel을 통과하는 median nerve 압박 → 저림, 감각이상 등의 증상 발생

(2) 원인 : pregnancy, edema, trauma, osteoarthritis, inflammatory arthritis, infiltrative disorder

(3) Tinel test (**Figure 1-4**) : 말초신경이 근골격계의 한 지점에서 압박으로 인해 통증이 발생한 경우 그 부위를 인위적으로 두드려서 통증이 재현되는지를 보는 검사로 흔하게 손목굴증후군에서 진단을 위해 사용된다.

(4) Phalen test (**Figure 1-5**) : 손목굴증후군 환자에서 손목을 굽히고 양쪽 손등을 붙인 자세를 취하면 정중신경이 압박되는데 자세를 1분정도 취하면서 증상이 재현되는 것을 보는 검사이다.

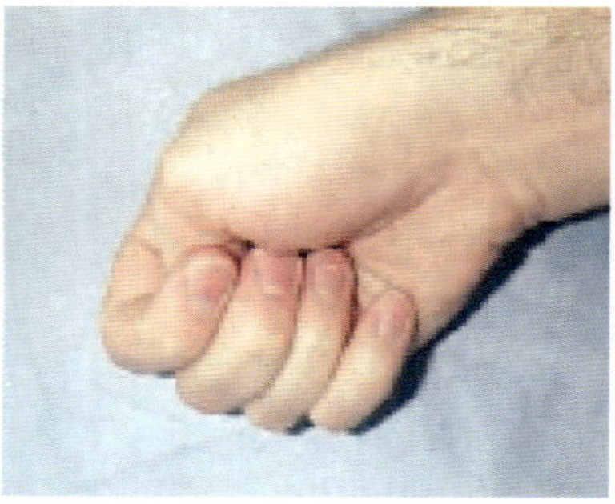

Figure 1-3 Finkelstein test.
환자가 엄지손가락을 아래로 하여 그림과 같이 주먹을 쥐고 검사자가 환자의 손목을 척골(ulna)쪽으로 부드럽게 구부렸을 때 증상이 재현됨.

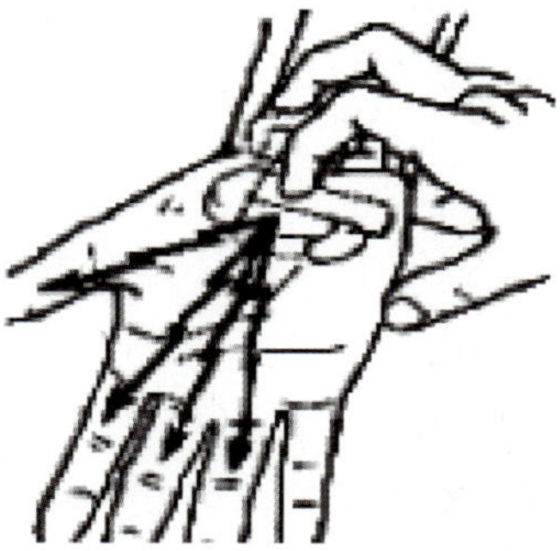

Figure 1-4 Tinel test.
손목굴증후군이 있는 환자에게 손목에 있는 정중신경 압박부위의 근위부나 원위부를 가볍게 두드렸을 때 통증과 감각이상이 재현됨.

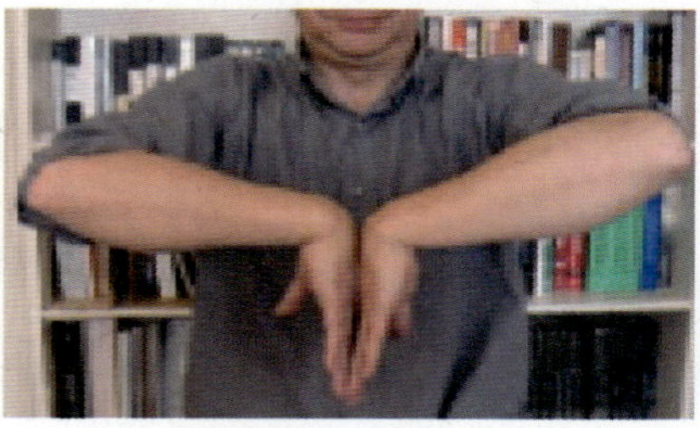

Figure 1-5 Phalen test.
손목굴증후군이 있는 환자에서 손목을 그림과 같이 굽히고 30초~60초가량 유지하였을 때 증상이 재현됨.

C. 어깨의 통증 (shoulder pain)

1. 원인

(1) 관절 및 연부조직 : trauma, infection, inflammation (RA)

(2) 연관통 : from cervical spine, intrathoracic lesion, gallbladder, hepatic disease, diaphragmatic disease

2. 질환

· Subacromial bursitis/frozen shoulder, bicipital tendinitis, rotator cuff tendinitis

D. 무릎의 통증 (knee pain)

(1) Malalignment : genu varum, genu valgum

(2) Inflammatory disorder : OA, RA, gout, reactive arthritis

(3) Baker's cyst

(4) Anserine bursitis

(5) Internal derangement of knee
① Meniscus injury : McMurray test
② Cruciate ligament injury : drawer test

E. 부위별, 연령별 호발 질환의 예

· 무릎, 손가락의 DIP joint는 골관절염이 호발하는 부위이다.

· 젊은 남자에서 생길 수 있는 소수성 관절염은 강직척추염, 반응 관절염 등이 있다.

· 나이 많은 남자에서 생긴 엄지발가락 MTP joint의 관절염 : 통풍

· 기타 단관절염을 일으킬 수 있는 것은 결핵성 관절염, 화농성 관절염

· 젊은 여자에서 다발성 관절염 : RA

2

Systemic Lupus Erythematosus (SLE)

전신홍반루푸스

서론 (introduction)

A. 역학 (epidemiology)

(1) 성별, 나이, 인종에 상관없이 발생

(2) 전체환자에서 **가임기 여성**이 90%를 차지

(3) 유병률 : 15~50명/10만명

B. 병인론 (pathogenesis)

※ 유전자와 환경의 상호작용으로 비정상적인 면역반응 생성

1. 면역학적 기전

(1) T, B 림프구의 과반응성(hyperreactivity)과 과민성(hypersensitivity)

(2) 병원성을 가진 **자가항체 (autoantibodies) 생산**

① 자가항체 : 자신의 세포, 단백질 등에 대한 항체

② SLE에서의 자가항체는 주로 DNA/단백질, RNA/단백질 복합체를 표적으로 함

(3) **면역글로불린**, **보체 (complement)**, **사이토카인**(cytokine) 등이 세포를 파괴, 제거

(4) 포식작용(phagocytosis) 및 세포자멸사(apoptosis)에서 나온 세포 찌꺼기(debris) 제거작용이 감소 → 자가항원에 노출이 증가

2. 유전적 요인

(1) 다유전자 질환

(2) **HLA-DR/DQ**

(3) 보체 (complement) : C1q, C2, C4

(4) Fc γ receptor gene (Fc γ IIA, Fc γ IIIA)

3. 호르몬

(1) 여성 : SLE가 보다 쉽게 발생 ('permissive role')

(2) Oral contraceptives, hormone replacement가 위험요인

4. 환경적 요인

(1) 자외선 노출시 SLE 악화됨

(2) EBV에 의한 B 림프구 활성화

C. 병리 (pathology)

1. 신장병변의 병리학적 분류 (ISN/RPS 분류)

(1) Class I : Minimal mesangial lupus nephritis

(2) Class II : Mesangial proliferative lupus nephritis

(3) Class III : Focal lupus nephritis

III (A) : Active lesions: focal proliferative lupus nephritis

III (A/C) : Active and chronic lesions

III (C) : Chronic inactive lesions with scars

(4) Class IV : Diffuse lupus nephritis

IV-S (A) : Active lesions: diffuse segmental proliferative lupus nephritis

IV-G (A) : Active lesions: diffuse global proliferative lupus nephritis

IV-S (A/C) : Active lesions and chronic lesions

IV-G (A/C) : Active lesions and chronic lesions

IV-S (C) : Chronic inactive lesions with scars

IV-G (C) : Chronic inactive lesions with scars

(5) Class V : Membranous lupus nephritis

(6) Class VI : Advanced sclerosing lupus nephritis

임상양상 (clinical manifestations)

1. 전신 증상

(1) **피로** (fatigue), **근육통** (myalgia), **관절통** (arthralgia) : 대부분 존재

(2) **발열** (fever), **체중감소**

→ 전신증상이 심한 경우 glucocorticoid 치료 필요

2. 근골격계 증상

(1) **관절통** : 종창과 압통

(2) **관절염** (synovitis) : 활동성 전신 질환 시사, **대개 비미란성이고, 관절의 변형도 10% 미만**

(3) **Jaccoud's arthropathy** : 손가락 인대가 느슨해져 발생, 관절 미란이 없고 가역적

(4) **허혈성 골괴사** (avascular necrosis) : glucocorticoid 사용과 관련, 대퇴골두 등에 발생

(5) **근육통/근육염** : glucocorticoid, anti-malarial 같은 약물이나 루푸스 질환 자체에 의한 것

3. 피부증상

(1) **원반모양 루푸스** (discoid lupus)

① 둥근 융기된 홍반성 병변

② SLE 환자 중 20%에서 발생

③ **만성적인 피부병변으로 흉터가 남음**

(2) **나비발진 / 뺨발진** (butterfly rash/malar rash, **Figure 2-1**)

① 광과민성의 융기된 홍반

② 볼과 코에 발생 **(nasolabial fold는 침범하지 않음)**

③ 유사한 발진이 얼굴 외에 귀, 턱, 목, 등의 상부, 팔의 신전부에 생길 수 있음

④ **급성의 피부병변**으로 전신질환이 악화될 때 심해짐

(3) **아급성 피부 루푸스** (subacute cutaneous lupus erythematosus)

① 광과민성의 비늘이 있는 붉은 반이 전신에 분포

② Annular form과 psoriasiform의 2가지 형태

③ Anti-Ro(SS-A) antibody와 연관

(4) **궤양**

① 구강이나 코점막에 통증을 동반한 작은 궤양

② 전신질환의 활동성과 관련

(5) **탈모** (hair loss) : 흔하고, 원형탈모의 경우 discoid lupus와 관련이 되어 있음

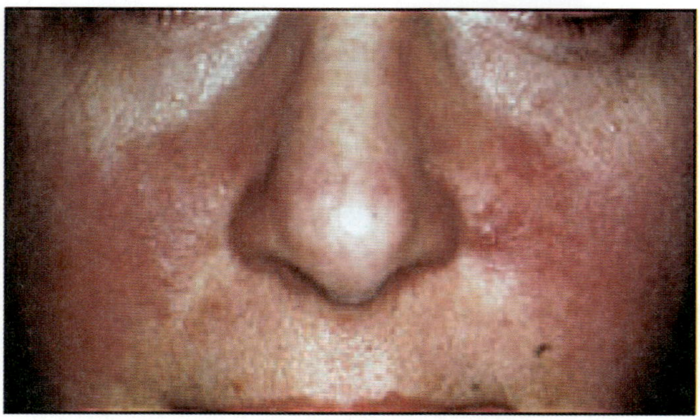

Figure 2-1
나비모양 발진 (butterfly rash). 코입술주름(nasolabial fold)를 침범하지 않고 콧등에서 연결되는 전형적인 발진이 관찰되고 있다.

4. 신장 증상

(1) 감염과 함께 **발병 10년내의 주요 사망원인**

(2) 증식성 신염이 있으면 대개 현미경적 혈뇨, 단백뇨 (+)

(3) Nephrotic syndrome (1/2), 고혈압 (대다수)

(4) **Diffuse lupus nephritis (class IV) : 치료하지 않으면 2년 내에 ESRD로 진행**하므로 적극적 치료 필요

5. 신경계 증상

(1) 루푸스에 의한 것인지, 약제, 감염 등 다른 원인에 의한 것인지를 감별

(2) **기억력 장애, 가벼운 인지 장애**가 가장 흔함

(3) 기타 : 두통, **경련 발작(seizure), 정신병(psychosis),** 척수병증(myelopathy)

6. 혈관계 증상

(1) 일과성 허혈 발작 (TIA, transient ischemic attack), 뇌졸중 (stroke), 심근경색 (MI) 등

(2) 원인

① 항인지질항체(antiphospholipid antibody)와 관련된 혈전증 (thrombosis)

② 혈관염

③ **죽상동맥경화 (atherosclerosis) : 만성염증 등에 의해 정상인보다 가속화**

7. 호흡기 증상

(1) **흉막염(pleurisy), 흉수(pleural effusion) (m/c)**

(2) 폐렴, 간질성 염증, 폐포내 출혈

8. 심장증상

(1) **심막염 (pericarditis) (m/c)**

(2) 심근염, Libman-Sachs endocarditis (심내막에서 fibrinous vegetation 생성)

(3) 장기적으로 염증에 의해 죽상동맥경화가 가속화되어 심혈관계 사망률이 증가

9. 혈액학적 증상

(1) **빈혈(anemia)**

① **Normochromic normocytic anemia : anemia of chronic disease**

② **Hemolytic anemia**

(2) **림프구감소증(lymphopenia)** : 감염 증가와 무관

(3) **혈소판감소증(thrombocytopenia)**

10. 위장관 증상

(1) 구토, 구역, 설사, 자가면역성 복막염 등

(2) 간효소 상승

(3) 장관을 침범한 혈관염

11. 눈의 증상

(1) 건조 증후군 (sicca syndrome)

(2) 망막 혈관염과 시신경염 : 시력상실의 위험

(3) 녹내장, 백내장 : glucocorticoid 치료의 합병증으로 발생

12. 약제유발성 루푸스 (drug-induced lupus)

(1) 특정한 약제로 치료하는 동안 발생

(2) 특발성 루푸스와의 차이점

① ANA 양성, **anti-dsDNA (-), anti-histone Ab (+)와 연관**

② 여자에서 덜 발생

③ **신장이나 뇌를 거의 침범하지 않음**

(3) 유발약제 : **procainamide, disopyramide, propafenone, hydralazine, chlorpromazine** 등

(4) 약물을 중단한 후 수주 내에 호전

진단 (diagnosis)

A. 진단적 접근 (diagnostic approach)

1. 자가항체 검사

· Table 2-1 참조.

2. 항인지질항체 (antiphospholipid antibodies)

(1) **혈전증 (thrombosis), 혈소판감소증 (thrombocytopenia), 유산 (fetal loss) 등과 관련**

(2) **측정방법**

① **항카디오리핀 항체 (anti-cardiolipin antibody)**

② **루푸스 항응고제 (lupus anticoagulant)**

③ **β2 당단백 I(β2-glycoprotein I)에 대한 항체**

(3) 진단 : 혈전증 또는 반복되는 유산 + 12주 이상 간격으로 2번 이상 양성

B. 모니터링 검사 (질병경과 추적)

(1) **비특이적 염증 반영 : hemoglobin, platelet count, albumin**

(2) **신장 침범의 반영 : urinalysis, serum creatinine**

(3) **질병 활성도 (disease activity) 반영 : anti-dsDNA antibody (+), complement (C3, C4)↓**

C. 진단기준 (diagnostic criteria)

· Table 2-2 참조.

Table 2-1 Autoantibodies in SLE.

자가항체 종류	발견확률 (%)	발견된 항원	임상적 중요성
ANA	**98**	다양한 핵내 항원	**가장 좋은 선별검사로 민감도 높음.** 반복적으로 음성이 나오면 루푸스가 아닐 확률이 높음
Anti-dsDNA Ab	70	DNA (ds, 이중나선)	고역가는 SLE에 **특이도 높으며** 몇몇 환자에서는 **disease activity, 신염, 혈관염과 관련됨**
Anti-Sm Ab	30	6종류의 U1 RNA와의 복합단백질	SLE에 **특이도 높지만** 임상적인 관련성은 없음. 대부분의 환자가 anti-RNP antibody를 같이 가짐
Anti-RNP Ab	40	U1 RNA와의 복합단백질	SLE에 특이적이지 않음. 고역가는 SLE를 포함한 몇가지의 질환이 **overlap syndrome**과 관련
Anti-Ro(SS-A) Ab	30	주로 60 kDa와 52 kDa인 hYRNA와의 복합단백질	**Sjögren syndrome**, 아급성 피부 루푸스, 선천성 보체 결핍증, 항핵항체 음성 루푸스, 노인 루푸스, 신생아 루푸스, **선천성 심장차단**과 연관. **신염**을 일으킬 수 있음.
Anti-La(SS-B) Ab	10	47 kDa의 hY RNA와의 복합단백질	항Ro 항체와 대개 연관이 있음. **신염의 위험성이 감소함.**
Anti-histone Ab	70	히스톤관련 DNA	자발성 루푸스보다 **drug-induced lupus**와 더 자주 관련됨.
Antiphospholipid Ab (항인지질 항체)	50	인지질, β2 당단백 1 보조인자, 프로트롬빈	3가지 검사로 측정가능 - 카디오리핀에 대한 ELISA - β_2G1에 대한 ELISA - 민감한 프로트롬빈 시간 (DRVVT) **혈전증, 유산, 혈소판감소증의 소인**
항적혈구항체	60	적혈구 세포막	Direct Coombs' test로 측정됨. 일부에서 뚜렷한 용혈이 발생.
항혈소판항체	30	혈소판 표면과 변형된 세포질항원	혈소판감소증과 관련이 있으나 민감도와 특이도가 좋지 않음. 임상적으로 유용한 검사는 아님.
항신경세포항체	60	신경세포와 림프구 표면 항원	일부에서 CSF의 양성결과와 활동성의 CNS 루푸스가 상관성이 있음.
anti-ribosome P Ab	20	리보솜의 단백질	일부에서 혈청의 양성결과와 CNS 루푸스에 의한 우울증이나 정신병과 상관성 있음.

Note : ELISA, enzyme-linked immunosorbent assay; DRVVT, dilute Russell viper venom time; CSF, cerebrospinal fluid; CNS, central nervous system.

Table 2-2 Diagnostic Criteria for SLE.

1. 뺨의 발진 (malar rash)	뺨위로 편평하거나 융기된 고정 홍반
2. 원반모양 발진 (discoid rash)	각화된 인설의 부착과 모낭충전(follicular plugging)이 동반된 원형의 융기된 홍반성 반점으로 위축성 반흔이 생길 수 있음.
3. 광과민성 (photosensitivity)	자외선에 노출되면 발진이 발생
4. 구강궤양 (oral ulcers)	의사에 의해 관찰된 구강 및 비인두의 궤양
5. 관절염 (arthritis)	2개 이상 말초 관절에 압통, 종창, 삼출액 등이 있는 **비미란성(nonerosive) 관절염**
6. 장막염 (serositis)	**심전도, 마찰음(rub), 삼출액에 의해 입증된 흉막염이나 심막염**
7. 신질환 (renal)	**하루 0.5g 이상 또는 3+ 이상의 단백뇨** 또는 **세포성 원주**
8. 신경질환 (neurologic)	**다른 원인을 규명할 수 없는 간질 발작 (seizure) 또는 정신병 (psychosis)**
9. 혈액질환 (hematologic)	유발할 수 있는 약제가 없는 상태에서 **용혈성 빈혈** 혹은 **백혈구 감소증 (〈 4,000/mm^3)** 혹은 **림프구 감소증 (〈 1,500/mm^3)** 혹은 **혈소판 감소증 (〈 100,000/mm^3)**
10. 면역학적 장애 (immunologic)	**Anti-dsDNA antibody, anti-Sm antibody, anti-phospholipid antibody (IgG or IgM anticardiolipin Ab ② lupus anticoagulant ③ false-positive test for syphilis)**
11. 항핵항체 (ANA)	항핵항체(ANA)를 유발할 수 있는 약제가 없는 상태에서 임의 시점에 면역형광법 또는 이와 동등한 측정법으로 측정된 비정상적 항체역가

질병의 경과 중 어느 시기든지 상기 기준에서 **4가지 이상**이 존재하면 SLE를 진단할 수 있고, 이 진단 기준의 특이도는 95%, 민감도는 75%이다.

치료 (treatment)

※ 치료 원칙
(1) 급성 증상 및 악화 시 조절
(2) 장기적인 장기손상 및 합병증의 예방

A. 보존적 치료 (conservative treatment)

· 생명을 위협하지 않는 증상의 경우 **NSAID** 또는 **antimalarial agent**가 주된 치료

1. 비스테로이드성 항염제 (NSAID)

(1) 관절염, 관절통, 발열, 장막염 (serositis)에서 효과

(2) SLE에서 NSIAD의 부작용 발생 위험도가 높다.

2. 항말라리아제 (antimalarials)

(1) hydroxychloroquine 등

(2) 효과

① 피부염, 관절염, 피로감, 구강 궤양

② 질환의 악화 회수 감소

(3) 망막독성 가능성이 있으므로 연 1회 안과검진 필요

3. 호르몬제 : dehydroepiandrosterone (DHEA)

(1) Androgen과 유사한 작용

(2) 질환의 활성도 감소

B. 면역억제치료 (immunosuppressive therapy)

* 적응증 (indication) : 생명을 위협하는 증상이 있는 경우
→ pulmonary, renal, CNS diseases, thrombocytopenia, hemolytic anemia
* Lupus nephritis : class III, IV, (V)에서 glucocorticoid + cyclophosphamide

1. 전신적 글루코코르티코이드 (systemic glucocorticoid)

(1) Methylprednisolone 0.5~2 mg/kg PO 또는 1,000 mg IV × 3일간 정주
→ prednisolone (Pd) 0.5~1 mg/kg PO × 4~6주
→ 임상증상을 보며 감량해 유지용량(하루 Pd 5~10mg)을 사용

(2) **합병증 : 감염, 고혈당, 고혈압, 골다공증 등**

2. Other immunosuppressants

(1) Cyclophosphamide
① Alkylating agents (DNA를 cross-linking)
② 루푸스 신염, 중추신경계 질환, 폐출혈, 전신혈관염 등에서 사용
③ 부작용 : 오심, 구토, 골수억제, 탈모, 감염증가, 방광염, 방광암

(2) Azathioprine
① Purine analogue로 핵산합성을 저해하여 면역저하
② 스테로이드 용량을 줄이기 위해 사용하거나 루푸스신염 등에서 cyclophosphamide 의 독성을 줄이기 위해 대체약물로 사용
③ 골수억제, 위장관부작용, 간기능이상

(3) Cyclosporine
① T cell의 증식을 억제 (calcineurin inhibitor)
② 불응성 신증후군, 루푸스 신염(type IV), 혈소판 감소증 등에 사용
③ 부작용: 고혈압, 신기능이상, 진전, 위장관 부작용, 전해질이상

(4) Mycophenolate mofetil
① Inosine monophosphate dehydrogenase를 억제하여 림프구 증식 및 기능 억제

② 루푸스 신염에 사용

③ 부작용 : 오심, 설사, 혈구감소증, 감염증가

3. Novel therapies

(1) Rituximab : anti-CD20 antibody, B cell depletion

(2) Abetimus sodium (LJP394) : tetramer of double stranded oligonucleotides, anti-DNA antibody를 생산하는 B cell과 결합 → 면역관용이나 세포자멸사를 유도

(3) Abatacept : CTLA4-Ig으로 dendritic cell의 B7(CD80/CD86)과 결합하여 T cell에 대한 costimulation block

C. 합병증 예방을 위한 치료

(1) 심혈관질환 : 혈압 및 콜레스테롤의 조절

(2) 감염 : 예방주사, 예방적 항생제요법

(3) 골다공증: 칼슘 + vitamin D, 또는 bisphosphonate

(4) 비만의 치료

D. 임신과 SLE

(1) SLE에서 **임신능력(fertility rate)은 정상이지만 유산이 2~3배 증가**

(2) **유산의 위험요인**

① **질병의 활동도 (disease activity)**

② **항인지질 항체 (antiphospholipid antibody)**

③ **신염 (nephritis)**

(3) 치료 원칙

① 증상이 심한 경우 steroid 치료

- Dexamethasone, betamethasone는 태반을 통과하므로 금기
- Glucocorticoid는 태아에서 저체중, 중추신경계 발달장애, 성인이 된 후 대사증후군 발생 등 부작용 가능

② Antiphospholipid antibody 양성 + 유산의 병력 : aspirin + LMWH 병합 치료

③ Anti-Ro(+) : 태아의 완전방실차단이 생길 수 있으므로 태아심박동 감시

E. 항인지질항체 증후군 (antiphospholipid syndrome)

(1) **Long-term anticoagulation therapy**

① 적응증 (indication) : 혈전증이 있거나 반복적으로 유산을 하고 적어도 2회 이상 검사에서 양성인 환자

② 목표 INR : 3.0

(2) 유산을 막기 위한 치료 : D. 임신과 SLE 참조

예후 (prognosis)

1. 생존율

(1) 2년 : ~90%

(2) 5년 : 82~90%

(3) 10년 : 71~80%

(4) 20년 : 63~75%

2. 나쁜 예후 인자 (poor prognostic factor)

(1) **진단 당시 높은 serum creatinine**

(2) **Hypertension**

(3) **Nephrotic syndrome**

(4) **Hypoalbuminemia**

(5) **낮은 Complement**

(6) **Antiphospholipid antibody (+)**

3. 장애 (disability)

만성신질환, 피로, 관절염, 통증 등으로 인해 발생

4. 사망원인

(1) **초기 10년 : 활동성 질환, 신염 (신부전), 감염**

(2) **10년 이후 : 혈관 질환 (동맥경화)**

3

Rheumatoid Arthritis (RA)

류마티스 관절염

서론 (introduction)

A. 정의 (definition)

(1) **원인 미상의 chronic multisystem disease**

(2) **Persistent inflammatory synovitis** (특징적으로 **말초 관절**을 **대칭적**으로 침범)

(3) **연골 손상, 골미란이 발생하여 관절기능 상실**

B. 역학 (epidemiology)

(1) 유병률 : 미국에서 0.8% (대략 1%정도)

(2) 최근 발생이 감소

(3) 남 : 여 = 1 : 3

(4) 호발연령 : 30 ~ 40세

C. 병인론 (etiology)

1. 유전학적 요인 : MHC II와 관련

(1) **HLA-DR4 (β1*04**01) : **RA의 주요 위험인자**

(2) HLA-DR3, HLA-DR5 : RA의 위험 감소

2. 감염

(1) Mycoplasma, Epstein-Barr virus, cytomegalovirus, parvovirus, rubella virus 등과 관련

(2) 기전

① 관절의 지속적 감염 (persistent infection of articular structure)

② 윤활막(synovium)에 미생물의 산물이 잔존 (retention of microbial product in the synovial tissue)

③ 분자 구조의 유사성에 의한 교차 반응 (molecular mimicry : cross-reactive mechanism)

④ 세균의 수퍼항원(superantigen)에 의한 과다한 면역반응

3. 흡연 (cigarette smoking)

D. 병태생리 (pathophysiology)

(1) **비특이적인 염증 (initiation)**

→ T-cell의 활성 (amplification)

→ 조직손상 (chronic inflammation)

(2) CD4+ memory T cell이 synovium에 다수 분포함

(3) Th1 response

(4) **IL-1, TNF-α1** : major cytokine

임상양상 (clinical manifestations)

A. 발병 (onset)

(1) **대개 서서히 발병**하지만 10%에서 급성으로 발병

(2) **피로감, 식욕부진, 쇠약감 등 전신증상**이 먼저 나타남

(3) **수주에서 수개월 후 관절 증상**이 나타남

(4) **발열** : 대개 38℃를 넘지 않는다.

B. 관절증상 (joint symptoms)

(1) 통증, 부종, 압통

(2) **조조강직 (morning stiffness) : 1시간 이상 지속**

(3) **호발부위 : 손 (PIP joint, MCP joint), 손목, 무릎, 발**
※ 특징적으로 손의 DIP joint는 침범하지 않음

(4) **Baker's cyst** (**Figure 3-1**) : popliteal space로 윤활막이 extension된 것

(5) 척추 : 잘 침범하지 않으나 특징적으로 경추의 **atlantoaxial joint(C1, C2)를 침범하여 아탈구(subluxation)**를 일으켜 척수를 압박하여 척수마비를 일으킬 수 있음 (**Figure 3-2**)

(6) 손의 특징적 변형 (**Figure 3-3**)

① **Z-deformity** of thumb or wrist

② **Swan-neck deformity** : PIP 관절은 과신전 (hyperextension), DIP 관절은 보상성으로 굴곡(flexion)이 일어남

③ **Boutonniere deformity** : PIP는 굴곡구축 (flexion contracture), DIP는 신전

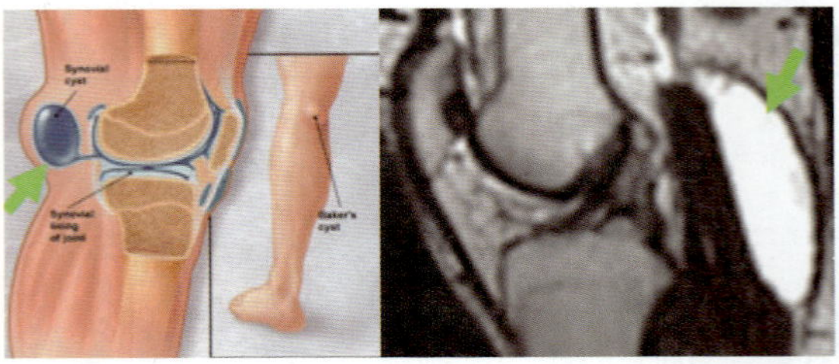

Figure 3-1 Baker's cyst (녹색 화살표).

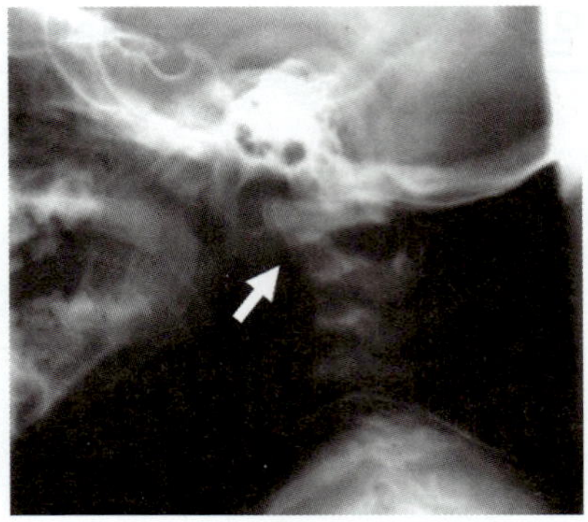

Figure 3-2 Atlantoaxial subluxation.

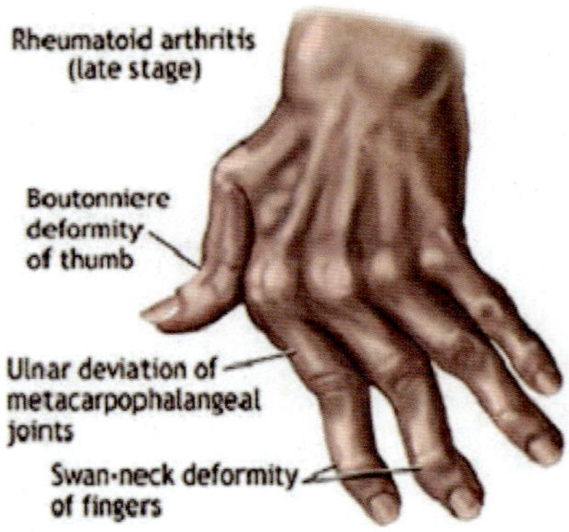

Figure 3-3 류마티스 관절염 환자에서의 손의 변형.
손목에서는 radial deviation이 일어나고 MCP joint에서는 ulnar deviation이 일어난다(Z-deformity). 엄지손가락에 Boutonniere deformity가 보인다. 다른 손가락에서는 Swan-neck deformity가 관찰된다.

C. 관절외 증상 (extra-articular manifestations)

※ **RF의 역가(titer)가 높은 경우에 잘 나타남**

1. 류마티스 결절 (rheumatoid nodules)

(1) 20~30%에서 발생함.

(2) 관절 주변, 신전부위 (extensor surface) 등 **압력이 가해지는 부분의 피하**에 생김

① Olecranon bursa, proximal ulna, Achilles' tendon, occiput 등

② 드물게 pleura, meninges에도 생김

(3) 거의 증상이 없으나 감염되거나 외상으로 손상되면 증상을 나타냄

2. 근육 쇠약 (muscle weakness)

(1) 발병 수주 내에도 발생. 이환 관절의 주위 근육에 뚜렷함

(2) 조직학적으로 slow fiber type II atrophy, muscle necrosis 보임

3. 류마티스 혈관염 (rheumatoid vasculitis)

(1) 심한 RA가 있고, RF가 역가가 높은 경우 혈관염이 잘 발생한다.

(2) 임상양상 : polyneuropathy, mononeuritis multiplex, cutaneous ulceration, dermal necrosis, digital gangrene, visceral infarction

4. 흉막-폐 증상 (pleuropulmonary manifestations)

(1) 남자에서 잘 생김

(2) 임상양상 : pleural effusion, interstitial fibrosis, pleuropulmonary nodule, pneumonitis, arteritis, upper airway obstruction by cricoarytenoid arthritis

(3) **Caplan's syndrome : 진폐증 (pneumoconiosis) 환자에서 RA 폐침범**이 합병된 경우 나타나는 nodular fibrotic process

5. 기타 증상

(1) 심장 증상 : **asymptomatic pericarditis (50%)**, chronic constrictive pericarditis

(2) 신경계 증상 : atlantoaxial subluxation으로 인한 cervical cord의 압박, entrapment에 의한 peripheral neuropathy

(3) 눈 증상 : episcleritis, scleritis, keratoconjunctivitis sicca

(4) **Felty's syndrome : chronic rheumatoid arthritis, splenomegaly, neutropenia** (때때로 anemia, thrombocytopenia)

(5) 골다공증

D. 노인에서 발생한 RA (elderly-onset RA)

(1) 노인에서 발생한 RA의 예후는 RF의 존재에 의해 좌우된다.

① RF가 있는 경우 예후 불량

② RF가 없는 경우 예후 양호

(2) RF가 존재하는 경우 심한 임상양상을 보인다.

① Persistent disease activity

② Radiographically evident deterioration

③ Systemic involvement

④ Rapid functional decline

검사소견 (laboratory findings)

A. 검사실 검사 (laboratory tests)

1. 류마티스 인자 (rheumatoid factor, RF)

(1) **IgG의 Fc portion에 대한 autoantibody (대개 IgM)**

(2) **정상인의 5% 에서도 존재, 나이가 들면서 증가**

(3) **RA 이외의 질환에서도 나타날 수 있다** : SLE, Sjogren syndrome, chronic liver disease, sarcoidosis, hepatitis B, tuberculosis, leprosy, syphilis, subacute bacterial endocarditis, malaria

(4) **RA에서 2/3 미만이 양성 → 진단적 가치는 없다.**

(5) **RA의 예후 예측인자**

2. Anti-cyclic citrullinated peptide antibody (anti-CCP)

(1) 진단적인 면에서 민감도는 47~76%, 특이도는 90~98%로, 특히 **류마티스관절염과 다른 관절염을 감별하는데 유용**

(2) 관절염이 발병하기 수년전부터 존재, **조기관절염의 진단에 유용**

(3) Anti-CCP(+): 관절파괴의 위험도가 높아지므로 **질환의 예후 예측에 도움**이 됨

3. 혈액학적 이상

(1) Normochromic, normocytic anemia

(2) Thrombocytosis ※ WBC는 정상이거나 약간 증가

(3) Eosinophilia : severe systemic disease

(4) ESR↑, CRP↑

4. 윤활액 검사 (synovial fluid exam)

· 염증성 관절염 소견을 보임. 진단적이지는 않음.

(1) Turbidity ↑, viscosity ↓

(2) Protein ↑, glucose N/↓

(3) **WBC 〉 2,000/μL, PMN 〉 75%**

B. 방사선학적 검사 (radiologic tests)

· **Figure 3-4** 참조.

(1) 질병의 초기에는 방사선학적 변화가 나타나지 않음

(2) 진단적 가치가 있는 방사선학적 소견은 없음

(3) **연골 파괴와 골미란 (erosion) 정도를 파악 → 치료 및 질환 경과 모니터링**

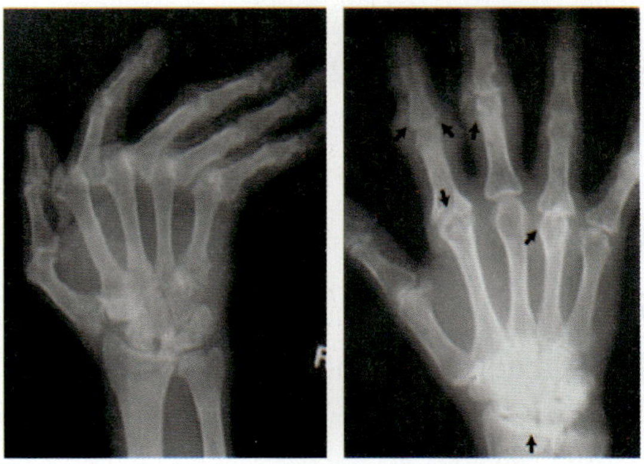

Figure 3-4
류마티스 관절염 환자 손의 방사선 사진.
(왼쪽) 진행된 RA 환자의 손 사진. MCP 관절에서 특히 심한 변형(아탈구, subluxation)이 보인다.
(오른쪽) 심한 RA 환자의 손 사진. 관절경계의 미란(**marginal erosion**, 화살표)이 보이고 손목관절의 경화(sclerosis, 관절염 후의 퇴행성 변화, 아래쪽 화살표)가 보이는 손 사진.

경과 및 예후 (clinical course & prognosis)

(1) 10년 내에 80%에서 일상생활의 장애 발생, 50%에서 일을 하는 데 장애 발생

(2) 사망률은 2.5배 증가 ... 평균 수명은 3년~7년 단축

(3) **주요 사망 원인 : infection, GI bleeding, cardiovascular disease**

(4) **불량한 예후 인자**

① ↑RF, CRP, ESR

② 류마티스 결절

③ 방사선학적으로 골미란 (erosion) 증거 (+)

④ 1년 이상 disease activity 지속

⑤ HLA-DRβ1*04 homogeneity

⑥ Anti-CCP(+)

진단 (diagnosis)

A. 진단적 접근 (diagnostic approach)

(1) 초기증상이 비특이적이어서 진단이 어려우나 대개 발병 1~2년내에 전형적인 임상 양상을 보인다.

(2) 다음의 전형적 양상을 보이면 진단이 어렵지 않다.

① **양측을 대칭적으로 침범하는 염증성 다발성 관절염**

② **상지와 하지의 크고 작은 관절을 모두 침범**

③ **경추(atlantoaxial joint)를 제외한 다른 axial skeleton은 침범하지 않음**

B. 진단 기준 (diagnostic criteria)

※ Table 3-1 참조.

Table 3-1 The 1987 Revised Criteria for the Classification of Rheumatoid Arthritis.

1. Guidelines for classification		
A. 아래의 7개 기준중 **4개 이상의 기준이 충족되면** 류마티스 관절염으로 분류 B. 환자는 2개이상의 임상진단을 가질 수 있음		
2. Criteria[a]		
(1)	**조조강직 (morning stiffness)**	관절 강직이 호전되기 전까지 1시간이상 지속
(2)	**3개 이상의 관절부위의 관절염**	의사가 동시에 적어도 3개이상의 관절부위의 관절종창(골증식이 아닌 연부조직의 종창이나 관절윤활액)을 관찰해야 함. 가능한 14개 관절부위는 다음과 같음: **right or left proximal interphalangeal, metacarpophalangeal, wrist, elbow, knee, ankle, and metatarsophalangeal joints (예를 들어 한쪽손의 PIP관절 여러개에 종창이 있는 경우도 하나의 관절로 간주함).**
(3)	**손관절의 관절염**	손목, MCP(metacarpophalangeal), PIP(proximal interphalangeal) 관절의 염증
(4)	**대칭성 관절염**	동시에 신체 좌우의 같은 관절부위를 침범한 관절염
(5)	**류마티스 결절 (rheumatoid nodules)**	뼈가 돌출된 부분, 신전되는 부분, 관절주위 부분에 의사가 관찰한 피하 결절
(6)	**류마티스 인자**	혈청의 류마티스 인자가 양성인 경우 (측정방법은 정상대조군에서 5% 미만으로 양성이 나오는 방법을 사용)
(7)	**방사선학적 변화**	손과 손목의 후전사진(posteroanterior)에서 전형적인 변화 (미란이나 침범된 관절주위에서 뚜렷하게 나타나는 골감소 (decalcification))

a Criteria (1)~(4)는 적어도 6개월이상 존재해야 함. Criteria (2)~(5)는 의사가 확인해야 함

치료 (treatment)

A. 치료의 일반적 원칙 (general principles)

1. 치료의 일반적 원칙

(1) 통증 완화 (relief of pain)

(2) 염증의 감소 (reduction of inflammation)

(3) 관절 구조 보호 (protection of articular structures)

(4) 관절 기능 유지 (maintenance of function)

(5) 전신 침범의 조절 (control of systemic involvement)

2. 약물 치료

(1) NSAID, acetaminophen : 증상 조절에 효과적이나 질병 경과에 영향을 주지 못함

(2) Low-dose oral glucocorticoid : 염증을 조절하고 병의 경과를 지연

(3) Disease-modifying antirheumatic drugs (DMARD) : 경과지연, 증상조절

(4) Cytokine neutralizing agent : 증상조절, 경과지연

(5) Immunosuppressive/cytotoxic drugs : 일부에서 경과지연

3. 비약물적 치료

· 물리치료, 휴식, 운동, 부목고정, 보조기, 교육

B. 약물치료 (pharmacologic therapy)

1. Nonsteroidal anti-inflammatory drugs (NSAIDs)

(1) Cyclooxygenase 억제 → prostaglandin/prostacyclin, thromboxane의 생성 차단

(2) 부작용 : 위장 자극, 고질소혈증, 혈소판이상, 알레르기의 악화, 발진, 간기능 이상, 골수 억제

2. Disease-modifying antirheumatic drugs (DMARDs)

(1) **Methotrexate (1st choice),** 항말라리아제 (antimalarials), sulfasalazine, leflunomide, cyclosporine

(2) 환자의 2/3에서 반응을 보임

(3) 직접적 항염증효과, 진통효과는 거의 없으며 효과가 나타나기까지 수주에서 수개월 걸림 → **초기에 NSAID를 병용**

(4) **염증을 완화시키고 골미란을 억제**하는 효과

(5) 조기에 투여하는 적극적인 치료가 권장됨

(6) **부작용**

① **Methotrexate :** 위장장애, 구강 궤양, stomatitis, **간기능 이상, hepatic fibrosis, 골수 억제, pneumonitis(다른 부작용과 달리 용량과 무관),** teratogenic effect

② **항말라리아 약제 (hydroxychloroquine 등) :** 알레르기성 피부반응, 구역, **망막 독성,** rash, diarrhea

③ **Sulfasalazine : 과민반응/rash,** 구역, 설사, 혈액학적 독성

④ Leflunomide : 설사, 간기능이상, 발진, 탈모

⑤ Cyclosporine : 고혈압, 신기능이상, 진전, 위장관 부작용

3. Glucocorticoid therapy

(1) 증상조절, 골미란 억제 효과

(2) 초기에 low dose(〈 10 mg/d)로 사용하면서 DMARD의 효과가 나타날 때까지 중간 단계치료("bridge")

4. Anti-cytokine agents

(1) TNF-α blocker

① 종류

· Etanercept : soluble Fc receptor + IgG

· Infliximab : chimeric mouse/human monoclonal antibody

· Adalimumab : humanized monoclonal antibody

② 증상을 조절하는데 매우 효과적이고 병의 진행(골미란)을 억제함

③ 부작용으로는 결핵 및 만성 B형간염의 활성화를 포함한 감염증, 신경계 탈수초질환, 주사부위 국소반응, 림프종 등

(2) Rituximab : anti-CD20 antibody로 B cell depletion을 통해서 효과

(3) Abatacept : CTLA4-Ig로 T cell activation을 예방하는 효과

C. 수술적 치료 (surgical therapy)

(1) 목적 : 통증 경감, 장애의 감소

(2) Arthroplasty : 심하게 파괴된 hip, knee, shoulder 등 큰 관절에서 시행

(3) Synovectomy : 심한 단일관절염에 시도해 볼 수 있음

4

Systemic Sclerosis (SSc)

전신경화증

서론 (introduction)

A. 정의 (definition)

(1) 원인 미상의 전신을 침범하는 자가면역질환

(2) **피부가 두꺼워지고 위장관, 폐, 심장, 신장 등 장기의 구조적, 기능적 이상 발생**

(3) **혈관 손상, 면역계 활성화, 세포외 기질의 과도한 합성과 침착**이 주요 병리학적 특징

B. 역학 (epidemiology)

(1) 전세계 분포

(2) 연령이 증가할수록 발생이 증가하여 40~60대에 절정에 이른다

(3) **여자**에서 남자보다 3배 더 많다.

(4) 발생률 : 연간 19명/1,000,000명 발생 추정

(5) 유병률 : 19~75명/100,000명

C. 병태생리 (pathophysiology)

1. 위험인자 (risk factors)

(1) 유전적 요인 : 질환에 대한 감수성을 결정

(2) 감염 : latent CMV infection, parvovirus infection 등

(3) 환경적 요인 : 광산 노동자 및 염화비닐 관련 노동자, epoxy resin, aromatic hydrocarbon 등과의 관련성, rapeseed oil에 의한 유사질환 유행

2. 특징

(1) **콜라겐과 세포외 기질 단백질의 과도생산과 축적**

(2) **혈관내피세포의 손상** : cytotoxic factor (type IV collagenase), antiendothelial cell antibody (AECA) → 혈관수축과 조직의 허혈

(3) **면역학적 기전**

① **Cell-mediated immunity (type 2 response)**에 의해 혈관내피세포가 손상

② Type 2 cytokine인 IL-2, IL-4 등 증가, type 1 cytokine인 IFN-γ은 감소

③ Macrophage/mast cell activation

④ Chronic GVHD에서 유사한 병변이 발생

(4) **섬유모세포의 활성화** : **TGF-β**가 fibrosis에 가장 중요한 cytokine

(5) Microchimerism : 분만후 모체에 잔존하는 태아세포 ↑

D. 병리 (pathology)

(1) 피부

① 위축되고 얇은 표피 (epidermis)

② 콜라겐의 조밀한 다발 (compact bundle)

③ 단핵세포들의 침윤

(2) 위장관

① **식도 하부 2/3** : 피부와 유사한 조직소견을 보임, **평활근**의 위축, 점막궤양

* 식도 : 상부 1/3은 골격근, 하부 2/3는 평활근

② 십이지장, 공장, 대장 등에도 유사한 병변

(3) 폐

① **Diffuse interstitial fibrosis**

② **Pulmonary hypertension**

(4) 근골격계

① 관절의 윤활막은 류마티스 관절염과 유사

② 근병증 : 림프구의 침윤, 섬유화를 보임

(5) 심장 : 심근세포의 변성(degeneration)과 섬유화

(6) 신장

① Interlobular artery의 intimal hyperplasia

② Afferent arteriole, glomerulus의 fibrinoid necrosis

③ GBM thickening

임상양상 (clinical manifestations)

A. 레이노 현상 (Raynaud's phenomenon)

· **Figure 4-1** 참조.

(1) **95% 이상에서 발현**

(2) **많은 환자에서 최초의 증상임.**

(3) Diffuse SSc의 경우에 레이노 현상이 발생한 후 1년 내에 전신적 증상이 발생하지만, limited SSc는 수년 후에도 증상이 나타날 수 있음

(4) 소동맥과 세동맥의 간헐적 (episodic) 수축

(5) **Pallor → cyanosis → rubor** (numbness, pain)

(6) 유발요인 : 추위에 노출, 진동, 감정적 스트레스

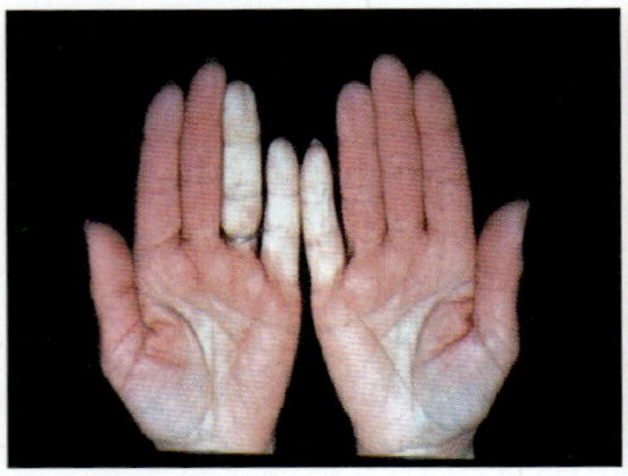

Figure 4-1 **레이노 현상.** 유발요인에 노출되면 그림의 손가락과 같이 하얗게 변하며(pallor), 전형적으로는 이후에 퍼렇게 변했다가(cyanosis) 혈관수축이 풀리면서 빨갛게 되는(rubor) 3단계를 거친다. 감각이상이나 통증을 동반한다.

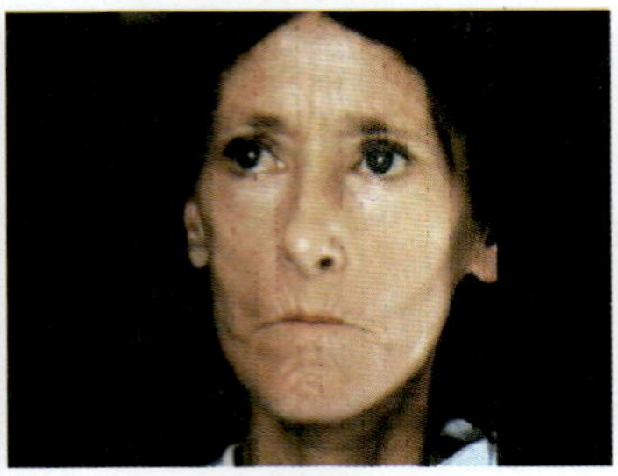

Figure 4-2 **전신경화증 환자의 특징적인 얼굴.** 피부가 반질반질하고 입주위에 중앙으로 향하는 주름이 관찰된다.

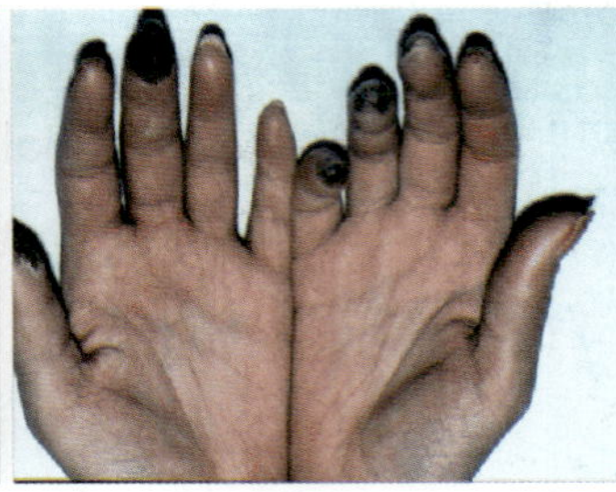

Figure 4-3 **전신경화증 환자의 손가락 괴사.** 피부가 딱딱해보이며 손가락 말단부의 검게 변한 괴사소견이 관찰된다.

B. 피부

(1) 진행 양상

① 부종기 (edematous phase) → 경화기 (indurative phase)

② 원위부 → 근위부

(2) Diffuse type은 limited type보다 진행이 빠름

(3) Hyper-/hypo-pigmentation, telangiectasia, atrophy (loss of hair, sweat gland)

(4) Limited SSc에서는 calcific deposit이 있을 수 있음

(5) 입주변의 주름 (wrinkles around mouth) 등 특징적인 얼굴모양 (Figure 4-2)

(6) Enlargement and loss of nailfold capillary (disorganization)

(7) 혈관의 폐쇄에 의한 손가락 말단의 괴사 (Figure 4-3)

C. 근골격계

(1) 50% 이상의 환자에서 나타남

(2) 통증, 종창, 경직, 때때로 대칭성 다발관절염

(3) Carpal tunnel syndrome : tendon sheath의 섬유화 비후로 인해 발생

(4) 근육 쇠약, 근육병증

D. 위장관

(1) 식도

① 상복부 팽만감, 작열통(burning pain), 위식도역류, 소화성 식도염

② 50% 이상에서 식도 증상 발생

③ 주로 누웠을 때 증상이 잘 나타남

④ Dysphagia는 다른 증상과는 달리 neuromuscular dysfunction에 의한 것

(2) 위 : delayed gastric emptying, gastric outlet obstruction

(3) 소장 : bloating, abdominal pain, pseudoobstruction, malabsorption

(4) 대장 및 항문 : chronic constipation, diverticulum, incontinence

(5) 위장관 출혈 : 혈관확장증 (ectasia)

E. 폐

(1) 2/3 이상에서 발현

(2) **가장 흔한 사망원인**

1. Interstitial pulmonary fibrosis

(1) **Diffuse, limited 형 모두에서 발생하며, diffuse 형에서 더 심함.**

(2) 증상 : 운동시 호흡곤란, 마른 기침

(3) 증상은 대개 방사선사진의 섬유화 정도와 폐기능검사에서 제한의 정도와 상관관계가 있음

(4) 초기 질환 발견 가능 : HRCT, bronchoalveolar lavage (BAL)

2. Pulmonary arterial hypertension

(1) 주로 **limited 형**에서 수년의 경과 후 발생함 (약 10%에서 발생)

(2) 증상 : 운동시 호흡곤란, 우심부전

(3) 심초음파로 선별검사 후 right heart catheterization으로 진단

(4) 평균 생존기간은 2년으로 예후가 매우 나쁘다.

3. 기타 폐증상

(1) 위식도역류에 의한 흡인성 폐렴

(2) 피부경화 등에 의한 흉부운동의 제한

(3) 폐암

F. 심장

(1) 심막염, 심낭삼출

(2) 심부전, 심근병증

(3) 심박동 차단 (heart block), 부정맥

(4) 관상동맥의 혈관수축

(5) Pulmonary hypertension에 의한 cor pulmonale (limited SSc에서)

G. 신장

(1) **신장위기 (renal crisis)**

① 급성 신부전, 악성 고혈압, 뇌증(encephalopathy), 망막병증, 경련

② 기전 : **activation of renin-angiotensin system**

③ Microangiopathic hemolytic anemia는 곧 신부전이 발생할 것을 시사

(2) **최근까지 주요 사망원인 → ACE inhibitor 사용하면서 ↓**

H. 기타

(1) 구강건조, 안구건조 (SS-A/SS-B 양성인 경우 잘 동반)

(2) 갑상선기능저하증

(3) Trigeminal neuralgia

(4) 발기부전

(5) Primary biliary cirrhosis in limited SSc

검사실 검사 (laboratory tests)

A. 혈액검사 (blood tests)

1. Blood count

(1) 만성질환의 빈혈, 출혈에 의한 철결핍성 빈혈

(2) ESR ↑

(3) Microangiopathic hemolytic anemia (in renal crisis)

2. Autoantibody

(1) **> 95%에서 ANA가 양성**

(2) Autoantibodies in systemic sclerosis : **Table 4-1** 참조.

Table 4-1 Autoantibodies in Systemic Sclerosis.

Autoantibody	Clinical Association	Prevalence[a] (%)
Antitopoisomerase I (Scl-70)	Diffuse cutaneous SSc	40
Anticentromere	Limited cutaneous SSc	60~80
Anti-RNP polymerase I, II, III	Diffuse cutaneous SSc	5~40
Anti-Th RNP	Limited cutaneous SSc	14
Anti-U1 RNP	Limited cutaneous SSc Mixed connective tissue disease	5~10 95~100
Anti-U2 RNP	Diffuse & limited cutaneous SSc, skeletal myopathy, pulmonary arterial hypertension	5
Anti-Pm/Scl	Overlap syndrome (SSc, polymyositis)	25

[a] Percentage for the predominant clinical association

진단 (diagnosis)

A. 분류 (classification)

· Table 4-2 참조.

(1) **CREST syndrome** : calcinosis, Raynaud phenomenon, esophageal dysmotility, **sclerodactyly**, telangiectasia → limited SSc의 일종임.

(2) **Systemic sclerosis sine scleroderma** : 피부를 제외하고 **내장 기관만 침범**

(3) **Localized scleroderma** : 침범이 피부, 피하조직, 근육까지만 침범하고 **내장기관의 침범은 없는 경우**

Table 4-2 Classification of Scleroderma/Systemic Sclerosis and scleroderma-like Disorder.

Systemic Sclerosis
Limited cutaneous disease
Diffuse cutaneous disease
Sine scleroderma
Undifferentiated connective tissue disease
Localized Scleroderma
Morphea
Linear scleroderma
En coup de sabre
Chemically induced scleroderma-like disorders
Toxic-oil syndrome
Vinyl chloride-induced disease
Bleomycin-induced fibrosis
Pentazocine-induced fibrosis
Epoxy- and aromatic hydrocarbons-induced fibrosis
Eosinophilia-myalgia syndrome
Other scleroderma-like disorders
Scleredema adultorum of Buschke
Scleromyxedema
Chronic graft-vs,-host disease
Eosinophilic fasciitis
Digital sclerosis in diabetes
Primary amyloidosis and amyloidosis associated with multiple myeloma

B. Diffuse & limited cutaneous scleroderma의 비교

Table 4-3 Subsets of Systemic Sclerosis.

	Diffuse SSc	Limited SSc
Skin involvement	Distal and proximal extremities, face, trunk	**Face, distal to elbows**
Raynaud's phenomenon	Onset within 1 year or at time of skin changes	May precede skin disease by years
Organ involvement	Pulmonary (interstitial fibrosis); renal (renovascular hypertensive crisis); gastrointestinal; cardiac	Gastrointestinal; **pulmonary arterial hypertension** after 10~15 years of disease in 〈10% of patients; **biliary cirrhosis**
Nailfold capillary	Dilatation and dropout	**Dilatation without** significant **dropout**
Antinuclear antibody	Antitopoisomerase I (Scl-70)	Anticentromere

C. 진단기준 (diagnostic criteria)

1. 미국 류마티스 학회의 systemic sclerosis 분류기준

※ 1 major criterion 또는 ≥2 minor criteria일 때 진단함.

(1) **Major criterion : presence of sclerodermatous involvement proximal to the digits, usually in a bilateral and symmetric pattern (skin involvement)**

(2) **Minor criteria**

① **Sclerodactyly**

② **Digital pitting scars or tissue loss of the volar pad of the fingertips**

③ **Bibasilar pulmonary fibrosis**

· 대개 레이노 현상이 있고, 전형적인 피부병변, 내장기관 침범이 있는 경우는 진단이 어렵지 않으나, limited cutaneous systemic sclerosis일 경우 진단기준에 맞지 않는 경우도 있다.

· Exclusion : localized form of scleroderma, eosinophilic fasciitis, and the various forms of pseudoscleroderma

2. 감별진단

(1) Scleredema : 당뇨환자에서 발생하며 목과 어깨 등에 피부경화, mucin, collagen 침착

(2) Scleromyxedema : acid mucopolysaccharide의 침착에 의한 yellow~red papule with skin thickening

(3) Prayer hand deformity : type I DM에서 발생한 손의 distal sclerosis

(4) Amyloidosis

경과 및 예후 (prognosis)

1. 생존율

(1) Diffuse SSc : 70% (5년), 55% (10년)

(2) Limited SSc : 90% (5년), 75% (10년)

2. 예후

(1) Limited SSc는 대개 예후가 좋으나 pulmonary arterial hypertension이 발생하면 매우 나쁘다.

(2) **주요 사인 (diffuse SSc) : pulmonary, cardiac, renal involvement**

(3) 경과 : Diffuse SSc의 경우 수년이 경과한 후에 피부 및 장기 섬유화가 진행한 순서의 반대순서로 부드러워지는 경우가 있다 (proximal to distal softening).

치료 (treatment)

A. 질환의 치료 (management of disease)

1. 일반적 원칙

(1) 완치는 어렵고, 주로 증상의 조절과 장기기능의 호전에 초점을 둔다.

(2) 치료는 침범된 장기를 기준으로 선택한다 (organ-based therapy).

(3) 질환의 경과와 중증도가 다양하므로 약물효과의 평가가 어렵다.

(4) 치료의 개요

① 일반관리(general care) : 직업치료/ 물리치료, 영양, 운동, 감정적 지지

② 증상치료(symptomatic therapy) : 관절염, 건염, 근육염, 위장관증상 (위식도역류, 협착, 설사 등)

③ 혈관치료 (vascular therapy) : 레이노증상, 폐동맥고혈압, 신장위기

④ 항염증치료/항섬유화치료 (anti-inflammatory therapy/antifibrotic therapy) : 피부, 폐

2. 약물치료 (pharmacologic therapy)

(1) D-penicillamine

① diffuse cutaneous SSc 초기에서 사용

② 기전 : 콜라겐의 cross-linking을 저해, 면역억제의 효과

③ 초기의 연구에서 과거의 환자군(historic control)에 비해 피부의 두께를 감소시키고 내부장기의 침범을 예방하는 것으로 나타남

④ 예전에는 고용량을 사용하였으나 최근 저용량과 고용량이 별 차이가 없는 것으로 나타남

⑤ 치료효과에 대하여 연구가 좀 더 필요함

(2) Methotrexate : 무작위 대조 임상시험에서 초기 diffuse scleroderma에 효과, 피부경화와 근육염 등에 사용

(3) Cyclophosphamide : 무작위 대조 임상시험에서 간질성 폐질환에 중등도의 효과

(4) Glucocorticoid

① 피부의 호전이나 진행을 예방하는 효과는 없음

② 적응증

a. 저용량 : 부종, 관절과 인대의 통증

b. 고용량 : inflammatory myositis, pericarditis, early active alveolitis (possibly)

③ Renal crisis와 관련 있으므로 주의 → indolent form에서는 절대 금기

(5) High-dose immunosuppressive therapy + autologous stem cell transplantation

(6) Bosentan : endothelin-1 receptor antagonist, WHO class III이상의 폐동맥고혈압환자에서 사용, 간기능상승의 부작용

(7) Sildenafil : Type V phosphodiesterase (PDE-5) 억제로 vasodilation, 폐동맥고혈압 및 치료에 불응하는 레이노현상 등에 사용

(8) Prostaglandin analogues (inhaled iloprost, iv epoprostenol, sc trepostinil) : 폐동맥고혈압에 사용

B. 레이노 현상 (Raynaud's phenomenon)

1. 교육

(1) **몸을 따뜻하게** 하고 **장갑과 양말을 착용**할 것

(2) **금연**할 것

(3) **스트레스를 피할 것**

(4) **혈관 수축 약물 (amphetamine, ergotamine), β-blocker를 피할 것**

(5) **찬 바람을 피할 것**

2. 약물

(1) **Calcium channel blocker** : nifedipine SR, diltiazem, long-acting amlodipine

(2) 기타 : **sildenafil**, losartan, ketanserin, SSRI (fluoxetine), prostacyclin analog, **bosentan** (endothelin receptor antagonist), pentoxifylline

3. 교감신경차단

(1) Stellate ganglion blockage

(2) Distal sympathectomy

C. 피부 (skin)

1. 피부 관리 (skin care)

(1) 비누 사용을 자제, ointment와 bath oil을 사용

(2) 규칙적인 운동(flexibility 유지)과 마사지

(3) 손가락 끝(finger tip)을 보호하여 궤양 예방

(4) 손가락끝 궤양 발생시 : hydrocolloid dressing (duoDERM)

2. 감염

(1) 피부의 궤양은 soaking, debridement으로 청결하게 해야 함

(2) 치료 : topical antibiotic를 사용하지만, 심하거나 골수염이 의심되면 systemic antibiotics 사용

3. 약물치료

(1) D-penicillamine

(2) Methotrexate

D. 위장관 증상 (GI symptoms)

1. 역류성 식도염

(1) 교육

① 소량을 자주 식사하도록 함

② 침대의 머리쪽을 높게 유지

③ 식사 후 몇 시간동안은 누워있지 말 것

④ 커피, 차, 알코올, 후추, 초콜렛을 피할 것 (∵ lower esophageal sphincter의 압력을 낮춤)

⑤ 지방질이 많은 음식, 밤늦게 간식을 먹는 것을 피할 것

(2) 약물치료 : antacid (between meals), H_2 blocker, PPI, metoclopramide

2. 흡수장애

(1) Hypomotility, bacterial overgrowth에 의해 일어난다.

(2) 치료 : intermittent use of antibiotics, parenteral hyperalimentation, octreotide (pseudoobstruction이 있을 때)

E. 관절증상 (joint symptoms)

(1) NSAIDs

(2) Low-dose prednisolone

(3) 물리치료 : 운동성 유지

F. 폐 침범 (lung involvement)

(1) Alveolitis (interstitial lung disease) : cyclophosphamide + glucocorticoid

(2) 감염증의 치료 : 항생제, 예방 접종

(3) 폐동맥 고혈압

① O_2 supplementation, anticoagulation, vasodilator

② Prostaglandin analogue : IV epoprostenol, inhaled iloprost, SC trepostinil 등

③ Bosentan (endothelin-1 receptor antagonist)

④ Sildenafil (PDE-5 inhibitor)

G. 신장 (renal involvement)

· Renal hypertensive crisis의 경우 **angiotensin-converting enzyme inhibitor (ACEI)**

Other related disorders

A. Mixed connective tissue disease (MCTD)

1. 정의

- **SLE, SSc, polymyositis, rheumatoid arthritis**의 임상적 특징을 보이고, 고역가의 **anti-U_1 RNP antibody**를 특징으로 하는 중복증후군 (overlap syndrome)

2. 역학

(1) **20~30대**에서 흔하나, 소아나 성인에서 모두 발생 가능

(2) 주로 **여자**에서 발생

3. 임상양상

(1) 내원시 호소하는 증상 : 레이노 현상, puffy hand, 관절통, 근육통, 피로감

(2) Sclerodermal change, mucocutaneous SLE

(3) 관절염, 손의 변형, 근육 쇠약

(4) 기타 장기 침범
 ① 폐 침범 (85%)
 ② 신장 침범 (25%)
 ③ 위장관 침범 (70%)
 ④ 심막염 (30%)

(5) 수개월에서 수년에 걸쳐서 다양한 자가면역질환의 양상이 나타남. 대개의 경우 5년 내에 다른 하나의 자가면역질환 SLE, SSc등의 진단기준에 부합하는 양상으로 변화

4. 검사실 검사

(1) 만성질환에 의한 빈혈, 혈구감소증, hypergammaglobulinemia

(2) Rheumatoid factor (50%)

(3) **Anti- U1 RNP antibody** (by definition)

5. 진단

· Alarcon-Segovia criteria : serologic + ≥3 clinical criteria

(1) Serologic : positive anti-RNP at a hemagglutination titer of ≥1:1600

(2) Clinical
① Edema of hand
② Synovitis
③ Myositis
④ Raynaud's phenomenon
⑤ Acrosclerosis

6. 치료와 예후

(1) 개별 자가면역질환에 대한 치료와 같다

(2) 10년 생존율 80% (대개 다른 질환으로 발전)

B. 호산구성 근막염 (eosinophilic fasciitis)

1. 정의

(1) Scleroderma-like syndrome

(2) Inflammation and sclerosis of dermis, subcutis, deep fascia

2. 임상양상

(1) 심한 운동 후에 종종 발생

(2) 종종 면역학적 질환 동반 : aplastic anemia, thrombocytopenia, myelodysplastic syndrome

(3) 경과 : 갑자기 상하지에 대칭성의 압통과 부종이 발생 → 피부와 피하 조직의 경화 (induration) 발생 → cobblestone appearance (peau d'orange)

3. 진단

(1) Full thickness biopsy(skin, fascia, superficial muscle)에서 perivascular cell infiltrate 확인

(2) 초기에는 뚜렷한 eosinophilia

4. 경과 및 치료

(1) 저절로 호전 : 일부의 환자에서 발병 2~5년후 질환 지속

(2) 관절의 굴곡 구축 (flexion contracture)

(3) 증상 있는 경우 glucocorticoid가 도움

5

Sjögren's Syndrome (SS)

쇼그렌 증후군

서론 (introduction)

A. 정의 (definition)

(1) **외분비선의 림프구 침윤**과 그로 인한 **구강건조증**, **안구건조증**을 특징으로 하는 자가면역질환

(2) **1/3에서 전신증상**이 나타남

(3) 일부에서 악성림프종이 발생

B. 구분 (classification)

(1) 일차성 : 단독으로 발생

(2) 이차성 : 다른 류마티스 질환과 동반되어 발생 (Table 5-1)

C. 역학 (epidemiology)

(1) **중년 여성**에서 호발, 남 : 여 = 1 : 9

(2) 유병률

① 일차성 : 0.5~1.0%

② 이차성 : 다른 류마티스 질환 환자의 30%에서 합병

D. 병태생리 (pathophysiology)

(1) T cell infiltration of the exocrine gland

(2) B cell hyperreactivity

(3) Autoantibodies

① **Anti-Ro/La antibody**

a. 대개의 환자에서 진단당시부터 존재

b. 조기 발병, 장기적 경과, 침샘 비대, 림프구 침윤의 중증도 등의 임상양상과 관련

② Rheumatoid factor

③ Antibody to α -fodrin (salivary gland-specific protein)

(4) Glandular epithelial cell의 파괴

(5) **HLA-B8, DR3, DRw52**와 관련

Table 5-1 Sjögren's Syndrome과 연관되어 있는 다른 자가면역질환.

Rheumatoid arthritis
Systemic lupus erythematosus
Scleroderma
Mixed connective tissue disease
Primary biliary cirrhosis
Vasculitis
Chronic active hepatitis

임상양상 (clinical manifestations)

A. 구강 증상

(1) **구강건조 (xerostomia)** : 건조한 음식을 삼키기 어려움, 말을 연속해서 하기 곤란, 구강 작열통, 충치

(2) 신체검사 소견

① **Dry**, sticky, erythematous **oral mucosa**

② Tongue atrophy

③ No saliva 또는 cloudy saliva

④ Parotid & other major **salivary gland enlargement** (primary SS의 2/3에서 관찰)

(3) **구강 건조증 검사**

① **Sialometry**

② **Sialography**

③ **Scintigraphy**

④ **Labial minor salivary gland biopsy (아랫입술에서 시행)**

B. 눈 증상

(1) **안구건조증** : sandy, gritty feeling under eyelid, 작열감, 눈물 감소, 눈꼽, 안구 가려움증, 광과민성, keratoconjunctivitis sicca

(2) **안구 건조증 검사**

① **Slit-lamp examination** (Rose Bengal staining) : corneal ulceration, attached filament of corneal epithelium

② **Schirmer's test**

· 건조안을 확인하기 위해서 눈에 흡수지를 걸쳐놓고 5분간 눈물이 배출되는 속도를 측정하는 검사이다.

③ Tear breakup time

④ Tear lysozyme content

C. 기타 외분비선 증상

(1) 기관건조증 (xerotrachea) : 비강, 목, 기관의 건조

(2) 위장관 증상 : 식도점막의 위축, 위축성 위염, 무증상 췌장염

(3) 성교통 (dyspareunia) : 질분비물의 감소로 인해

D. 전신증상 및 분비선외 증상 (extraglandular symptoms)

※ 전체 환자의 1/3에서 존재

(1) 피로감, 경도의 발열, 레이노 현상, 근육통, 관절통

(2) 관절 : nonerosive arthritis

(3) 폐 : small airway disease → dry cough

(4) 신장 : interstitial nephritis (renal tubular dysfunction, RTA)

(5) 혈관염 : purpura, urticaria, skin ulceration, glomerulonephritis, mononeuritis multiplex, various nerve system disease (hemiparesis, transverse myelitis, seizure, etc)

(6) Sensorineural hearing loss

(7) **림프종 (lymphoma) : 약 5%에서 발생. 쇼그렌증후군은 자가면역질환 중 림프종이 가장 흔히 발생하는 질환이다.**

① **의심해야할 경우 : persistent parotid gland enlargement, purpura, leukopenia, cryoglobulinemia, low C4 (complement 4)**

② 주로 **extranodal marginal zone B cell, low grade lymphoma**

③ Peripheral LN를 주로 침범

④ **나쁜 예후 인자 : B symptoms, 〉7 cm LN, high *or* intermediate histology**

진단 (diagnosis)

A. 진단기준 (diagnostic criteria)

· American-European Consensus Group에서 2002년 제안한 분류기준(Annals of the Rheumatic Disease 2002;61:664-558)을 요약정리하면 Table 5-2와 같다.

Table 5-2 Revised International Classification Criteria for Sjögren's Syndrome.

Criteria	Explanation
I. Ocular symptoms	**Dry eyes every day for more than 3 months**, recurrent sensation of sand or gravel in the eyes, or use of tear substitutes more than three times a day
II. Oral symptoms	**Daily feeling of dry mouth for more than 3 months**, recurrent or persistently swollen salivary glands, or use of liquids to aid in swallowing dry food
III. Ocular signs	**Positive Schirmer's test** (≤5 mm in 5 min), or a Rose Bengal score of ≥4 according to van Bijsterveld's scoring system
IV. Histopathology	Focus score ≥1 in a **minor salivary gland biopsy**
V. Salivary gland involvement	Positive result in one of the following tests : **salivary flow** (≤ 1.5 mL in 15 min), **salivary scintigraphy**, parotid **sialography**
VI. Autoantibodies	**Antibodies to Ro(SS-A) *or* La(SS-B)**

For primary SS, **4 of 6 item (including IV or VI) or 3 of 4 objective items (III, IV, V, VI)**
For secondary SS, associated disease + (I or II) + 2 of (III, IV, V)
Exclusion criteria : Past head and neck radiation treatment, hepatitis C infection, HIV infection/AIDS, pre-existing lymphoma, sarcoidosis, GVHD, use of anticholinergic drugs

B. 감별진단 (differential diagnosis)

(1) 앞서의 분류기준에서 표 아랫부분의 제외기준(exclusion criteria)에 해당되는 것들이 주요한 감별 진단임.

① Past history of head and neck radiation

② Hepatitis C infection

③ HIV infection/AIDS

④ Pre-existing lymphoma

⑤ Sarcoidosis

⑥ GVHD

⑦ Use of anticholinergic drugs

(2) 특히 HIV infection/AIDS는 젊은 남성에 흔하고 혈청검사에서 HIV 양성이며, sarcoidosis에서는 조직검사에서 육아종이 관찰됨. 두 질환 모두 혈청검사에서 **Anti-Ro/SS-A와 Anti-La/SS-B는 음성**

C. 건조증상(sicca symptoms)의 감별진단

Table 5-3 Differential Diagnosis of Sicca Syndrome.

Xerostomia	Dry eye	Bilateral parotid gland enlargement

Viral infections
Drugs
  Psychotherapeutic
  Anticholinergic
  Antihypertensives
Psychogenic
Irradiation
Diabetes mellitus
Trauma
Sjögren's syndrome
	Inflammation
	  Stevens-Johnson syndrome
	  Pemphigoid
	  Chronic conjunctivitis
	  Chronic blepharitis
	  Sjögren's syndrome
	Drugs
	Neurologic conditions
	  Impaired lacrimal gland function
	  Impaired eyelid function
	Miscellaneous
	  Trauma / Burn
	  Vitamin A deficiency
	  Blink abnormality
	  Lid scarring
	  Anesthetic cornea
		Viral infections
		  Mumps
		  Influenza
		  Epstein-Barr
		  Coxsackievirus A
		  Cytomegalovirus
		  HIV
		Sarcoidosis
		Amyloidosis
		Sjögren's syndrome
		Metabolic
		  Diabetes mellitus
		  Hyperlipoproteinemias
		  Chronic pancreatitis
		  Hepatic cirrhosis
		Endocrine
		  Acromegaly
		  Gonadal hypofunction

치료 (treatment)

1. 일반적 원칙

(1) 증상에 따른 치료

(2) 구강건조증과 안구건조증에 따른 구강과 안구의 손상 방지

2. 증상치료

(1) Keratoconjunctivitis sicca

① **인공 눈물** (artificial tear)

② 각막궤양 (corneal ulceration) : eye patch & boric acid ointment

③ **눈물샘, 침샘의 기능을 저하시키는 약물 회피 : 이뇨제, 항고혈압제, 항우울제, 항콜린제**

(2) Xerostomia

① **수분 섭취**

② **Pilocarpine**, cevimeline : 모든 건조증에 대해 치료제로 사용

3. 기타

(1) Arthralgia : hydroxychloroquine

(2) Renal tubular acidosis : sodium bicarbonate

(3) Systemic vasculitis : glucocorticoid, immunosuppressive agents

6

Inflammatory Myopathies

염증성 근육병

서론 (introduction)

A. 정의 (definition)

(1) **골격근(striated skeletal muscle)의 염증**을 특징으로 하는 질환군

(2) 특발성(idiopathic) 염증성 근육병에는 다양한 질환을 포함

① **다발근육염 (polymyositis, PM)**

② **피부근육염 (dermatomyositis, DM)**

③ **포함체근육염 (inclusion body myositis, IBM)**

④ 호산구성근육염 (eosinophilic myositis)

⑤ 거대세포근육염 (giant cell myositis)

⑥ 국소성근육염(focal or localized myositis)

(3) **PM/DM의 분류** : Bohan과 Peter(1975)의 분류를 많이 사용

① 성인 다발근육염 (adult PM)

② 성인 피부근육염 (adult DM)

③ 악성종양관련 다발/피부근육염 (PM/DM associated malignancy)

④ 소아 피부근육염 (childhood DM)

⑤ 다른결체조직질환관련 다발/피부근육염 (PM/DM associated with other connective tissue disorder)

B. 역학 (epidemiology)

(1) 유병률 : 1/100,000명

(2) 남 : 여 = 2~3 : 1 (그러나 IBM에서는 남:여 = 3:1)

(3) 호발연령

① 다발근육염 : 주로 **성인**에서 발생

② 피부근육염 : **소아(10~15세)와 성인(45~55세)**에서 발생

③ 포함체근육염 : **50세 이상**

C. 발병기전 (pathogenesis)

1. 자가항체 (autoantibodies)

(1) **20%의 환자**에서 발견

(2) 중요한 자가항체 : **Table 6-1** 참조.

(3) **Anti-Jo-1**

① Anti-synthetase의 75%를 차지, 항원은 histidyl-tRNA synthetase

② **Antisynthetase syndrome(Interstitial lung disease, Raynaud's phenomenon, nonerosive arthritis)**과 관련

③ **HLA-DR3, DRw52**와 연관

2. 면역학적 기전

(1) **체액면역 (humoral mechanism) : DM**

① B cell의 침윤

② 괴사되지 않은 근육에 림프구의 침윤

③ 보체계의 활성화 → membrane attack complex (MAC) 형성

④ Microangiopathy + muscle ischemia

(2) **세포면역 (T cell mediated cytotoxicity) : PM, IBM**

① CD8+ T cell 침윤

② MHC-I class의 비정상적인 발현

③ CD8/MHC-I complex

Table 6-1 Common Myositis-specific Autoantibodies.

Autoantibody	Antigen	Prevalence in PM/DM	Clinical association
Antisynthetase (including Anti-Jo-1)	Aminoacyl-tRNA synthetase	20~50%	Antisynthetase syndrome (anti-Jo-1 참조)
Anti-SRP	Signal recognition particle	<5%	Severe resistant PM
Anti-Mi-2	Helicase components of histone acetylase complexes	5~10%	Classic DM

(3) **비면역학적 요인 : IBM**

① 근육에 amyloid deposit

② 비정상적인 mitochondria → **degenerative process**를 시사

3. 바이러스 감염

(1) 감염시 근육염을 유발할 수 있는 바이러스 : Coxsackie virus, influenza virus, paramyxovirus, mumps virus, CMV, EBV

(2) PM, IBM : retrovirus(HIV, HTLV-1)와의 관련성

① 영장류에서 simian immunodeficiency virus 감염시 유사한 질환발생

② Retroviral infection의 처음이나 중간에 근육염의 동반

③ 그러나 PM, IBM의 근섬유에서 retrovirus가 검출되지는 않음

임상양상 (clinical manifestations)

A. 근쇠약 (muscle weakness)

1. 근위부 운동근육의 쇠약 (proximal motor weakness)

(1) 가장 빠른 증상이고 대개 3~6개월에 걸쳐 진행 (IBM은 수년에 걸쳐 천천히 진행)

(2) 통증을 동반하지 않음 (결체조직질환을 동반한 DM에서는 통증이 나타날 수 있음)

(3) 의자에서 일어나기, 계단 올라가기, 물건 들기, 머리 빗기 등 근위부 근육을 사용하는 일상생활에서 장애

2. 원위부 근육의 쇠약

(1) PM, DM : 질환의 후반기에 발생

(2) IBM : 질환의 초기부터 발생

3. 기타 근육

(1) **안근육(extraocular muscles) : 침범하지 않음**

(2) 얼굴 근육 : PM, DM에서는 침범하지 않으나 IBM에서는 종종 가볍게 침범

(3) 인후부, 목 굴곡근 : 침범하여 dysphagia, head drop 등 발생

(4) **심한 경우 호흡근 침범**

(5) 감각과 근반사 : 정상 (근위축이 심하면 건반사가 나타나지 않음)

B. 근육외 임상양상 (extramuscular manifestations)

(1) 전신 증상 : 발열, 근육통, 체중감소, 관절통, 레이노현상

(2) 관절 구축(contracture) : 주로 DM에 많음, 특히 소아에서 잘 생김

(3) 위장관 침범 : 연하곤란(oropharyngeal/upper esophagus는 striated muscle) 등 위장관증상. 주로 DM, IBM에서 나타남

(4) 심장 침범 : 확장성 심근병증, 울혈성심부전, 심근염

(5) 폐침범 : 흉부근육의 쇠약, 간질성 폐질환, 약물유발성폐렴

(6) 피하조직 칼슘침착(subcutaneous calcification) : 소아 DM에서 잘 발생, 이차적 감염, 궤양을 일으킴

C. 질환별 임상양상

1. 다발근육염 (polymyositis, PM)

(1) **Subacute onset** : 내원하기 전에 수개월간 증상 존재

(2) **주로 성인에서 잘 발생함**

(3) **다른 근육병과 감별이 중요**

① PM은 다른 질환이 배제된 후 내릴 수 있는 진단(diagnosis of exclusion).

② 다음의 병력이나 증상이 있으면 다른 질환을 먼저 감별

· 발진, 안근육과 얼굴근육 침범
· 근육 · 신경질환의 가족력
· 근독성을 가진 약물(**D-penicillamine, zidovudine)** 또는 독소에 노출
· 내분비 질환, 신경질환, 근이영양증, 대사장애
· IBM이 의심되는 임상양상

(4) 대개 다른 자가면역질환이나 결체조직질환, 감염 등과 동반하여 발생

2. 피부근육염 (dermatomyositis, DM)

(1) **발진**

① **근질환에 선행하거나 동반**

② 종류

· Blue-purple discoloration of eye lid (**heliotrope rash, Figure 6-2**)
· **V sign** : neck, anterior chest (**Figure 6-3**)
· **Shawl sign** : back & shoulder
· **Gottron sign/papule** : erythema and scaly eruption (or papule) of knuckles, (발진으로 나타나면 sign, 구진으로 나타나면 papule) (**Figure 6-4**)

③ 태양에 노출되면 악화되고, 가려움증을 종종 동반

(2) 손톱뿌리 근처에 dilated nailfold capillary loop가 관찰 (cf. systemic sclerosis)

(3) **Mechanic's hand** (기계공의 손) : 손이 거칠어지고 손톱이 손상되어 기계공의 손처럼 보임

(4) **Amyotrophic dermatomyositis (dermatomyositis sine myositis)**: 발진이 전형적이지만 임상적으로 근위약이 없는 경우, 근조직검사에서는 전형적인 병변(+)

(5) Scleroderma, mixed connective tissue disease 등과 종종 동반(overlap syndrome)

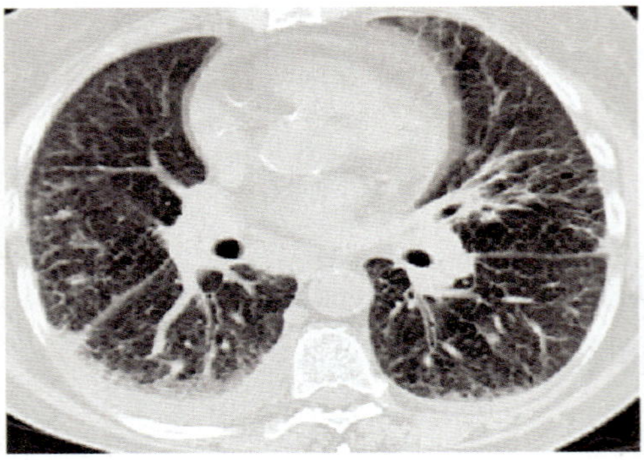

Figure 6-1 다발근육염환자의 흉부CT사진. Interstitial pneumonitis의 소견(linear pattern predominating at bases, progression from fine to coarse, honeycombing, hilar adenopathy in this patient)을 관찰할 수 있다.

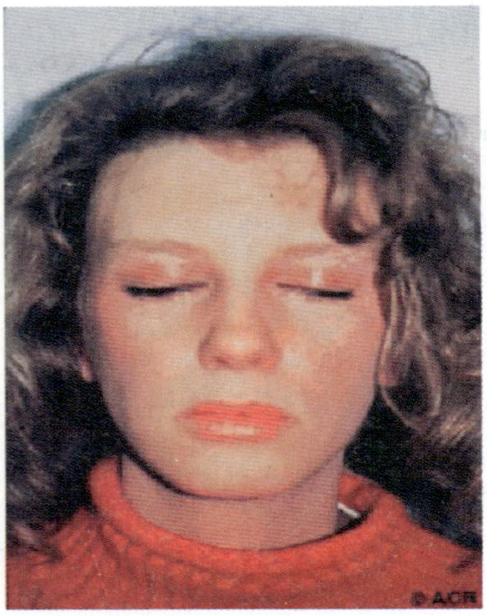

Figure 6-2 피부근육염환자의 얼굴 사진. 특징적인 눈꺼풀의 보라색발진 (heliotrope rash)이 관찰된다.

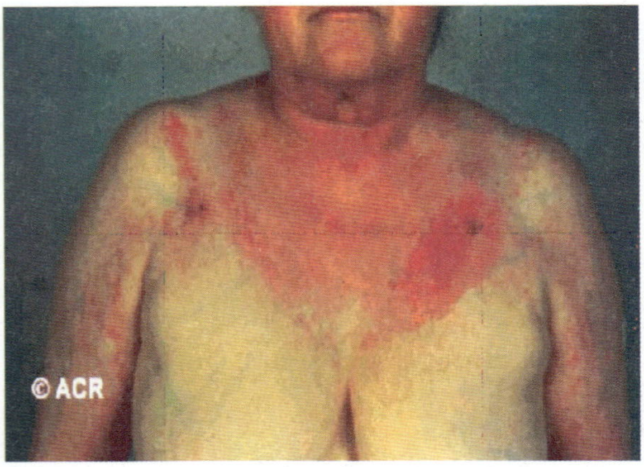

Figure 6-3 피부근육염환자의 몸통사진. 전흉부에 V자모양의 발진 (V sign)이 관찰된다.

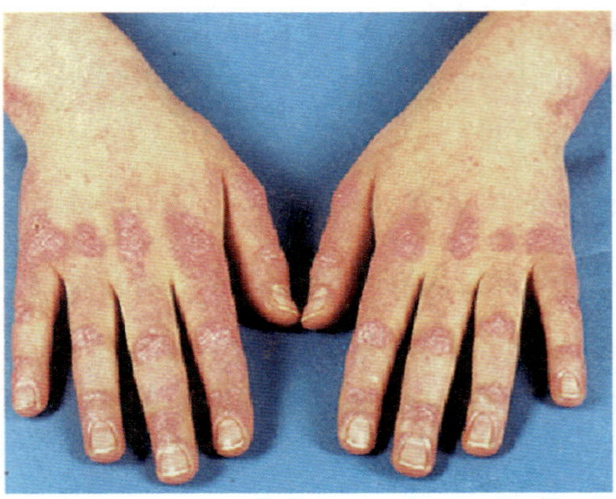

Figure 6-4 피부근육염환자의 손사진. 손가락관절(MCP, PIP, DIP)에 붉고 인설을 동반한 발진(sign)또는 구진(papule)이 관찰된다(Gottron's sign or papule)

3. 포함체근육염 (inclusion body myositis, IBM)

(1) **50세 이상에서는 가장 흔한 근육염**

(2) 종종 PM으로 잘못 진단되므로 다른 근육염과 구별이 중요

① 치료에 반응하지 않음, 수년에 걸쳐 매우 느리게 진행

② 초기부터 원위부 근육(손가락 등)의 침범

③ 초기부터 대퇴사두근이 약해져서 잘 넘어짐

④ 근육의 침범이 비대칭적인 경우도 많음

⑤ 초기에는 선택적으로 몇 개의 근육만 침범하는 경우도 있음

(3) 연하곤란 (dysphagia) : 흔함

(4) 20%에서 전신성 자가면역질환과 동반

(5) 가족성 : hereditary inflammatory IBM (hereditary inclusion body myopathy과 구별)

Table 6-2 Characteristics of inflammatory myopathies.

	Polymyositis	Dermatomyositis	Inclusion body myositis
Age of onset	〉18 yrs	Adulthood & childhood	〉50 yrs
Familial association	No	No	Yes, in some cases
Associated conditions			
1. Connective tissue disease	Yes[a]	Scleroderma & MCTD (overlap syndrome)	Yes (up to 20%)
2. Other autoimmune diseases[b]	Frequent	Infrequent	Rare
3. Malignancy	No	Yes (15~20%)	No
4. Viruses	Yes (HIV, HTLV-1[c])	Unproven	Unproven
5. Drugs[d]	Yes	Yes (rarely)	No

a. Systemic lupus erythematosus, rheumatoid arthritis, Sjogren's syndrome, systemic sclerosis, mixed connective tissue disease(MCTD).

b. Crohn's disease, vasculitis, sarcoidosis, primary biliary cirrhosis, adult celiac disease, chronic graft-versus-host disease, discoid lupus, ankylosing spondylitis, Behcet's syndrome, myasthenia gravis, acne fulminans, dermatitis herpetiformis, psoriasis, Hashimoto's disease, granulomatous diseases, agammaglobulinemia, monoclonal gammopathy, hypereosinophilic syndrome, Lyme disease, Kawasaki disease, autoimmune thrombocytopenia, hypergammaglobulinemic purpura, hereditary complement deficiency, IgA deficiency.

c. HTLV-I, human T cell lymphotropic virus type I.

d. Drugs include penicillamine (dermatomyositis and polymyositis), zidovudine (polymyositis), and contaminated tryptophan (dermatomyositis-like illness). Other myotoxic drugs may cause myopathy but not an inflammatory myopathy.

D. 악성종양과의 관련성

(1) **악성종양 발생이 DM/PM에서 3~6배 증가되어 있음 (DM〉PM).**

(2) 관련 종양

① Ovarian cancer

② Lung cancer

③ Breast cancer

④ Pancreatic cancer

⑤ Colon cancer

⑥ Non-Hodgkin's lymphoma

(3) 기본적인 malignancy evaluation

① 신체검진

② 골반, 유방 검진 (mammography)

③ 직장 검사 (나이와 가족력에 따라 colonoscopy 고려)

④ 소변검사, CBC, chemistry

⑤ 흉부 방사선

⑥ 아시아인에서는 두경부 검진(nasopharyngeal carcinoma)

(4) 진단 당시에 이상이 없어도 3~5년 후까지 암발생이 증가하므로 주의깊게 추적관찰 해야 함

E. 중복증후군 (overlap syndromes)

(1) 가장 자주 나타나는 질환은 myositis와 함께 systemic sclerosis, mixed connective tissue disease의 증상이 함께 나타나는 형태임

① Nucleolar-protein complex를 항원으로 하는 anti-PM/Scl 항체와 연관

② Sclerotic dermal thickness, contracture, esophageal hypomotility, microangiopathy, calcium deposit

(2) 다른 질환과의 중복증후군은 흔하지 않음

진단 (diagnosis)

A. 분류기준 (classification criteria)

· Table 6-3의 1)~5) 중 다음에 해당할 때 진단을 내릴 수 있다.

(1) **PM**

① Definite : all of 1)~4)

② Probable : any 3 of 1)~4)

③ Possible : any 2 of 1)~4)

(2) **DM**

① Definite : 5) + any 3 of 1)~4)

② Probable : 5) + any 2 of 1)~4)

③ Possible : 5) + any 1 of 1)~4)

Table 6-3 Criteria for Definite Diagnosis of Inflammatory Myopathies

		Polymyositis	Dermatomyositis	Inclusion body myositis
1)	Muscle strength	Myopathic muscle weakness	Myopathic muscle weakness	Myopathic muscle weakness, early involvement of distal muscles
2)	EMG findings	Myopathic potentials	Myopathic potentials	Mixed myopathic and neuropathic potentials
3)	Muscle enzyme	Elevated (up to 50-fold)	Elevated (up to 50-fold) or normal	Elevated (up to 10-fold) or normal
4)	Muscle biopsy findings	Diagnostic	Diagnostic or nonspecific	Diagnostic
5)	Rash or calcinosis	Absent	Present and diagnostic	Absent

Myopathic muscle weakness : proximal motor weakness가 특징
EMG : electromyography

B. 진단 (diagnosis)

1. 근육효소 (muscle enzyme)

(1) **크레아틴 키나아제 (creatine kinase)**

① **가장 예민함**

② PM에서는 질환의 활동성과 상관도가 높으나, 활동성 DM, IBM에서 정상일 수도

(2) 기타 상승가능한 근육효소: AST, ALT, LDH, aldolase

2. 근전도 (needle EMG)

(1) myopathic potential을 보임 : short duration, low amplitude, polyphasic unit

(2) spontaneous activity ↑ : fibrillation, positive sharp wave, complex repetitive discharge

(3) 진단적이지는 않으나 neurogenic disorder을 배제하는데 유용

3. MRI → 조직검사를 할 부위를 찾는데 유용함

4. 근육생검 (muscle biopsy)

(1) **염증성 근육염의 진단에서 가장 확정적인 검사**

(2) 다른 근육질환의 배제에 중요

(3) 조직소견

① PM : T cell (CD8+) infiltrate, endomysial **(within muscle fascicles)**, MHC-I ↑ in lesion

② DM : B cell + T cell (CD4+) infiltrate, **perivascular** and interfascicular **(around muscle fascicles)**, **vascular injury**, **perifascicular atrophy**

③ IBM : T cell with MHC-I, **rimmed vacuoles**, intranuclear and cytoplasmic **inclusion body**, deposit of amyloidogenic protein within or next to rimmed vacuole

C. 감별진단 (differential diagnosis)

1. Acute/chronic progressive muscle weakness의 감별진단

(1) Neurogenic myopathy : spinal muscular dystrophy, amyotrophic lateral sclerosis

(2) Metabolic myopathy : glycogen storage disorder, lipid storage myopathy, mitochondrial disease

(3) Endocrine myopathy

(4) Paraneoplastic myopathy

(5) Neuromuscular junction disorder

2. Acute muscle weakness의 감별진단

(1) Guillain-Barre syndrome

(2) Transverse myelitis

(3) Neurotoxin

(4) Viral infection : poliovirus, West Nile virus

(5) Metabolic disorder

(6) Viral infection, parasitic infection

(7) Electrolyte disorder

3. 기타

(1) Macrophagic myofasciitis

(2) Drug-induced myopathies : D-penicillamine, procainamide, zidovudine, statins, glucocorticoid 등

(3) Pain on movement and muscle tenderness : polymyalgia rheumatica, fibromyalgia, chronic fatigue syndrome

치료 (treatment)

A. 치료의 목표 (goal of treatment)

(1) **근쇠약의 호전** : CK level보다는 임상적 호전을 기준으로 치료를 해야 함

(2) **근육외 증상의 치료**

B. 약물 (drugs)

1. Glucocorticoids

(1) 거의 모든 PM, DM환자에서 어느 정도는 반응, DM이 PM보다 잘 반응함

(2) High-dose prednisolone을 3~4주간 사용하며 임상적 호전을 평가

(3) 3개월 후에도 변화가 없으면 효과가 없는 것으로 판정

※ Steroid myopathy : 치료 중에 호전되다가 새로운 근쇠약이 발생하면 감별해야 함

2. 면역억제제 (immunosuppressive drug)

(1) 적응증

① Glucocorticoids를 3개월이상 사용해도 호전이 없는 경우

② Glucocorticoids 치료에 저항성이 생긴 경우

③ Glucocorticoids 치료의 부작용이 심한 경우

④ Glucocorticoids의 용량을 줄이면 재발하는 경우

⑤ 임상양상이 심한 경우 : 심한 근쇠약, 호흡곤란

(2) 결국은 glucocorticoid로 치료받은 환자의 75%에서 다른 약물의 치료가 필요함

(3) 약물

① Azathioprine

② Methotrexate

③ IVIG : refractory DM에서 효과적 (PM에서도 효과가 있다고 생각됨)

※ Plasmapheresis, leukapheresis : 효과없음

④ 기타 : cyclophosphamide, chlorambucil, cyclosporine, mycophenolate mofetil, rituximab

C. 치료적 접근 (therapeutic approach)

STEP I : high-dose prednisolone (oral)
STEP II : azathioprine or methotrexate
STEP III : IVIG
STEP IV : other agents
※ Interstitial lung disease가 있는 경우 적극적인 cyclophosphamide 치료가 도움이 됨.
※ 위의 치료에 잘 반응하지 않는 경우 IBM이나 기타 다른 근육병의 가능성이 높음.
※ IBM의 경우 high-dose steroid, IVIG를 시도하나 효과적인 치료법은 없음.

예후 (prognosis)

A. PM, DM

(1) 5년 생존율 : ~ 95%

(2) 10년 생존율 : 84%

(3) 주요 사망원인 : pulmonary, cardiac, systemic complications

(4) DM이 PM보다 치료에 잘 반응하여 예후가 더 좋음

(5) 호전된 환자의 약 30%에서 residual muscle weakness가 있음

(6) 언제나 재발가능성은 있음

B. IBM

(1) 5~10년 내에 휠체어 등 보조가 필요함

(2) 나이가 많을수록 예후가 불량

7

Spondyloarthritis

척추관절염

서론 (introduction)

A. 정의 (definition)

(1) **유사한 임상증상**(inflammatory axial involvement, asymmetric peripheral arthritis, enthesopathy, inflammatory eye disease, mucocutaneous involvement)**과 HLA-B27 연관성을 보이는 질환군**

(2) **류마티스인자는 음성 (seronegative)**

B. 구분 (classification)

(1) Ankylosing spondylitis (AS)

(2) Reactive arthritis (ReA)

(3) Psoriatic spondylitis/arthritis (PsA)

(4) Enteropathic arthritis and spondylitis

(5) Juvenile-onset spondyloarthritis

(6) Undifferentiated spondyloarthritis (uSpA)

C. 진단 (diagnosis)

(1) AS를 제외하고 확립된 분류기준은 없음

(2) 특정한 분류기준(AS)에 맞거나 미생물학적 증거가 있거나(ReA), 건선이 있는 경우 (PsA)는 각각의 질환으로 진단, 특정한 분류기준에 맞지 않는 경우 uSpA로 진단

(3) 대개의 경우 방사선학적인 변화는 나중에 오고, 척추를 침범하지 않는 경우는 진단이 어려우므로 European Spondyloarthropathy Study Group (ESSG)에서 일단 spondyloarthropathy로 분류할 수 있는 기준을 설정

1. ESSG criteria for classification of spondyloarthropathy

(1) **Inflammatory back pain OR Synovitis (asymmetric or predominantly in the L/E)**

(2) AND one or more of the following

① Positive family history

② Psoriasis

③ Inflammatory bowel disease

④ Urethritis, cervicitis, or acute diarrhea within 1 month before arthritis

⑤ Buttock pain alternating between right and left gluteal area

⑥ Enthesopathy

⑦ Sacroiliitis

강직척추염 (ankylosing spondylitis, AS)

A. 역학 (epidemiology)

(1) **남** : 여 = 3~5 : 1

(2) 주로 청소년기에 발병 (발병연령의 중앙값 23세)

(3) **HLA-B27**

① **AS 환자의 〉 90%에서 존재**

② **질환의 중증도와는 무관**

③ HLA-B27이 있는 사람의 1~6%에서 AS 발생

B. 병리 및 발병기전 (pathology and pathogenesis)

(1) **Enthesitis**

① **Enthesis(ligament, tendon, joint capsule, fascia가 뼈에 붙는 부위)의 염증**

② 인접부위의 골에도 골수 부종(염증), bone erosion → bony overgrowth로 진행

③ Achilles' tendinitis, plantar fasciitis가 흔하나 모든 enthesis에 올 수 있다.

(2) **Sacroiliitis** (**Figure 7-1**)

① Subchondral granulation tissue

② 림프구와 대식세포의 침윤

③ 골수의 부종

(3) **Peripheral synovitis**

① 윤활막의 증식증 (synovial hyperplasia)

② 림프구 침윤

③ 판누스 형성 (pannus formation)

※ 조기에 나타나는 염증 : enthesitis, sacroiliitis, peripheral synovitis

(4) Spine involvement

① 초기 : Vertebral body marginal erosion → "**squaring**" of vertebra

② 진행 : Syndesmophyte → "**bamboo spine**" (**Figure 7-2**)

C. 임상양상 (clinical manifestations)

(1) 경과

① 초기에 **둔한 통증**, **하부요통**, **조조경직** 등이 나타나 점차 진행

② 시간이 지남에 따라 **통증이 지속적이고 양측성으로 발전**

(2) **전신증상** : 피로, 식욕부진, 발열, 체중감소, 야간 발한

(3) **골압통**(enthesitis에 의한) : costochondral junction, spinous process, iliac crest, greater trochanter, tibial tubercle, ischial tuberosity, calcaneus

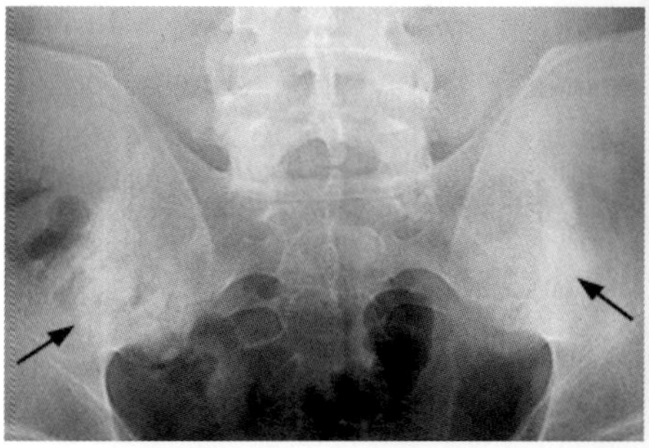

Figure 7-1 Sacroiliitis.
양쪽 천장관절(SI joint)의 관절공간이 좁아지고 주변에 골경화(sclerotic bone)이 관찰된다.

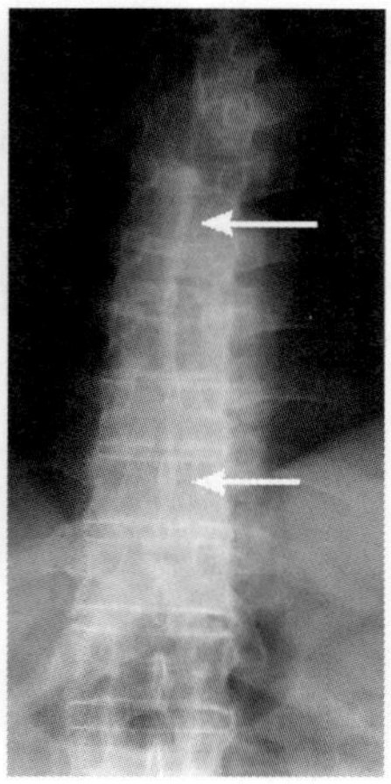

Figure 7-2 Bamboo spine.
각 척추체(vertebral body)가 syndesmophyte에 의해 연결되어 대나무처럼 보이고, spinous process도 ligament calcification에 의해 연결된다.

(4) **관절염**

① 엉덩이 관절, 어깨 관절 : 25~35%

② 말초 관절 : 대칭적으로 주로 하지에 발생, 30%

(5) **척추**

① 척추 및 흉곽 운동의 제한 (limitation of motion)

② 척추 강직증 (spinal ankylosis)

③ **Spinal fracture : spinal ankylosis가 생긴 경우 가장 심각한 합병증**

(6) **관절외 증상**

① 급성 전포도막염, 백내장

② 대장, 소장의 염증 : 궤양 등

③ 대동맥판막부전, 완전방실차단, 무증상 심기능이상

④ 폐기능이상(흉곽운동의 제한), **pulmonary fibrosis (upper lobe of lung)**

⑤ Cauda equina syndrome

D. 검사실검사 및 영상검사 (laboratory & radiologic tests)

(1) **RF/ ANA : negative ("seronegative")**

(2) 윤활액(synovial fluid) 검사 : mild inflammatory pattern

(3) 방사선 (**Figure 7-1, Figure 7-2**)

① **Sacroiliitis** : 시간 경과에 따라 blurring of margin → erosion & sclerosis → pseudowidening (erosion) → bony ankylosis (obliteration of joint space)

② 척추 : **syndesmophyte (bamboo spine), squaring**

③ CT, MRI : 좀 더 민감함

④ 방사선학적으로 DISH (diffuse idiopathic skeletal hyperostosis)를 감별해야 함

E. 진단 (diagnosis)

1. Modified New York criteria (1984)

(1) Definite AS : **radiographic sacroiliitis + 1 of**

① **History of inflammatory back pain**

② Sagittal 및 frontal plane에서 요추의 운동범위 제한 (limitation of motion) : Schober test, occiput-to-wall distance 등으로 평가

③ Chest expansion 제한

(2) **Inflammatory back pain (염증성 요통)**

① **40세 이전 발병**

② **Insidious onset**

③ **Duration 〉 3 months before medical attention is sought**

④ **Morning stiffness**

⑤ **활동으로 증상 호전 (improvement with exercise or activity)**

2. 신체 검사 & F/U

(1) **신장 (height)**

(2) **Schober test** : lumbosacral junction에서 위로 10 cm, 아래로 5 cm 위치를 표시하고 lumbar flexion하면 정상인 경우 두 점간의 거리가 5 cm 이상 증가

(3) **Chest expansion** : 4번째 늑간에서 측정한 가슴둘레가 최대 흡기시와 호기시에 2.5 cm 이상 차이가 나야 정상

(4) **Occiput-to-wall distance**

F. 치료 (treatment)

1. Anti TNF-α therapy

(1) **치료 효과 좋음.** Infliximab, etanercept 모두 효과

(2) 합병증 : 감염 (**결핵, 만성 바이러스성 간염** 등), cytopenia, demyelinating disease, 울혈성 심부전의 악화, SLE 유사 질환, 과민반응 (주사부위 반응포함), lymphoma

2. 기타 약제

(1) Pain & spinal stiffness : NSAIDs

(2) Peripheral arthritis : methotrexate, sulfasalazine

(3) Uveitis : local/systemic glucocorticoid, immunosuppressive agent

3. 교육

(1) 규칙적 운동(regular exercise) : 스트레칭이나 가벼운 체조, 수영 등이 좋고, 몸을 부딪히는 농구, 스키, 격투기는 금기

(2) 바른 자세(normal upright position) 및 평평한 곳에 눕기

(3) 금연 : chest expansion이 제한되므로 폐활량이 감소

반응 관절염 (reactive arthritis, ReA)

A. 역학 (epidemiology)

(1) 60~85%에서 HLA-B27 양성

(2) 주로 18~40세 사이에 발병

(3) 남 : 여 = 1 : 1 (성병에 의한 경우 남자가 많다)

(4) **HIV 감염자**에서 잘 발생 **(HLA-B27과 연관이 없음)**

B. 발병기전 (pathogenesis)

(1) 관련된 주요 병원체

① Shigella : *S. flexneri*가 가장 관련성이 큼

② Salmonella

③ ***Yersinia enterocolitica***

④ *Campylobacter jejuni*

⑤ *Chlamydia trachomatis*

(2) 유발기전은 분명하지 않음

① Bacterial LPS

② Microbial DNA, RNA

③ T cell activation (Th2 type)

C. 임상양상 (clinical manifestations)

(1) **발병 1~4주 전에 소화기감염이나 비뇨생식기계 감염증 선행**

(2) 전신적 증상 : 피로감, 발열, 체중감소

(3) 관절염 : 급성 비화농성 관절염 (acute nonpurulent arthritis)

① 대개 급성으로 발현

② 비대칭적

③ **부가적** (additive : 관절염이 한 부위에 생긴 상태에서 수일에서 수주 후 다른 부위에 관절염이 추가로 발생하는 것이 반복되는 양상)

④ 주로 **하지**에 발생 : 무릎, 발목, subtalar, MTP, 발가락, 손목, 손가락

⑤ **매우 통증이 심함**

(4) 기타 근골격계 증상

① 손발가락염 (**dactylitis**) : 한 손가락이나 한 발가락 전체가 synovitis와 tendinitis에 의해 미만성으로 붓는 것

② 건염 (tendinitis), 근막염 (fasciitis)

③ 요통

(5) 비뇨생식기 병변

① 유발요인인 감염에 의하거나 또는 감염에 대한 인체 반응으로 발생

② 남자 : 요도염 (urethritis), 전립선염 (prostatitis)

③ 여자 : 난관염 (salpingitis), 자궁경부염 (cervicitis)

(6) 안병변 : 무증상 결막염, 전포도막염 (anterior uveitis)

(7) 피부점막병변

① 구강 궤양 : 무증상인 경우가 많음

② Keratoderma blennorrhagicum : 손발바닥에 생기는 vesicle → crust

③ Circinate balanitis : glans penis에 생기는 미란성 병변

(8) 경과

① 30~60%에서는 만성적으로 관절증상이 남아있음

② 급성 관절염의 재발이 흔함

③ **HLA-B27 양성인 경우 예후가 불량**

D. 검사실 검사 및 영상검사 (laboratory & imaging tests)

(1) **HLA-B27** : 예후에 중요

(2) 혈청검사 및 배양검사 : 감염의 확인을 위해 필요

(3) 방사선

① 초기 : 이상이 없거나 관절주위 골감소

② 후기 : marginal erosion, loss of joint space, periosteitis, sacroiliitis

E. 진단 (diagnosis)

(1) 임상적으로 진단

① 감염 등 유발요인 (triggering event) 확인

② 윤활액검사 : 통풍 등 결정관절염을 배제 위해

(2) 감별진단 : disseminated gonococcal infection 등

F. 치료 (treatment)

(1) Acute arthritis : NSAIDs

(2) Persistent disease : sulfasalazine, azathioprine

(3) Severe persistent disease : anti TNF-α agent 고려

(4) Tendinitis, enthesitis : glucocorticoid infection

(5) Uveitis : aggressive glucocorticoid treatment, immunosuppressant

(6) Antibiotic therapy in chlamydial infection : controversial

건선관절염 (psoriatic arthritis, PsA)

A. 역학 (epidemiology)

(1) 백인에서는 건선(psoriasis) 환자의 5~10%에서 건선관절염이 있음

(2) 아시아(우리나라)에서는 건선환자에서 관절염이 매우 적게 나타남

(3) **HLA-B27** : psoriatic spondylitis(axial involvement)에서 강하게 연관되어 있음

(4) **남 : 여 = 1 : 1**

B. 병리 및 발병기전 (pathology and pathogenesis)

(1) 윤활막(synovium)의 조직학적 소견은 RA와 유사

(2) Enthesitis가 다른 척추관절염과 유사

(3) Cytokine의 생산은 RA와 유사 : RA와의 차이는 질적인 것이 아니고 양적인 것으로 생각됨

(4) 건선 및 건선관절염은 가족력이 중요

C. 임상양상 (clinical manifestations)

(1) 구분 (Wright & Moll의 분류)

① Arthritis of DIP joint (15%)

② Asymmetric oligoarthritis (30%)

③ Symmetric polyarthritis similar to RA (40%)

④ Axial involvement (5%, spine and sacroiliac joint)

⑤ Arthritis mutilans (5%) : highly destructive form

※ 시간이 지남에 따라 한 형태에서 다른 형태로 변화하기도 함

(2) 건선

① 시간적 관계

· 60~70% : 건선이 선행하여 발병
· 15~20% : 건선과 거의 동시에 발병 (1년 이내)
· 15~20% : 건선이 나중에 발병함. 따라서 진단이 어려움

② Pustular psoriasis인 경우 관절염도 심함

(3) 관절염

① 주로 **DIP**를 침범

② **Sacroiliitis는 비대칭적**

③ 손발가락염 (30%), enthesitis, tenosynovitis 흔함

④ Acroosteolysis : 손가락이 짧아짐

⑤ 관절파괴 및 강직(ankylosis)이 잘 발생

(4) **손톱, 발톱의 변화 (90%)** : nail pitting

(5) 관절외증상

① 눈증상 : 포도막염, 결막염

② 대동맥판막 부전 (aortic valve insufficiency)

D. 검사실 검사 및 영상검사 (laboratory & imaging tests)

1. HLA-B27

(1) Axial involvement가 있는 경우 : 50~70%

(2) Peripheral involvement만 있는 경우 : <15%

2. 방사선 검사

(1) DIP involvement : pencil-cup deformity, marginal erosion, telescoping

(2) Small joint ankylosis

(3) Asymmetric sacroiliitis (AS는 대칭적)

(4) Atlantoaxial subluxation (rare case)

E. 진단 (diagnosis)

(1) 임상적으로 진단

(2) 건선의 존재가 불분명할 경우 문제

① 병력이나 가족력을 자세히 문진

② 건선확인을 위해 자세한 신체검진 (두피, 배꼽, 귀, 엉덩이, 손톱, 발톱 등)

③ 다른 관절염과 구별이 되지 않을 경우 axial symptom & sign, dactylitis, enthesitis, ankylosis, 방사선소견을 자세히 조사

(3) 감별진단

① Peripheral : osteoarthritis, gout, multicentric reticulohistiocytosis

② Axial : ankylosing spondylitis

F. 치료 (treatment)

(1) **Anti-TNF-α agents**

① 건선과 관절염을 동시에 치료

② Etanercept, infliximab

(2) Methotrexate, sulfasalazine : 임상적으로 효과가 있으나 관절 파괴를 막지는 못함

(3) Cyclosporine, retinoic acid, PUVA : 건선 치료에 사용되는 것으로 관절염에도 어느정도 효과

(4) Surgery : 관절의 파괴가 심한 경우

장관병성 관절염 (enteropathic arthritis)

A. 역학 (epidemiology) : IBD와의 관계

(1) **염증성 장질환**인 ulcerative colitis (UC), Crohn's disease (CD) 모두와 연관

(2) UC, CD 환자에서 강직척추염 2%, inflammatory back pain 9%, enthesopathy 7%, peripheral arthritis 10% (total spondyloarthritis 19%) 동반

(3) 강직성 척추염환자에서 UC, CD의 유병률은 5~10%

B. 병리 및 발병기전 (pathology and pathogenesis)

(1) 비특이적인 염증성 윤활막염

(2) IBD와 척추관절염과의 관련 기전은 불명확

(3) 70%에서 HLA-B27과 연관

C. 임상양상 (clinical manifestations)

1. 척추염 (spondylitis)

(1) 임상양상은 idiopathic AS와 거의 같음

(2) **경과는 염증성 장질환의 경과와 무관**

2. 말초 관절염 (peripheral arthritis)

(1) 구분

① **Type 1** : 5개 미만 관절(주로 무릎, 발목)을 침범, self-limited이고 **IBD의 경과와 관련**

② **Type 2** : 5개 이상의 관절(다양한 관절)을 침범, 대칭적이고 **IBD의 경과와 무관하게 만성적**

(2) 손발가락염 (dactylitis), enthesopathy

3. 관절외 증상

(1) 포도막염, pyoderma gangrenosum (CD), erythema nodosum (UC), 곤봉지

(2) **IBD의 경과와 밀접하게 연관**

(3) **말초관절염과 같이 나타나는 경향**

D. 검사실 검사 (laboratory tests)

(1) 윤활액(synovial fluid) 검사 : mild inflammatory level 이상의 윤활액 소견

(2) 검사실 검사결과는 주로 IBD의 영향을 많이 받는다.

E. 진단 (diagnosis)

(1) 임상적 진단 : **IBD + arthritis**

(2) "설사와 관절염"의 감별진단

① Reactive arthritis

② IBD-associated arthritis

③ Celiac disease, blind loop syndrome, Whipple's disease

F. 치료 (treatment)

(1) IBD에 사용하는 약제인 sulfasalazine, systemic glucocorticoid, immunosuppressive agent는 척추관절염에도 효과

(2) 생물학적 제제

① **Spondyloarthritis : infliximab, etanercept 모두 효과**

② **CD : infliximab만 효과**

③ **UC : infliximab, etanercept 모두 효과 없음**

기타 질환

A. 미분화 척추관절염 (undifferentiated spondyloarthritis)

(1) 척추관절염의 임상양상(ESSG classification criteria 참조)을 보이지만 특정한 하나의 질환의 진단기준에 맞지 않는 경우

(2) 일부의 환자들은 시간이 경과하면 반응관절염의 경우 호전되며, 강직척추염의 진단기준에 맞거나 건선, 염증성 장질환이 나타나서 특정질환으로 진단이 가능

(3) 약 50%에서 HLA-B27 양성

(4) 치료는 다른 척추관절염과 유사

B. 소아 발현 척추관절염 (juvenile-onset spondyloarthritis)

(1) 7세에서 20세 사이에서 발병하는 척추관절염

(2) 임상양상 : 주로 남아에서 발생하며 비대칭적인 하지의 oligoarthritis, enthesitis

(3) 성인이 되면 일부에서 강직척추염으로 발전

8

Vasculitides

혈관염

서론 (introduction)

A. 정의 (definition) 및 개요

(1) 혈관염 : **혈관의 염증과 이로 인한 괴사로 장애가 발생하는 질환**

① 혈관벽의 파괴로 인해 혈관의 **천공(perforation) 및 출혈** 발생

② 혈관 내피세포의 손상으로 **혈전증** 및 이로 인한 장기의 **허혈/경색** 발생

B. 발병기전 (pathogenesis)

1. Immune-complex deposits

(1) 혈관벽에 면역복합체 침착 → 보체계의 활성화 → 면역세포들이 혈관벽에 침윤

(2) **Henoch-Schönlein purpura,** vasculitis associated with **collagen vascular diseases**, serum sickness and cutaneous vasculitis syndromes, **hepatitis C-associated essential mixed cryoglobulinemia, hepatitis B-associated polyarteritis nodosa**

2. Antineutrophil cytoplasmic antibodies (ANCA)

(1) Cytoplasmic ANCA (**c-ANCA**) : proteinase-3가 주요 항원으로 작용. **Wegener's granulomatosis(WG)** 환자의 90% 이상에서 발견됨

(2) Perinuclear ANCA (**p-ANCA**) : myeloperoxidase가 주요 항원. **microscopic polyangiitis, Churg-Strauss syndrome,** crescentic glomerulonephritis, Goodpasture's syndrome, WG 등에서 나타남

3. Pathogenic T cell response & granuloma formation

(1) 혈관벽에 침윤한 T 세포가 항원을 인지하고 IFN-γ 등의 반응매개물질을 분비 → multinucleated giant cell에 의한 granuloma 생성 → vascular injury & repair

(2) **Giant cell arteritis, Takayasu arteritis, Kawasaki disease,** Wegener's granulomatosis, Churg-Strauss syndrome 등

C. 진단적 접근 (diagnostic approach)

1. 혈관염을 시사하는 임상양상

① **Palpable purpura**

② **Pulmonary infiltrate + microscopic hematuria**

③ **Mononeuritis multiplex**

④ **Chronic inflammatory sinusitis**

⑤ **Unexplained ischemic event**

⑥ **Glomerulonephritis with multisystem disease**

2. 혈관염과 유사한 다른 질환을 배제

· Table 8-1 참조.

Table 8-1 Disorders mimicking vasculitis.

Infectious disease	Bacterial endocarditis, disseminated gonococcal infection, syphilis, lyme disease
Coagulopathy / thrombotic microangiopathies	Antiphospholipid antibody syndrome, thrombotic thrombocytopenic purpura
Neoplasm	Atrial myxoma, lymphoma, carcinomatosis
Drug toxicity	Cocaine, amphetamines, ergot alkaloids, methylsergide, arsenic
Miscellaneous	Sarcoidosis, atheroembolic disease, Goodpasture's syndrome, amyloidosis, migraine, cryofibrinogenemia

3. 진단을 위한 검사 시행

(1) **침범조직의 생검** (biopsy of involved site) : **혈관염의 확진 (definitive diagnosis)**

(2) **혈관 조영술** (생검을 하기가 어려운 경우) : polyarteritis nodosa, Takayasu's arteritis, isolated central nerve system vasculitis

(3) ANCA가 보조적으로 진단에 도움

4. 특정 증후군으로 범주화

(1) 임상양상, 검사실검사, 조직검사, 영상검사를 종합하여 판단

(2) 각 질환별로 미국류마티스학회(ACR) 분류기준(classification criteria)이 마련되어 있는 경우가 있으나 임상적으로 사용하기에는 다소 정확도가 낮음

D. 혈관염의 분류 및 개별 질환의 정의

※Chapel Hill Consensus Conference (Nomenclature of systemic vasculitides. Proposal of an international consensus conference. Arthritis Rheum 1994 Feb;37(2):187-92)

※ Behcet's disease는 제외되어 있음

※ Table 8-2, Table 8-3, Figure 8-1 참조.

Table 8-2 Classification of systemic vasculitis according to the size of vessel involved (pathologic classification)

Vessel size	Vasculitis
Large	Giant cell (temporal) arteritis, Takayasu's arteritis
Medium	Polyarteritis nodosa, Kawasaki's disease
Small	Wegener's granulomatosis*, Churg-Strauss syndrome*, Microscopic polyangiitis* Henoch-Sch□nlein purpura, Essential cryoglobulinemic vasculitis Cutaneous leukocytoclastic angiitis

* ANCA-associated vasculitides

Table 8-3 Definition of systemic vasculitis syndromes (from Chapel Hill Consensus Conference).

Giant cell arteritis	Granulomatous arteritis of the aorta and its major branches, with a predilection for the extracranial branches of the carotid artery. Often involves the temporal artery. Usually occurs in patients older than 50 years and often is associated with polymyalgia rheumatica
Takayasu's arteritis	Granulomatous arteritis of the aorta and its major branches. Usually occurs in patients younger than 50 years of age
Polyarteritis nodosa	Necrotizing inflammation of medium-sized or small arteries, without glomerulonephritis or vasculitis in the arterioles, capillaries or venules
Kawasaki's disease	Arteritis involving large, medium-sized and small arteries, and associated with mucocutaneous lymph node syndrome. Coronary arteries are often involved. Aorta and veins may be involved. Usually occurs in children
Wegener's granulomatosis	Granulomatous inflammation involving the respiratory tract, and necrotizing vasculitis affecting small to medium-sized vessels (eg, capillaries, venules or arterioles). Necrotizing glomerulonephritis is common
Churg-Strauss syndrome	Eosinophil-rich and granulomatous inflammation involving the respiratory tract, and necrotizing vasculitis affecting small to medium-sized vessels, associated with asthma and eosinophilia
Microscopic polyangiitis	Necrotizing vasculitis with few or no immune deposits, affecting small vessels (i.e. capillaries, venules or arterioles). Necrotizing arteritis involving small and medium-sized arteries may be present. Necrotizing glomerulonephritis is very common. Pulmonary capillaritis often occurs
Henoch-Schönlein purpura	Vasculitis with IgA-dominant immune deposits, affecting small vessels (i.e. capillaries, venules or arterioles). Typically involves skin, gut and glomeruli, and is associated with arthralgias or arthritis
Essential cryoglobulinemic vasculitis	Vasculitis with cryoglobulin immune deposits, affecting small blood vessels (i.e. capillaries, venules or arterioles) and associated with cryoglobulins in serum. Skin and glomeruli are often involved
Cutaneous leukocytoclastic vasculitis	Isolated cutaneous leukocytoclastic angiitis without systemic vasculitis or glomerulonephritis

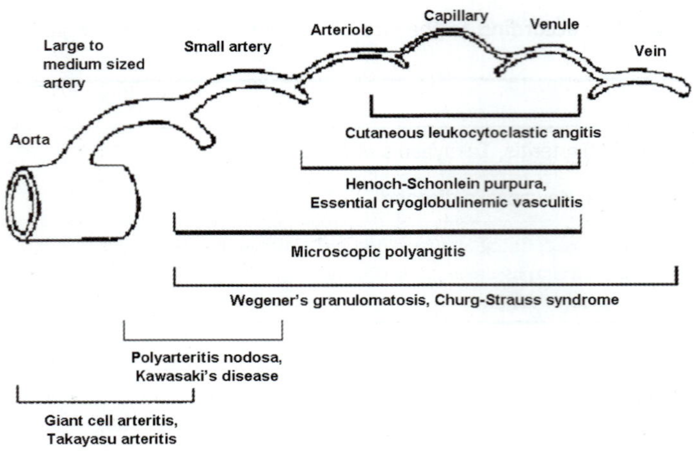

Figure 8-1 침범한 혈관에 따른 혈관염의 분류(Table 8-2, 3 참조).

Large vessel vasculitis → 순환기학 Chapter 23 참조

A. 타카야수 동맥염 (Takayasu arteritis)

1. 임상양상

(1) **대동맥과 그 주요분지에 발생하는 중, 대형동맥의 염증성, 협착성 질환**

(2) 대개 **아시아의 젊은 여성**에서 발병

(3) 이환부위 : **subclavian (93%)** 〉 common carotid (58%) 〉 abdominal aorta (47%)

2. 진단 : 분류기준 (3개 이상)

(1) **40세 이전 발병**

(2) Claudication of extremities

(3) Brachial artery 박동 약화

(4) **좌우 혈압 차이** 〉 10 mmHg
eg, left subclavian a. 침범시 좌상지 혈압 〈 우상지 혈압

(5) **Bruit** : subclavian arteries 또는 aorta에서 청진

(6) **Arteriography(CT/MR angiography)에서 이상 소견 (+)** (순환기학 Figure 23-6)

3. 치료 및 예후

(1) 다양한 경과를 보이므로 질환의 상태에 따라 치료

(2) Medical treatment : prednisolone, methotrexate, azathioprine 등

(3) Surgical treatment : angioplasty, surgery

(4) 예후 : 5년 사망률 0~35%,

(5) 주요 사망원인 : 울혈 **심부전증**, **뇌졸중**, 심근경색, 동맥류 파열, 신부전

B. 거대세포동맥염 (giant cell arteritis)

1. 임상양상

(1) 특징적으로 **경동맥**과 주요 분지를 침범하는 동맥염. Temporal artery를 잘 침범하여 **temporal arteritis**라고도 함

(2) **우리나라에는 거의 없음.**

(3) **주로 50세 이상에서 발병**

(4) **Fever, anemia, ESR↑, headache**

(5) **Ischemic optic neuropathy** : **실명을 초래**하므로 의심되면 즉시 치료가 필요

(6) **Polymyalgia rheumatica와 관련**

2. 진단

· **Temporal artery biopsy로 확진**

3. 치료

(1) 증상을 감소시키고 실명을 예방하는 것이 목적

(2) **Glucocorticoid**에 매우 잘 반응

Medium-sized vessel vasculitis

A. 결절다발동맥염 (polyarteritis nodosa, PAN)

1. 임상양상

(1) 주로 **신장과 내장의 중, 소동맥을 침범하는 괴사성 혈관염**(necrotizing vasculitis) → vascular occlusion

(2) 뚜렷한 특징이 없는 증상, 징후

(3) Granuloma, eosinophilia (-) : if (+), Churg-Strauss syndrome (CSS)

(4) Hepatitis B antigenemia와 연관 (10% 미만)

2. 진단 : 분류기준 (3개 이상)

(1) 달리 설명되지 않는 체중감소 〉 4 kg

(2) Livedo reticularis

(3) 고환 통증 또는 압통

(4) 근육통 또는 근 위약

(5) Mononeuropathy 또는 polyneuropathy

(6) 새로 발생한 이완기 고혈압 〉 90 mmHg

(7) BUN 상승 〉 40 mg/dL 또는 크레아티닌 상승 〉 1.5 mg/dL

(8) B형간염 바이러스 감염

(9) 특징적인 혈관조영의 이상

(10) 중, 소동맥의 생검에서 혈관벽에 다형핵 백혈구 (PMNs) 침윤 (가장 중요)

3. 치료 및 예후

(1) **Prednisolone + cyclophosphamide** (WG치료편 참조), HBV와 연관된 경우는 Pd+ plasma exchange, antiviral therapy로 치료

(2) 치료하지 않을 경우 5년 생존율 : 5~10%

(3) 주요 사망 원인 : 장경색, 심혈관 질환

B. 가와사키병 (Kawasaki disease)

· 주로 소아에서 발생

1. 분류기준

(1) **5일 이상 지속되는 발열 + 다음 신체검사 소견 중 4가지 이상 존재**

(2) 신체검사 소견

① Bilateral conjunctival injection

② Oral mucous membrane change (입술 갈라짐, 인두발적, strawberry tongue)

③ Peripheral extremity change (손`발바닥의 홍반, 부종, 회복기의 desquamation)

④ Polymorphic rash

⑤ Cervical lymphadenopathy (적어도 하나는 1.5 cm 이상)

Small vessel vasculitis

A. Churg-Strauss syndrome (allergic angiitis and granulomatosis)

→ 호흡기학 Chapter 8 참조

1. 임상양상

(1) Asthma, tissue eosinophilia, extravascular granuloma, 다양한 장기의 vasculitis를 보이는 혈관염

(2) 발열, 권태감, 식욕부진, 체중감소 등의 비특이적 증상 호소

(3) 장기침범

① 폐증상 : 심한 **천식**발작, 폐침윤

② Mononeuritis multiplex (72%)

③ 알레르기 비염/부비동염 (61%)

④ **심장질환 (14%) : 주요 사인**

⑤ 피부병변 (51%)

(4) 검사실 검사 : **eosinophilia** (〉1000개/uL), **p-ANCA** (anti-myeloperoxidase)

2. 진단 - 분류기준 (4개 이상)

(1) **Asthma**

(2) **Eosinophilia (〉10% of WBC)**

(3) **Mononeuropathy or polyneuropathy**

(4) **Migratory or transient pulmonary opacities (chest X-ray)**

(5) **Paranasal sinus abnormality**

(6) **Biopsy : vessel showing accumulation of eosinophils in extravascular area**

3. 치료 및 예후

(1) Glucocorticoid 단독 치료 → 실패하면 cyclophosphamide + prednisolone (WG 치료 참조)

(2) 5년 생존율

① 치료하지 않을 경우 : 25%

② 치료할 경우 : 72%

B. 베게너육아종증 (Wegener's granulomatosis)

→ 호흡기학 Chapter 13 참조

1. 임상양상

(1) **상기도, 하기도, 신장을 침범하는 것 (triad)**을 특징으로 하는 granulomatous necrotizing vasculitis

(2) 어느 연령에서나 발생

(3) 비특이적 증상: 권태감, 쇠약감, 관절통, 식욕부진, 체중감소

(4) 장기침범

① **하기도 - lung involvement (85%)** : multiple, bilateral, nodular cavitary infiltrate, 기침, 호흡곤란, 객혈

② **상기도 - ear, nose (sinus), throat (85%)** : granulomatous inflammation, purulent or bloody discharge, saddle nose deformity

③ **Renal involvement (77%) : RPGN**

④ 눈 침범 (52%)

⑤ 피부병변 (46%)

⑥ 신경계 침범 (23%)

(5) 검사실 검사 : **c-ANCA (antiproteinase-3) 〉90%**

2. 진단 : 분류기준 (2개 이상)

(1) **Nasal *or* oral inflammation** (painful *or* painless oral ulcer, purulent *or* bloody discharge)

(2) **Abnormal chest radiograph** (nodules, fixed infiltrate, cavity)

(3) **Abnormal urine sediment** (microscopic hematuria *or* red cell casts)

(4) **Granulomatous inflammation** on biopsy of an artery or perivascular area

※ ANCA 검사가 나오기 전인 1990년에 발표

※ 감별진단 : 두경부암(특히 림프종)과 감별해야 함

3. 치료 및 예후

(1) 치료하지 않으면 거의 모두 사망

(2) 관해유도요법 (induction) 및 유지요법(maintenance)으로 구성

① 관해유도요법 : oral cyclophosphamide + oral prednisolone

② 유지요법 : prednisolone, methotrexate, azathioprine 등

(3) 약물 부작용

① Glucocorticoid : DM, cataract, infection 등

② Cyclophosphamide : cystitis, bladder cancer, myelodysplasia, infertility

(4) 예후

① 유도요법에 대하여 90%에서 반응, 75%에서 complete remission

② 관해가 와도 환자 50%에서 relapse → 다시 치료 필요

③ ANCA titer는 예후, 치료 경과와 무관

C. 현미경적 다발혈관염 (microscopic polyangiitis)

1. 임상양상

(1) 처음에는 polyarteritis nodosa와 같은 질환으로 생각되었으나 후에 분리됨. 소혈관이 많은 **폐**와 신장 **사구체**의 침범이 있어 구별됨.

(2) 같은 소혈관염인 WG와 유사하나 granulomatous inflammation이 없고 upper airway disease, pulmonary nodule은 거의 보이지 않는다.

(3) 비특이적 증상 : 발열, 체중감소, 근골격계 통증

(4) 장기침범

① **사구체신염 (79%)**

② **객혈 (폐포출혈, 12%)**

③ Mononeuritis multiplex

④ 위장관 혈관염

(5) 검사실검사 : **p-ANCA (antimyeloperoxidase, 75%) → PAN과의 구별점**

2. 치료 : **WG의 치료방법을 응용함**

D. Henoch-Schönlein purpura (= anaphylactoid purpura)

1. 임상양상

(1) 주로 소아(4~7세에서 호발)에서 발생하는 질환

(2) 하지에 발생하는 **촉지 자색반**(palpable purpura), **관절통**, **위장관증상**, **사구체신염** 등을 특징적으로 보임

(3) 조직소견에서 IgA, 면역복합체의 침착

(4) 장기침범

① 거의 모든 환자에서 피부병변, 다발관절통이 있음

② 위장관 (70%) : 산통 (colicky pain), 구역, 구토, 설사, 변비

③ 신장 (10~50%) : 경도의 사구체신염, RPGN (rare)

2. 진단 - 분류기준 (3개 이상)

(1) Palpable purpura

(2) Bowel angina

(3) Gastrointestinal bleeding

(4) Hematuria

(5) 20세 이전에 발병

(6) No new medication

3. 치료 및 예후

(1) Glucocorticoid (prednisolone 등)

① 증상을 감소시키는 것이 목적

② 전반적으로 잘 반응하지만 renal disease, skin lesion에는 별로 효과없음

(2) 예후 : 양호 (1~5%만 만성신부전으로 진행)

E. 본태 한랭글로불린혈증 혈관염 (essential cryoglobulinemic vasculitis)

1. 임상양상

(1) **Cryoglobulin** : 온도가 낮아지면 침착하는 면역글로불린(cryoglobulin), 3가지 type으로 나눔

① Type I : monoclonal immunoglobulin, 주로 IgM type, lymphoproliferative disease, malignancy, hyperviscosity syndrome과 연관

② Type II : polyclonal IgG + monoclonal IgM, hepatitis C virus infection(〉90%) 과 관련

③ Type III : polyclonal IgG + polyclonal IgM, chronic inflammation, autoimmune disease와 연관

(2) 다양한 질환과 관련 : 다발 골수종, 림프증식성질환, 결체조직질환, 감염, 간질환 (특히 **hepatitis C 만성 간염 환자의 5%에서 발생**).

(3) 증상 : 촉지자색반, 관절통, 쇠약감, 말초신경병증, 사구체신염 (MPGN) 등

(4) Mixed : not monoclonal, 즉 type II와 type III를 의미

2. 진단

(1) 임상적, 검사실 검사, 병리학적 소견을 종합하여 진단

① 병력 및 신체검진 : 촉지자색반

② 검사소견 : complement level ↓, circulating cryoglobulin (+)

③ 조직소견 : 소혈관 혈관염

3. 치료 및 예후

(1) Hepatitis C infection 있는 경우 : IFN-α + ribavirin

(2) Glucocorticoid : 일시적 효과

(3) Plasmapheresis, cytotoxic agent 등 실험적 시도

(4) 사구체신염이 있는 경우 15%에서 만성신부전으로 진행하고 40%는 결국 사망

F. 과민성혈관염 (hypersensitivity vasculitis)

1. 임상양상

(1) Idiopathic cutaneous vasculitis, cutaneous leukocytoclastic angiitis와 동의어

(2) 원인 미상 (idiopathic) 이외의 감염, 약물, 다른 질환 등에 의해 발생

(3) 조직학적으로 진피의 혈관에 발생하는 혈관염으로 leukocytoclasis(혈관주변에 침윤한 호중구가 파괴되어 핵조직파편(nuclear debris)이 관찰되는 것)를 보임

(4) 피부병변

① Palpable purpura, macules, papules, vesicles, bullae, nodules, ulcers, urticaria 등 다양

② 주로 중력이 작용하는 하지 및 엉치뼈 부근에서 흔하다.

3. 진단과 치료

(1) 진단 : skin biopsy로 확진

(2) 치료
① 감염이나 다른 혈관염, 기타의 유발인자 제거
② Glucocorticoid
③ Cytotoxic agent (methotrexate, azathioprine 등)

G. 베체씨병 (Behcet's disease)

1. 임상양상

(1) 만성, 재발성 염증성 질환으로 다장기 혈관염으로 생각됨

(2) 주로 **극동지방, 중동지방**에 많다.

(3) 침범장기
① 구강 궤양 (recurrent oral ulcer) : 거의 모든 환자에서 발생
② 생식기 궤양 (genital ulcer), 항문주위 궤양(perianal ulcer) : 〉 75%
③ 피부 병변 (75%) : acneiform lesion, erythema nodosum-like lesion, pseudofolliculitis, papulopustular lesion, superficial thrombophlebitis
④ 눈 병변 (25~75%) : anterior uveitis, posterior uveitis
⑤ 중추신경계 (CNS) 질환 (〈20%) : aseptic meningitis, encephalitis, cranial nerve palsy, focal defects, myelitis
⑥ 혈관 질환 (33%) : aneurysmal formation, thrombosis
⑦ 관절염 (50%) : nonerosive arthritis - low extremities에 호발
⑧ 대장궤양 : ulcer - ileocecal valve area에 호발

2. 진단 - 진단기준 (International Study Group for Behcet's Disease)

※ Recurrent oral ulcer + 다른 기준 4개 중 2개 이상

(1) **Recurrent oral ulcer (1년에 3회 이상) : 반드시 있어야 함**

(2) **Recurrent genital ulcer**

(3) **Eye lesion** : anterior, posterior uveitis, cells in vitreous, retinal vasculitis

(4) **Skin lesion** : erythema nodosum, pseudofolliculitis, papulopustular lesion, acneiform

(5) **Positive pathergy test** : 20~25G 바늘로 피부를 찌른 후 24~48시간 후에 pustule이나 2 mm이상의 papule이 생기면 양성

※ Oral/genital ulcer는 환자의 확인으로 충분하지만 eye lesion은 안과 의사, skin lesion과 pathergy test는 담당 의사에 의해 확인이 되어야 함

3. 치료 : 증상별 치료

(1) 피부, 점막 병변

① Mild : topical glucocorticoids, intralesional steroid injection, oral colchicine, dapsone

② Severe, refractory ulceration : systemic steroids, thalidomide, immunosuppressive agents (azathioprine, methotrexate)

(2) 관절염 : NSAID, colchicine, steroids, sulfasalazine, methotrexate

(3) 눈 질환 : topical mydriatics, glucocorticoids, immunosuppressive agents (azathioprine, cyclosporine), TNF-α antagonists (infliximab/etanercept)

(4) 신경계, 대장 질환 : glucocorticoids, immunosuppressive agents (azathioprine, cyclosporine), TNF-α antagonists (infliximab/etanercept)

이차성혈관염 (secondary vasculitis)

(1) Vasculitis secondary to connective tissue disorders

(2) Vasculitis secondary to infection

(3) Vasculitis associated with malignancy

(4) Drug-induced vasculitis

(5) Serum sickness and serum sickness-like reaction

9

Amyloidosis

아밀로이드증

서론 (introduction)

A. 정의 (definition) 및 특징

(1) 단백질 접힘(folding)의 이상으로 생성된 **비용해성의 아밀로이드 원섬유(fibril)가 주로 세포외 공간에 침착하는 질환**

(2) 아밀로이드 단백질

① 아밀로이드를 구성하는 모든 원섬유는 동일한 2차구조(β-pleated sheet)를 가짐

② 모든 침착에 serum amyloid P(SAP)와 glycosaminoglycan을 포함

(3) 병태생리학적으로 amyloid precursor protein의 존재, host genetic background, 아밀로이드 원섬유 단백질 분해의 이상, 세포외기질의 변성을 보임

B. 분류 (classification)

(1) 원섬유를 구성하는 단백질에 따라 분류 (**Table 9-1**)

※ 표기법 : **대문자 A로 시작하고 뒤에 단백질을 나타내는 기호를 붙여서 표기**

(2) 침범하는 장기에 따른 분류

① 전신아밀로이드증 (systemic amyloidosis) : 종양, 염증, 유전적질환, 특발성 원인 등에 의해 발생 전신의 여러 장기에 침착

② 국소아밀로이드증 (localized amyloidosis) : 노화, 당뇨 등과 연관, 전신장기를 침범하지 않고 단일 장기에만 침착

Table 9-1 Amyloid Fibril Proteins and Their Precursors in Humans.

Protein class	Amyloid Protein	Precursor	Syndrome *or* Involved Tissues
Immunoglobulin gene superfamily	**AL**	Immunoglobulin light chain	**Primary** **Myeloma-associated**
	AH	Immunoglobulin heavy chain	Primary Myeloma-associated
	Aβ_2M	β_2-microglobulin	Chronic hemodialysis Joints
Transport protein	ATTR	Transthyretin	Hereditary (prototype Portuguese, Japanese, Swedish) Senile systemic Tenosynovium
High density apolipoprotein	**AA**	(Apo)serum AA	Secondary, reactive
	AApoAI	Apolipoprotein AI	Hereditary Aortic
	AApoAII	Apolipoprotein AII	Hereditary nephropathy
Neuroendocrine	ACal	Procalcitonin	C-cell thyroid tumors
	AIAPP	Islet amyloid	Islet cell amyloid in insulinoma, type II DM, aging
	AANF	Atrial natriuretic peptide	Isolated atrial amyloidosis of aging
	APro	Prolactin/Apro	Prolactinomas / aging
	AIns	Insulin	Complication of insulin pump
Cytoskeleton	AGel	Gelsolin	Hereditary neuropathic, corena lattice dystrophy & cutis syndrome
	-	Keratin	Cutaneous
	Aker	Keratoepithelin	Hereditary, corena dystrophy
Cerebrovascular / Neurodegeneration	ABeta	Amyloid precursor protein	Familial or sporadic Alzheimer's disease Congophilic cerebral angiopathy
	APrPsc	Prion protein	Hereditary or sporadic spongiform encephalopathy
	Abri/Adan	BRI gene product	Hereditary dementia
	ACys	Cystatin C	Hereditary cerebrovascular hemorrhage
Other	ALys	Lysozyme	Hereditary nephropathy
	ALac	Lactoferrin	Corneal amyloidosis
	AFib	fibrinogen α chain	Hereditary nephropathy

C. 전신아밀로이드증의 병인론 및 발병기전

1. Light chain amyloidosis (AL)

(1) 분류

① 일차성 (primary idiopathic amyloidosis)

② 이차성 : **다발 골수종**과 관련, 20% 미만

(2) Monoclonal antibody의 light chain중 주로 lambda chain으로 구성

2. Amyloid A amyloidosis (AA)

(1) **만성 염증성 질환**(결핵, 만성골수염, 한센병 등)의 합병증으로 발생

(2) 여러 cytokine에 의해 간에서 acute phase reactant인 serum amyloid A가 생성됨

(3) 기저질환을 치료하면 호전

3. Heredofamilial amyloidosis

(1) 상염색체 우성유전 (autosomal dominant)

(2) 증상은 수십년 후 발현 : neuropathy, nephropathy, cardiomyopathy, hepatomegaly, lattice corneal dystrophy, dementia

(3) 종류 : ATTR (transthyretin), AApoAI (Apolipoprotein AI), AApoAII (Apolipoprotein AII), ACys (cystatin C), Agel (gelsolin) 등등

4. Aβ_2M amyloidosis

(1) 장기간 혈액투석을 받은 환자에서만 발생

(2) β_2-microglobulin이 배출되지 못하여 근골격계에 침착하여 증상 발생

D. 국소 아밀로이드증의 병인론 및 발병기전

(1) Polypeptide hormone-derived amyloidosis : calcitonin, prolactin 침착

(2) Localized corneal amyloid

(3) Localized cardiovascular amyloid

(4) Amyloidosis associated with Alzheimer's disease (Aβ): β-amyloid protein이 심혈관계 및 뇌에 침착, 다양한 종류가 존재

(5) Localized deposition of systemic amyloidosis

임상양상 (clinical manifestations)

· 각 질환에 따라 다른 장기에 침착하여 독특한 양상을 나타냄. Table 9-2 참조.

1. 신장

(1) 증상 및 징후

① **단백뇨 (mild or nephrotic), 현미경적 혈뇨, renal tubular acidosis**

② 고혈압은 잘 동반되지 않음

(2) 예후 : 가역적이지 않고 대개 진행하여 신부전, 사망 초래. 투석을 하면 생존 연장

Table 9-2 Clinical presentation of systemic amyloidosis.

Disease	Symptoms
AL (primary)	Monoclonal immunoglobulin in urine or serum plus any of the following: Unexplained nephrotic syndrome Hepatomegaly Carpal tunnel syndrome Macroglossia Malabsorption or unexplained diarrhea or constipation Peripheral neuropathy Cardiomyopathy
AA (secondary)	Chronic infection (osteomyelitis, tuberculosis) or chronic inflammation (rheumatoid arthritis, granulomatous ileitis) plus development of any of the following: Proteinuria Hepatomegaly Unexplained gastrointestinal disease
Hereditary amyloidosis	Family history of neuropathy plus any of the following: Early sensorimotor disassociation Vitreous opacities Renal disease Autonomic nervous system symptoms Cardiovascular disease Gastrointestinal disease

2. 심장

(1) 증상 및 징후

① 치료에 반응하지 않는 **심부전, 부정맥, 심비대**

② AL, heredofamilial form에는 흔하지만 AA에는 드물다.

(2) 검사

① 심전도 : low voltage QRS, 전도이상

② 심초음파 : symmetric wall thickening, ↓systolic function, myocardium의 **"granular sparkling" appearance**

(3) Digitalis에 민감하여 사용시 주의

3. 간/비장

(1) 증상 및 징후

① 간내 담즙정체 (intrahepatic cholestasis, 5%), 간종대

② 간기능 이상은 드물고 후반기에 나타난다.

(2) ATTR을 제외한 다른 형에서는 흔하다.

(3) 비장에 침범해도 **백혈구 감소, 빈혈이 발생하지 않는다.**

4. 피부

(1) Slightly raised, waxy papules, plaques

① AL형에서 특징적이다.

② 액와, 항문, 서혜부, 얼굴, 귀, 혀

(2) 안와주위의 반상출혈 (periorbital ecchymosis)

(3) Lichen amyloidosis : 피부에 국한

5. 위장관

(1) 모든 형태의 아밀로이드증에서 **흔하게 침범**

(2) 증상 및 징후

① 소장 : 폐쇄, 흡수장애, 궤양, 출혈, 단백실 소실, 설사

② 혀 : 아밀로이드가 침착하여 큰혀증 (macroglossia)

③ 식도 : 비특이적 운동장애

④ 위장 : 폐쇄, 무산증 (achlorhydria)

6. 신경계

(1) Heredofamilial amyloidosis에서 흔함

(2) 증상 및 징후 : 말초신경병증, 기립성저혈압, 땀분비장애, Adie's pupil, 쉰목소리, 괄약근 장애, 손목굴 증후군 등

7. 내분비계

(1) 내분비 기능장애는 거의 일으키지 않는다.

(2) 갑상선의 medullary carcinoma에서 아밀로이드 침착이 동반

(3) 갑상선, 부신, 췌장, 뇌하수체 등에 침착

8. 근골격계

(1) 윤활막이나 관절 연골에 직접 침착

① Amyloid arthritis : symmetric arthritis of small joint, nodule, morning stiffness, fatigue

② Amyloid in osteoarthritis

(2) 근육에 침착하여 pseudomyopathy

(3) 장기간 혈액투석을 하는 사람에서 $A\beta_2M$ 에 의한 근골격계 파괴

9. 기타

(1) 호흡기 : AL에서 하부호흡기를 잘 침범

(2) 혈액계 : 응고이상

진단 (diagnosis)

1. 조직검사

(1) **아밀로이드 원섬유 (amyloid fibril) 확인**

(2) 전신 아밀로이드증에서 조직생검이 추천되는 부위

① **Abdominal fat aspirate**

② **Rectum**

③ **Skin**

④ **Gingiva**

(3) 염색법

① Hematoxylin-eosin : 분홍색으로 염색됨 (**Figure 9-1**)

② **Congo red : apple-green birefringence** with polarizing microscopy (**Figure 9-2**)

③ Fluorescent dye (thioflavin) : sensitive screening

2. 아형분류

(1) 면역조직화학 (immunohistochemistry)

(2) 유전자 검사 : heredofamilial amyloidosis에서 mutant TTR, gelsolin, Apo AI의 존재

(3) 단백질 분석 : isoelectric focusing 등

3. 단백전기영동 (PEP, IEP)

· 다발 골수종의 확인을 위해

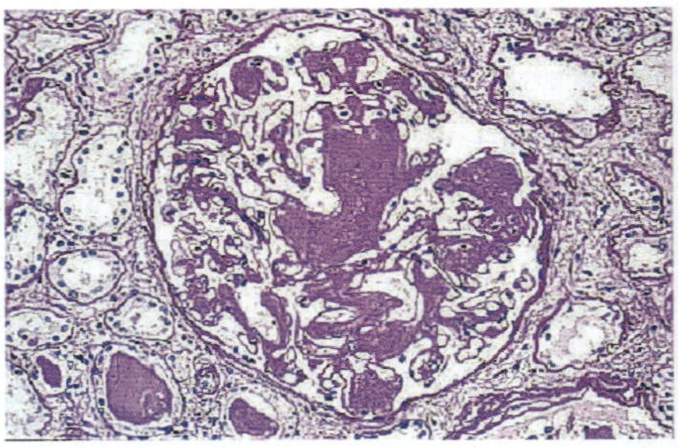

Figure 9-1 신장의 아밀로이드증 (H&E). 사구체의 mesangium에 분홍색 물질의 침착이 관찰된다.

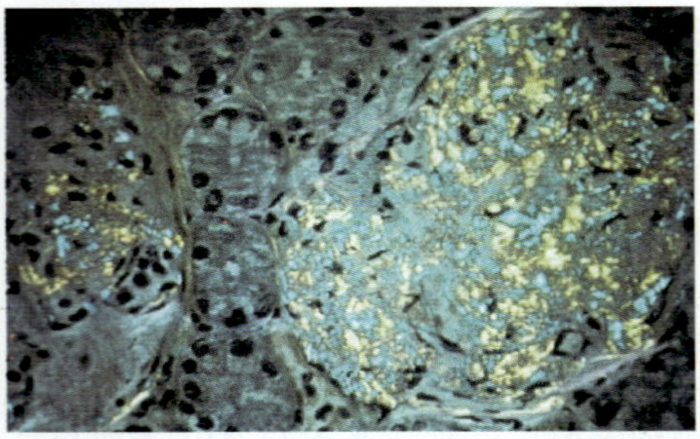

Figure 9-2 신장의 아밀로이드증 (Congo red stain, 편광현미경). yellow green (apple green)의 아밀로이드 침착이 관찰된다.

치료 (treatment)

A. 치료의 목표

(1) 전구체 단백질의 감소

(2) 아밀로이드원섬유의 침착 억제

(3) 침착된 아밀로이드의 용해 촉진 또는 동원 (mobilization)

B. 치료법

1. 간이식 (liver transplantation)

(1) Heredofamilial amyloidosis에서 (주로 ATTR)

(2) 아밀로이드 단백을 합성하는 장기를 제거

2. Alkylating agent

(1) AL amyloidosis에서 사용

(2) 기전 : immunoglobulin light chain을 만드는 형질세포(plasma cell)의 제거

(3) 그다지 효과적이지는 않다.

(4) 최근에 조혈모세포이식 + melphalan 등 사용

예후 (prognosis)

· 서서히 진행하지만 거의 이 질환으로 사망하게 된다.

1. 평균 생존기간

(1) AL amyloidosis : 12개월

(2) Familial amyloidosis : 7~15년

(3) 다발성골수종과 연관된 경우 : 6개월 미만

2. 사망원인

(1) 주요 사인 : **심장질환, 신부전**

(2) 기타 사인 : 위장관 출혈, 호흡부전, 치료에 반응하지 않는 심부전, 감염

10

Osteoarthritis

골관절염

서론 (introduction)

A. 정의 (definition)

(1) Failure of diarthrodial (movable, synovial-lined) joint

- "Degenerative arthritis (퇴행성 관절염)"는 골관절염이 퇴행 과정뿐만아니라 증식성/염증성 요소를 포함하고 있으므로 부적절

(2) 분류

① 특발성 (idiopathic) 골관절염 : 유발요인 없음

② 이차성 골관절염 : 유발요인 있음

B. 역학 (epidemiology)

(1) **가장 흔한 관절 질환**

(2) **55세 이하에서는 침범하는 관절이 남, 여가 같으나 그 이후로는 남자는 고관절, 여자는 손가락 관절을 더 많이 침범**

(3) 무릎의 OA는 방사선 사진이나 증상으로 조사해보면 여자에서 더 많음

(4) 위험인자 (risk factors) : joint vulnerability + joint loading

① Systemic factors affecting joint vulnerability : 인종(동양에서 고관절에 골관절염은 드물다), **연령(가장 강력한 위험인자)**, 가족력 (hereditability), 유전적 이상

② **Intrinsic joint vulnerability : 외상이나 근위축, 정렬이상(malalignment), 골밀도증가, 감각신경이상**

③ Joint loading : 직업(무용수-발목, 야구투수-팔목, 권투선수-MCP), 비만 (무릎뿐만아니라 손의 골관절염도 증가)

cf. 직업적이지 않은 체육활동(조깅, 달리기 등)은 골관절염의 위험을 높이지 않음

※ **골다공증 : 위험 인자 아니다.** 오히려 보호 인자 역할을 함.

C. 병리 (pathology)

(1) 연골 : 관절연골이 점차 소실, fibrillation

(2) 골 : 재형성 (remodeling), 비대, 골경화(sclerosis), 상아질화(eburnation), 돌기(osteophyte) 형성

(3) 관절낭 : 비후, 부분적인 만성 윤활막염

(4) 근육 : 관절주위 근육의 위축

D. 발병기전 (pathogenesis)

1. 관절연골

(1) 부드러운 운동 표면 제공 (smooth bearing surface)

(2) 압력의 집중을 분산

(3) chondrocyte가 생산하는 type II collagen, aggrecan으로 구성

(4) 혈액공급이 없음 (avascular tissue)

2. 골관절염의 기전

(1) 과도한 부하로 인한 조직의 기능부전

(2) 연골이나 골의 부적당한 조성 및 구조

3. 연골 파괴와 보호의 상호작용

(1) 연골 파괴 : IL-1, TNF-α → NO → matrix metalloproteinase (MMP; stromelysin, collagenase, gelatinase 등) 합성 증가

(2) 연골 보호(안정화) : TIMP(tissue inhibitor of metalloproteinase), PAI-1(plasminogen activator inhibitor 1), IGF-1, TGF-β

임상양상 (clinical manifestations)

1. 관절통 (arthralgia)

(1) 침범한 관절에 국한된 둔한 통증

(2) 특징

① **관절 사용에 의해 통증 악화, 휴식에 의해 완화**

② 진행하면 통증이 지속됨

③ 야간 통증 : 진행된 엉덩이 골관절염에서 자주 나타남

(3) **관절 연골은 신경이 분포하지 않으므로 통증이 없고 다른 구조물에서 통증이 발생** (Table 10-1)

Table 10-1 OA 환자에서 통증의 원인.

Source	Mechanism
Synovium	Inflammation
Subchondral bone	Medullary hypertension, microfractures
Osteophyte	Stretching of periosteal nerve endings
Ligaments	Stretch
Capsule	Inflammation, distension
Muscle	Spasm

2. 관절의 기타 증상

(1) 경직 (stiffness) : 휴식 후 발생하며 짧음, **조조경직은 30분 미만**

(2) 부종 및 종창

① 윤활막염(synovitis)를 시사

② 초기에는 거의 없으나 진행될 경우 종종 발생

③ 기전 : 연골과 골 파편의 탐식, 기질에서 구성 물질의 배출, 관절내 결정(calcium pyrophosphate or hydroxyapatite) 등에 의한 염증

(3) 전신증상은 거의 없다.

3. 징후

(1) 국소적인 압통

(2) 뼈나 연부조직의 종창 (**Figure 10-1**)

(3) 삼출액은 소량 있음

(4) **마찰음 (crepitus)** : 관절운동시 느껴지는 뼈끼리 마찰하는 소리 또는 느낌

(5) 촉진에서 약간 온기가 느껴질 수 있음

(6) 주변 근육의 위축

(7) 진행된 경우 변형, 골비대, 부분탈구, 운동장애 등

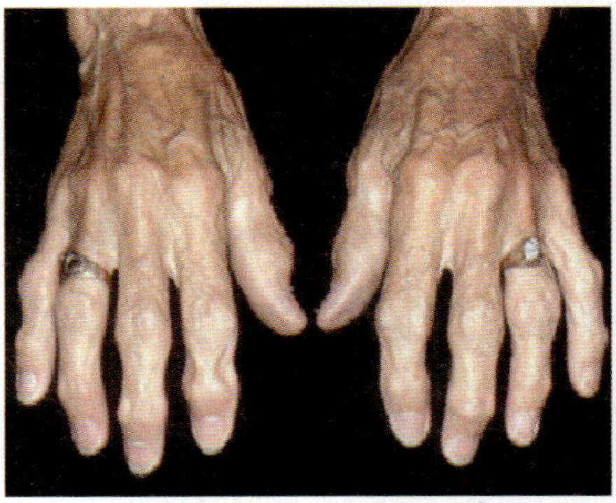

Figure 10-1 손의 진행된 골관절염.
Heberden's node : DIP 관절의 종창
Bouchard's node : PIP 관절의 종창

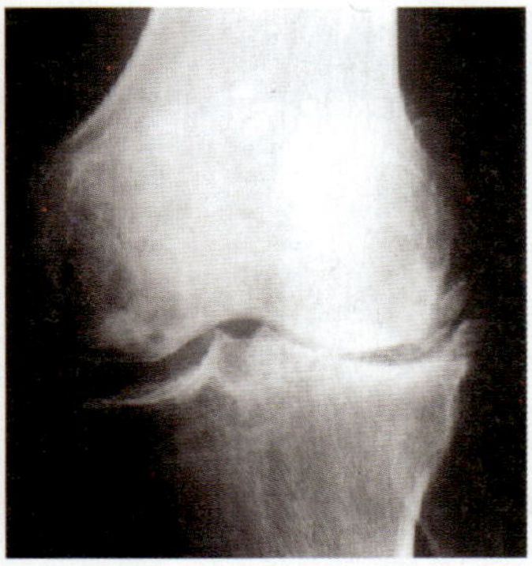

Figure 10-2
무릎골관절염의 방사선 사진.
관절공간이 좁아지고, 연골밑 골경화, 뼈곁돌기 등을 관찰할 수 있다.

진단 (diagnosis)

· 임상소견과 방사선사진을 바탕으로 진단

※ Osteoarthritis의 병리소견/방사선소견과 임상증상의 관계
한마디로 상관관계가 미약하다. 병리소견은 방사선소견에 어느 정도 나타나 있는 것으로 보이는데, 우선 방사선학적 변화가 있어도 통증 등의 증상이 전혀 없는 사람이 매우 많고, OA 환자에서 운동의 장애는 통증이나 방사선학적인 변화보다는 대퇴사두근의 위약과 관계가 깊다는 것이 알려졌다.

1. 방사선 소견

· Figure 10-2 참조.

(1) **관절 공간 좁아짐 (joint space narrowing)** : 관절 연골의 손실[진행된 경우임]을 반영, 그러나 초기에 관절공간이 정상이어도 관절에 이상이 있을 수 있음

(2) **연골밑 골경화 (subchondral bone sclerosis)**

(3) **연골밑 낭종 (subchondral cyst)**

(4) **뼈곁돌기 (osteophytosis, spur)**

① 뼈곁돌기만 있고 다른 방사선학적 변화가 없을 경우 골관절염보다 노화를 시사

② 방사선학적 소견과 임상증상 및 기능장애는 상관관계가 약함

2. 관절경 (arthroscopy)

· 방사선학적 변화가 나타나기 전에 증상이 있을 경우 진단에 도움

3. 검사소견

(1) **ESR**, serum chemistry, CBC, U/A : **모두 정상 (대개 진단시 통상적으로 할 필요는 없다)**

(2) 윤활액검사 (synovial fluid analysis)

① 경도로 백혈구 증가 (〈2,000 WBC/㎕), 주로 단핵구

② 다른 관절염(CPPD, gout, septic arthritis)을 배제하기 위해 시행

4. 감별진단

(1) Soft tissue rheumatism

(2) Radiculopathy

(3) Entrapment neuropathy

(4) 다른부위에서의 연관통

(5) 혈관질환

(6) 기타 관절염 : 염증성 관절염 등

치료 (treatment)

A. 치료의 목표 (goals of therapy)

(1) 통증 감소, 운동성 유지, 장애의 최소화

(2) 경도의 골관절염 : reassurance, 교육 등 비약물적 치료법

(3) 심한 골관절염 : 포괄적인 접근 (비약물적 치료 + 약물치료)

B. 비약물적 치료 (nonpharmacologic therapy)

1. 관절부하의 감소

(1) 체중 감소

(2) 관절에 무리가 가는 활동 회피 : 무릎 및 엉덩이 골관절염의 경우 오래 서있거나 무릎을 꿇거나 쪼그리고 앉는 자세를 피할 것

(3) 불량한 자세 교정

① 척추전만증 등에서 보조기 사용

② 보조구 : 신발 보조깔창(insole), 보조기, 부목, 지팡이 등

2. 운동

(1) 골관절염에서는 운동성이 저하되어 심혈관질환 등 다른 질환도 많이 동반되어 있으므로 적절한 유산소 운동이 중요

(2) 치료적 운동 : 무릎 골관절염에서 무릎 주위 근육강화 등을 통해 관절의 기능을 최적화 및 통증 감소 유도, 손이나 고관절의 골관절염에서는 치료적 운동의 이득에 대한 증거는 없음

C. 약물 치료 (drug therapy)

1. NSAIDs & acetaminophen (AAP)

(1) **우선 acetaminophen을 사용하고 효과가 없으면 NSAID 사용**

① 염증증상이 있어도 AAP는 효과적일 수 있음

② 30%에서 AAP가 NSAID와 같은 정도 효과

③ NSAID가 부작용이 더 많고 심함

(2) NSAIDs 사용시 위장관 부작용 등에 대한 주의사항

① 식후에 약을 복용

② 2가지 NSAID를 동시에 사용하지 않을 것

③ 위장관 부작용이 위험도가 높은 경우 위장관 보호약을 사용할 것 (proton pump inhibitor, H_2 blocker)

2. Intraarticular injections

(1) Glucocorticoid, hyaluronic acid 등 주사

(2) 급성으로 통증이 악화되었을 경우나 결정유발성 관절염이 동반되었을 경우 유용

3. SYSADOA (SYmptomatic Slow-Acting Drugs for treatment of OA)

(1) Glucosamine sulfate, chondroitin sulfate, avocado soybean unsafonifiables(ASU), diacerein, hyaluronic acid

(2) Symptomatic improvement(+)

(3) 연골의 파괴를 지연시키는 효과가 있는지에 대해서는 아직 논란중

4. Surgery

(1) 약물치료에도 불구하고 무릎이나 고관절 골관절염에서 통증이 심하거나 기능의 장애가 심할 경우 고려

(2) 대개 total joint arthroplasty 시행

(3) 최근 연골세포 이식 등이 시도중이나 아직 효과가 좋지 않음

11

Gout and Other Crystal Arthropathies

통풍과 기타 결정관절병증

결정 관절병증 (crystal arthropathy)

1. 정의

· 결정유발성 관절염(crystal-induced arthritis)이라고도 하며 여러가지 결정이 관절에 침착되어서 염증을 일으켜 발생하는 관절 질환

2. 원인 결정

(1) **Monosodium urate (MSU)**

(2) **Calcium pyrophosphate dihydrate (CPPD)**

(3) Calcium hydroxyapatite (HA)

(4) Calcium oxalate (CaOx)

※ **다양한 결정이 원인임에도 불구하고 임상증상은 거의 같다.**

3. 진단적 접근 (diagnostic approach)

(1) **급성 단일관절염**의 경우 감염성 관절염과 결정 관절염을 감별하기 위해 **윤활액 천자가 필수적**

(2) 윤활액을 **편광현미경**으로 관찰하면 HA를 제외한 거의 모든 결정을 확인 가능

(3) 결정을 제외한 윤활액의 특성은 질환(원인 결정)에 따라서 다르지 않다.

※ 급성 단일관절염의 원인 : infectious(septic) arthritis, trauma, crystal arthropathy

4. 결정유발성 관절염의 임상양상

※ Table 11-1 참조.

Table 11-1 Musculoskeletal Manifestations of Crystal-Induced Arthritis.

Acute mono- or polyarthritis	Destructive arthropathies
Bursitis	Pseudo-rheumatoid arthritis
Tendinitis	Pseudo-ankylosing spondylitis
Enthesitis	Spinal stenosis
Tophaceous deposits	Carpal tunnel syndrome
Peculiar type of osteoarthritis	Tendon rupture
Synovial osteochondromatosis	

통풍 (gout)

A. 고요산혈증의 발병 기전

1. 요산의 생성 (Figure 11-1)

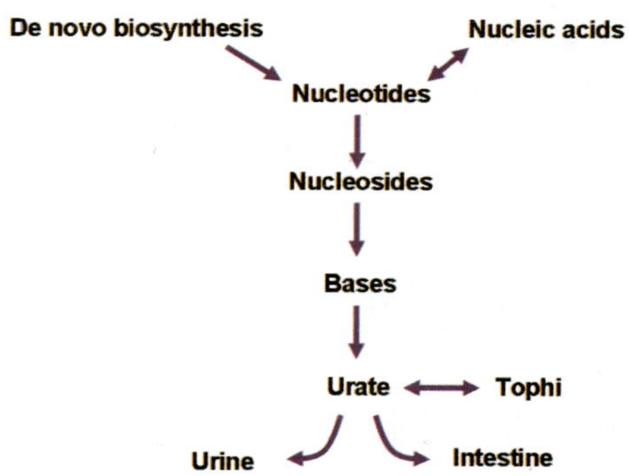

Figure 11-1 요산의 생성.

B. 고요산혈증(hyperuricemia)의 원인

※ Table 11-2 참조.

Table 11-2 Hyperuricemia의 발생 원인.

URATE OVERPRODUCTION		
Primary idiopathic **HPRT deficiency** PRPP synthetase overactivity Hemolytic processes Lymphoproliferative diseases	**Myeloproliferative diseases** Polycythemia vera Psoriasis Paget's disease Glycogenosis III, V, and VII	Rhabdomyolysis Exercise Alcohol **Obesity** Purine-rich diet
DECREASED URIC ACID EXCRETION		
Primary idiopathic Renal insufficiency Polycystic kidney disease Diabetes insipidus **Hypertension** Acidosis Lactic acidosis Diabetic ketoacidosis	Starvation ketosis Berylliosis Sarcoidosis Lead intoxication Hyperparathyroidism Hypothyroidism Toxemia of pregnancy Bartter's syndrome Down syndrome	Drug ingestion Salicylates (〉2 g/d) **Diuretics (thiazide)** Alcohol Levodopa Ethambutol Pyrazinamide Nicotinic acid Cyclosporine
COMBINED MECHANISM		
Glucose-6-phosphatase deficiency	Fructose-1-phosphate aldolase deficiency	**Alcohol** Shock

NOTE : HPRT, hypoxanthine phosphoribosyltransferase; PRPP, phosphoribosylpyrophosphate.

C. 임상양상 (clinical manifestations)

(1) 중년이나 노년의 남성, 폐경기 이후의 여성에서 주로 발생함

(2) 대개 고요산혈증(hyperuricemia)과 연관

1. 급성 관절염 (acute arthritis)

(1) 초기의 가장 흔한 임상양상

(2) 대개 **단관절염(monoarthritis, monarthritis) :** 알코올 섭취하거나 폐경기 여성은 다발관절염인 경우도 있음

(3) 엄지 발가락(**1st toe**) **MTP**(metatarsophalangeal) 관절에 가장 흔함(Figure 11-2)

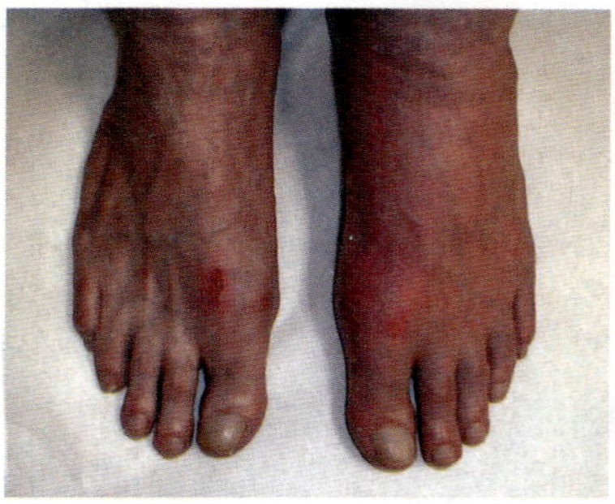

Figure 11-2
급성 통풍 관절염 환자의 발사진.
좌측 엄지발가락의 MTP 관절의 종창과 발적이 관찰된다.

(4) 유발요인

① **과식**

② **외상**

③ **수술**

④ **알코올 섭취**

⑤ ACTH나 당질코르티코이드의 중단

⑥ Hypouricemic therapy

⑦ 심각한 질환(심근경색, 뇌졸중)

(5) 대개 한밤중에 갑자기 심한 관절통과 부종이 발생함

(6) 치료하지 않으면 3~10일 후에 가라앉음

(7) 다음 관절통이 발생할 때까지 무증상의 간기(interval)가 있음.

2. 만성 통풍성 관절염 (chronic tophaceous gouty arthritis)

(1) 급성관절염이 여러 차례 반복된 후에 나타남

(2) **Tophi 침착** : 볼 수 있거나 만질 수 있다.

(3) 류마티스 관절염과 유사한 임상양상

(4) 비대칭적

3. 기타

· 이외에도 관절염이 없는 periarticular tophaceous deposit으로도 나타남

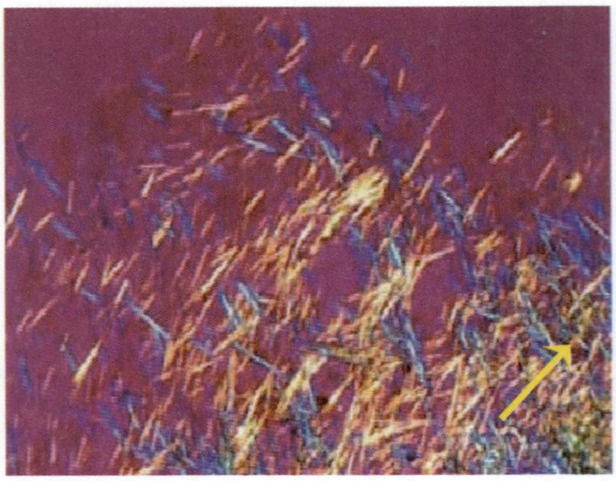

Figure 11-3
통풍 환자의 윤활액의 편광현미경 사진.
바늘모양의 날카롭고 노란색으로 밝게 빛나는 결정이 관찰된다. 옅은 파란색 결정도 편광의 각을 조절하면 노란색으로 보인다. 노란 화살표는 short axis of compensator를 의미함.

D. 검사소견과 진단 (laboratory findings & diagnosis)

※ 임상적으로 강력히 의심되어도 반드시 **관절 천자로 윤활액 검사**를 해야 함

1. 감별진단 (differential diagnosis)

(1) 감염성 관절염 (infectious arthritis)

(2) 다른 결정 관절염 (other crystal arthropathy)

(3) 일과성 관절염 (palindromic rheumatism)

(4) 건선성 관절염 (psoriatic arthritis)

2. 윤활액 검사 (synovial fluid examination)

(1) **편광 현미경** : 강하게 복굴절하는 바늘 모양의 **MSU 결정**이 관찰됨 (**strong negative birefringence - 노랑색,** Figure 11-3)

(2) 윤활액은 뿌옇고, MSU가 많을 경우 분필가루 같이 보이기도 함

(3) 백혈구 : 2,000~60,000/μl

(4) 감염성 관절염이 동반될 수 있으므로 의심되면 반드시 세균배양을 동시에 실시

(5) 급성기가 아니어도 1st MTP에서 MSU가 자주 관찰됨

3. 혈청 요산 (serum uric acid)

(1) 급성기에는 정상이거나 오히려 낮은 경우도 있고, 다른 약제에 의해서 농도가 변화
→ 언젠가는 상승되어 있는 것을 관찰 가능

(2) 임상적으로는 hypouricemic therapy하면서 추적 검사로 유용

4. 24시간 소변 요산 (24-hour urine uric acid)

(1) 신장의 결석 발생 위험도를 평가할 수 있음

(2) **요산 배설의 정도를 평가하여 치료약물 결정에 도움**
→ **24h urine uric acid 〉 800 mg : '요산 과다 생성'을 의미**

5. 기타 검사

· Urinalysis, BUN, creatinine, WBC, serum lipid

6. 방사선학적 검사

· 만성 통풍 관절염에서 cystic change, punched out erosion, soft tissue calcified mass 등이 관찰된다.

E. 치료 (treatment)

1. 급성 통풍 관절염

(1) **치료 약물 : colchicine, NSAIDs, glucocorticoids**

① 나이와 동반질환 고려하여 선택 : colchicine, NSAIDs는 노인, 신장기능 저하된 사람에서 독성 증가

② **급성기에는 hypouricemic therapy는 오히려 flare 조장할 수 있어 쓰지 않음**

(2) **NSAID** : 1st choice

① Full anti-inflammatory dose로 투여 → 90% 이상에서 효과

② 반감기가 짧은 약물이 좋음 (indomethacin, ibuprofen, diclofenac)

(3) **Colchicine** : 과거 1st choice 였으나 부작용 많아 덜 사용

① **급성 관절염의 초기에 사용**

② 6~8시간 간격으로 2정(0.6 mg)을 투여, 최고용량은 하루 4~8정

③ 증상이 사라지거나 위장관 부작용 (설사) 발생하면 중단

④ 부작용

- GI trouble : diarrhea
- Myopathy
- Bone marrow suppression
- Drug interaction : erythromycin, cyclosporine, simvastatin

(4) **Glucocorticoid**/ACTH

① 초기 용량은 Pd 30~50 mg/d를 복용 후 5~7일간 서서히 감량

② Triamcinolone을 관절내 주사를 하여도 동등한 효과

③ ACTH를 근육 주사하여도 좋은 효과

2. 만성 통풍 관절염 : hypouricemic therapy

※ 목표 : **혈청 uric acid 〈 6.0 mg/dL로 유지** → 관절염의 재발 방지, tophaceous deposit 제거

(1) 비약물적 치료

① Stop drink alcohol

② Avoid diuretics (esp. thiazide)

③ 체중 감소

④ 수분 섭취 증가

(2) 약물 치료

① 약물 치료의 적응증 (indications)

〈1〉급성 발작이 자주 발생하는 경우 (recurrent attacks)
〈2〉통풍의 가족력
〈3〉MSU tophaceous deposit (+)
〈4〉24시간 소변 요산 배설량 〉800 mg
〈5〉Uric acid stone
〈6〉항암치료에서 acute uric acid nephropathy의 발생이 우려될 때
〈7〉Cyclosporine을 지속적으로 사용할 때

② Uricosuric agent : probenecid, benzbromarone

a. 24시간 소변 요산 배설량이 〈 600 mg인 경우 사용

b. 하루 1.5 L이상의 수분 섭취를 해야함

c. 신장 기능 저하된 경우 : probenecid는 효과×, benzbromarone은 사용 가능

③ **Allopurinol**

a. **신장의 기능이 저하되거나 요산생성이 과다한 경우, urate stone이 있는 경우 가장 좋은 치료법**

b. 혈청 요산 농도를 측정하면서 증량

c. 신기능이 저하된 사람에게 투여할 때에는 용량 감량

d. 부작용 : skin rash (심하면 toxic epidermal necrolysis), systemic vasculitis, bone marrow suppression, granulomatous hepatitis, renal failure

※ Uricosuric agent, allopurinol을 사용할 경우 **농도변화에 의해 급성발작이 발생할 수 있으므로 예방적 목적의 colchicine을 함께 투여함** (요산이 정상이고 통풍 발작이 없는 기간이 3개월 지속될 때가지)

CPPD deposition disease (=pseudogout)

A. 발병기전 (pathogenesis)

(1) 관절조직에 CPPD의 침착은 **노인에서 매우 흔하나 대개의 경우는 무증상**

(2) 70%에서 이전에 다른 질환으로 인한 관절손상이 있음

(3) CPPD deposition의 기전은 불확실

① 관절에서 inorganic pyrophosphate의 생산 증가 (from ATP)

② 연골에서 pyrophosphatase의 감소

(4) 소수의 환자에서는 대사이상이나 유전성 질환이 있음 : ANK gene의 이상

(5) 관련질환 (4 'H')

① Hyperparathyroidism

② Hemochromatosis

③ Hypophosphatasia

④ Hypomagnesemia

B. 임상양상 (clinical manifestations)

1. CPPD arthropathy의 양상

(1) 다양한 임상양상을 보인다.

① Asymptomatic

② Acute (pseudogout) CPPD arthritis

③ Induction of peculiar forms of osteoarthritis

④ Severe destructive disease like neuropathic arthritis

⑤ Symmetric proliferative synovitis

⑥ Intervertebral disk and spinal ligament calcification with restriction of mobility

⑦ 드물게 spinal stenosis

(2) 부위 : **knee (m/c)**, wrist, shoulder, ankle, elbow, hands → 2/3는 여러 관절에 칼슘침착(+)

(3) 발열 : 급성 관절염일 경우 50%에서 심하지 않은 발열이 있음

(5) 유발요인 : **외상, 관절경 시술, 관절 주사, 혈청 칼슘농도의 급격한 변화** (수술이나 내과적 질환에서)

(6) **확진 : 관절액내에서 전형적인 결정을 관찰하는 것**

C. 검사 (laboratory & imaging tests)

1. 방사선 검사

(1) **Chondrocalcinosis (Figure 11-4)**

① 관절연골에 칼슘침착이 관찰 (punctate *or* linear radiodense deposit)

② 다른 질환에서도 관찰 가능 : 신부전환자에서는 CPPD 대신 calcium oxalate (CaOx)가 침착

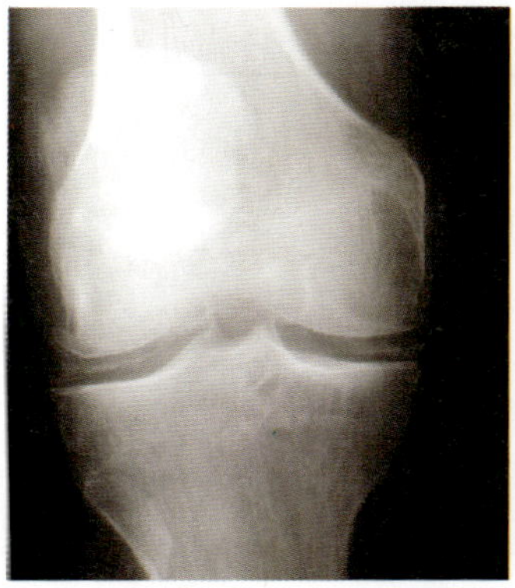

Figure 11-4
Chondrocalcinosis 사진.
무릎관절공간 (관절연골)에 칼슘의 침착이 관찰된다.

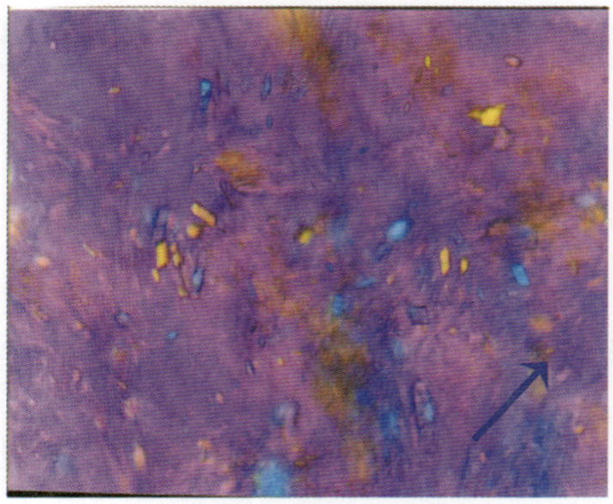

Figure 11-5 CPPD 환자의 윤활액을 편광현미경으로 관찰한 사진. 강하게 푸른빛을 띠는 사각형의 결정이 관찰된다. 노란색도 편광의 각을 바꾸면 파랗게 보인다.

2. 관절액 검사

(1) 관절액 편광현미경 검사에서 마름모, 막대, **직사각형모양**의 결정 관찰(**weak positive birefringence-파랑색, Figure 11-5**)

(2) 감염이 의심되면 반드시 세균 배양을 함께 실시해야 함

(3) 백혈구 : 수 천~100,000/㎕ (평균 24,000/㎕)

D. 치료 (treatment)

(1) 치료하지 않은 경우 수일에서 수개월간 증상이 지속

(2) 치료방법 : joint aspiration, NSAID, colchicine, intraarticular glucocorticoid injection

(3) 자주 발작이 발생하는 경우 prophylactic colchicine

(4) 심한 경우 glucocorticoid를 단기간 사용

Calcium hydroxyapatite/CaOx deposition disease

A. HA (hydroxyapatite) deposition disease

1. 발병기전

(1) HA는 뼈와 치아를 구성하는 기본적인 무기물질

(2) 비정상적인 침착

① 손상을 받은 조직 (dystrophic calcification)

② Hypercalcemic, hyperparathyroid state

③ Chronic renal failure (hyperphosphatemia)

④ Unknown cause

(3) Chronic destructive arthropathy(eg, Milwaukee shoulder)의 중요한 원인

2. 임상양상

(1) 종류

① Asymptomatic radiographic abnormality

② Acute synovitis

③ Bursitis

④ Tendinitis

⑤ Chronic destructive arthropathy

(2) 부위 : 침착이 가장 흔한 부위는 무릎, 어깨, 엉덩이 관절, 손가락의 bursae/tendons

3. 검사

(1) 방사선 검사는 진단적이지 않으나 관절내, 관절주위 칼슘침착을 보일 수 있음.

(2) 관절액 검사

① 백혈구수는 대개 낮음(〈2000/㎕), 주로 mononuclear cell

② 전자현미경으로 매우 작은 결정 관찰(확진)

③ 광학현미경 : Alizarin red S stain이나 Wright stain을 하면 crystal이 뭉친 것이 관찰될 수 있음

4. 치료

(1) 수일에서 수주 후에 저절로 호전되므로 치료는 대증적

(2) 관절액을 흡인하거나 NSAID, oral colchicine, 또는 관절내 glucocorticoid의 주사 등이 도움

B. CaOx deposition disease

1. 발병기전

(1) Primary oxalosis

① 효소의 이상으로 oxalic acid가 과다하게 생산되어 생기는 대사이상질환

② 대개 20세 이전에 nephrocalcinosis, 신부전, 사망이 발생

③ Acute/chronic CaOx arthritis, periarthritis가 발생

(2) Secondary oxalosis

① ESRD에서 생김

② Ascorbic acid(vitamin C)를 섭취하면 oxalate로 대사되므로 ESRD에서 금기

2. 임상양상

(1) CaOx는 뼈, 관절, 윤활막, 주변조직에 침착되었다가 유리되어 급성 관절염을 일으킴

(2) 지속적으로 유리되면 관절의 파괴가 일어남

3. 진단

(1) 방사선 사진에서 chondrocalcinosis를 보일 수 있음

(2) 윤활액은 비염증성, 백혈구 〈 2000/㎕

(3) 관절액에서 다양한 모양의 다양한 회절을 보이는 결정이 관찰됨. 특징적인 것은 피라미드가 합쳐진 모양(bipyramidal)을 보이고 강한 양성 복굴절을 보임(strong positive birefringence).

4. 치료

(1) NSAID, colchicine, intraarticular glucocorticoid

(2) 투석량 증량 : 약간 호전

(3) Primary oxalosis : 간이식

12

Fibromyalgia and Other Arthritides

섬유근육통과 기타 관절염

류마티스학

섬유근육통 (fibromyalgia)

A. 섬유근육통의 특징

(1) **만성적인 전신성 근골격계통증, 경직, 감각이상, 수면장애, 피로**

(2) **다발성의 압통점 (tender point)**

B. 역학 (epidemiology)

(1) M : **F** = 1 : 9

(2) 유병률 (미국) : 여자 3.4%, 남자 0.5%

(3) 나이가 들수록 유병률이 증가 → **50세 이상의 여자**에서 가장 흔함

C. 병태생리 (pathophysiology)

(1) **기본적인 병태생리는 비정상적인 통각 (abnormal pain perception)**

※ 비정상적 통각과 관련된 여러가지 요인

① Stage 4 sleep (NREM sleep) deprivation

② ↓ Serotonin metabolism in CSF

③ ↓ Growth hormone

④ ↑ Substance P in CSF

⑤ ↓ Cortisol response to stress

⑥ Autonomic dysfunction

(2) **심리적 이상 (psychological abnormality)**

① 30%에서 정신과 질환 진단기준에 합당한 증상을 보임

② 우울증, 불안, 신체화(somatization), 건강염려증(hypochondriasis)

(3) No muscle/tendon abnormality

D. 임상양상 (clinical manifestations)

1. 증상 (symptoms)

(1) 통증

① 전신적 (generalized) : 한 부위에서 시작할 수 있지만 결국은 전신으로 진행됨

② 주로 low back pain, neck & upper shoulder pain을 호소

③ 가벼운 운동에도 통증이 발생

(2) 경직 (stiffness)

① 아침에 일어나면 발생

② 낮에는 호전되거나 지속됨

③ 레이노 현상이나 이와 유사한 증상 호소

(3) 피로감

① 피로함을 자주 느끼고 자고 일어나도 피곤함

② 수면 중 자주 깸

(4) 인지장애, 두통

2. 신체검사 (physical examination)

(1) 압통점 (**tender point**, Figure 12-1)

① 정상인의 같은 부위보다 더 압통이 심한 곳

② 매우 일정한 위치에 생김

③ 검사자의 엄지손가락이 희게 변하는 정도의 압력(4 kg)을 가하여 진찰 (정상인은 거의 통증을 느끼지 않는 반면, 환자들은 통증을 느낌)

(2) Skinfold tenderness : 특히 upper scapular region

(3) 압통점에 피하결절이 만져지는 경우도 있음

3. 유발인자와 관련질환

(1) 유발인자 : 스트레스, 감염, 질병, 수술, 갑상선기능저하증, 외상

(2) 관련 질환 : irritable bowel syndrome, irritable bladder, headache, dysmenorrhea, premenstrual syndrome, restless leg syndrome, temporomandibular joint pain, non-cardiac chest pain, Raynaud's phenomenon, sicca syndrome

(3) 경과는 다양함 (악화와 완화를 반복하거나 지속)

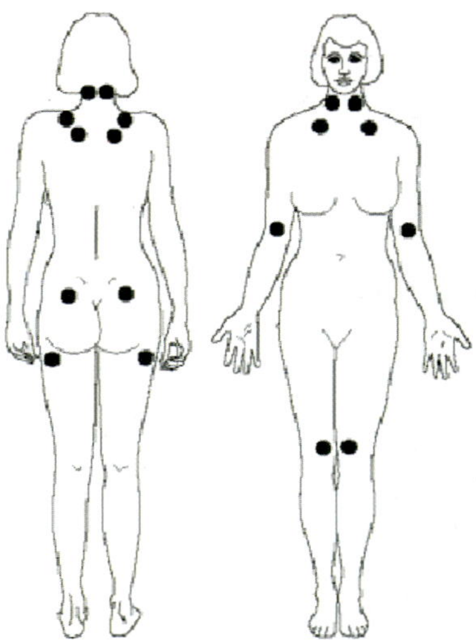

Figure 12-1 Tender point.
총 18개 (9곳 × 좌우로 1쌍) 압통점 중 11개 이상 만족해야 fibromyalgia 진단 가능 (Table 12-1 참조)
① Occiput
② Low cervical
③ Trapezius
④ Supraspinatus
⑤ Second rib
⑥ Lateral epicondyle
⑦ Gluteal
⑧ Greater trochanter
⑨ Knee

E. 진단 (diagnosis)

(1) Table 12-1 참조.

(2) 3개월 이상의 'wide spread pain' + 18개 tender point 중 11개 이상 (+)일 때 진단

Table 12-1 Fibromyalgia[a] (미국 류마티스 학회[ACR], 1990).

1. **History of widespread pain.** Pain is considered widespread when **all of the following** are present :
   ① Pain in the left side of the body
   ② Pain in the right side of the body
   ③ Pain above the waist
   ④ Pain below the waist
   ⑤ Axial skeletal pain (cervical spine or anterior chest or thoracic spine or low back)
2. Pain on digital palpation in **at least 11 of the following 18 tender point sites** (see Figure 12-1) :
   ① Occiput : bilateral, at the suboccipital muscle insertion
   ② Low cervical : bilateral, at the anterior aspect of the intertransverse spaces at C5-7
   ③ Trapezius : bilateral, at the midpoint of the upper border
   ④ Supraspinatus : bilateral, at the origin, above the scapular spine near the medial border
   ⑤ Second rib : bilateral, at the second costochondral junction, just lateral to the junction on the upper surface
   ⑥ Lateral epicondyle : bilateral, 2 cm distal to the epicondyle
   ⑦ Gluteal : bilateral, in the upper outer quadrant of the buttock
   ⑧ Greater trochanter : bilateral, posterior to the trochanteric prominence
   ⑨ Knee : bilateral, at the medial fat pad proximal to the joint line

Digital palpation should be performed with a moderate degree of pressure. For a tender point to be considered positive, the subject must state that the palpation was painful. "Tender" is not to be considered painful.

[a] For purposes of classification, patients will be said to have fibromyalgia if both criteria are satisfied. **Widespread pain** must have been present **for at least 3 months**. The presence of a second clinical disorder does not exclude the diagnosis of fibromyalgia.

SOURCE : Modified from F Wolfe et al: Arthritis Rheum 33:171, 1990.

F. 치료 (treatment)

1. 교육 (education)

(1) 치료 가능한 질환이며, 심한 장애를 가져오거나 퇴행성 질환이 아님을 교육

(2) 일상생활의 스트레스를 파악하고 대처할 수 있도록 교육

2. 수면의 질 향상, 우울/불안 및 섬유근육통 증상 조절

(1) Tricyclic antidepressants : **amitriptyline**, nortriptyline, doxepin, cyclobenzaprine

(2) SSRI (fluoxetine, sertraline, paroxetine, citalopram), SNRI (duloxetine, venlafaxine)

(3) Pregabalin, cyclobenzaprine

3. 규칙적인 유산소운동

(1) 수면이 호전되고 통증과 피로가 줄어들 때 시작해야 함

(2) 충격이 적은 가벼운 운동으로 시작

(3) 목표는 일주일에 3~4일 20~30분간 운동

4. 기타약물 및 치료

(1) NSAID : 증상이 약간만 호전

(2) Glucocorticoid : 거의 도움이 안됨

(3) Opioid : 금기

(4) Tender point injection : 일시적으로만 도움

(5) Biofeedback, behavioral therapy, hypnotherapy, stress management, relaxation response technique

(6) Tramadol : 통증조절에 효과

전신질환 연관 관절염

A. 말단거대증 (arthropathy of acromegaly)

(1) 성장호르몬 과다로 연골이 과다생성되나 성숙하지 못하여 잘 손상됨

(2) 골관절염(OA)과 유사한 임상양상 : 무릎, 어깨, 엉덩이, 손 등 침범

(3) 기타 임상양상

① 연골석회화(Chondrocalcinosis)

② 인대석회화(Ligament calcification)

③ 연부조직의 증식 : carpal tunnel syndrome (50%) 등이 잘 발생

④ 근위부 근육의 쇠약

B. Arthropathy of hemochromatosis

(1) 철(iron)에 의해 연골이 손상

(2) 주로 small hand joint에 골관절염과 유사한 양상으로 나타남

(3) 기타

① 경직

② CPPD (50%) → 일부는 pseudogout 발생

(4) 치료

① Phlebotomy를 시행해도 관절증상은 호전되지 않음

② 관절염(arthritis)이 있을 경우 : acetaminophen, NSAIDs

C. Hemophilic arthropathy

(1) 반복되는 출혈에 의해 관절 파괴

① Hemarthrosis → chronic deforming arthritis (ankylosis, subluxation, laxity)

② Hemorrhage in muscle, soft tissue → nerve compression, muscle necrosis

③ Hemorrhage in periosteum, bone → pseudotumor

(2) 치료 : synovectomy, joint replacement

기타 관절염 (other arthritides)

A. Neuropathic joint disease (Charcot's joint)

(1) Progressive destructive arthritis

① 통증감각이나 고유감각이 손실된 경우 발생함

② 보호기전이 없으므로 반복적인 손상을 입어 관절이 파괴됨

(2) 원인

① **당뇨병** : 가장 흔함

② 기타 : leprosy, yaws, syringomyelia, meningomyelocele, cognitive indifference to pain, Charcot-Marie-Tooth disease, amyloidosis 등

(3) 임상양상

① 심한 골관절염의 임상양상

② 초기에 한 개의 관절만 주로 침범

③ 골의 과도발육 (bony overgrowth), 윤활막 삼출 (synovial effusion)

④ 관절의 불안정성 및 부분탈구

(4) 진단 : 감각 신경이 손상된 환자에서 임상양상과 특징적인 방사선 사진으로 진단

(5) 치료

① 관절의 안정성을 확보하는 것이 중요: brace, splint

② 관절의 유합[고정] (joint immobilization = fusion)

B. Hypertrophic osteoarthropathy (HOA) & clubbing

(1) 특징

① 곤봉지 (clubbing of digit)

② Periosteal new bone formation (periosteitis)

③ 관절윤활액삼출, 관절통

(2) 원인

① 일차성

② 이차성 : 폐질환, 심장질환, 위장관 질환과 연관(Table 12-2)

(3) 치료 : 이차성의 경우에 기저질환을 치료해야 함

C. Reflex sympathetic dystrophy syndrome (RSDS)

(1) Complex regional pain syndrome I라고도 불림

cf. complex regional pain syndrome II = causalgia

(2) **주로 질환(심근경색, 뇌졸중)이나 외상 후에 발생함**

Table 12-2 Disorders Associated with Hypertrophic Osteoarthropathy.

Pulmonary	Cardiovascular
Bronchogenic carcinoma and other neoplasms	Cyanotic congenital heart disease
Lung abscesses, empyema, bronchiectasis	Subacute bacterial endocarditis
Chronic interstitial pneumonitis	Infected arterial grafts[a]
Cystic fibrosis	Aortic aneurysm[b]
Chronic obstructive lung disease	Aneurysm of major extremity artery[a]
Sarcoidosis	Patent ductus arteriosus[b]
Gastrointestinal	Arteriovenous fistula of major extremity vessel[a]
Inflammatory bowel disease	**Thyroid (thyroid acropachy)**
Sprue	Hyperthyroidism (Graves' disease)
Neoplasms : esophagus, liver, bowel	

[a] Unilateral involvement.

[b] Bilateral lower extremity involvement.

(3) 임상양상

① **Allodynia : 아프지 않은 자극에도 아프다고 느낌**

② Hyperpathia : 통증을 일으키는 자극에 과도한 통증 반응을 보임

③ Pain

④ Vasomotor dysfunction

(4) 경과

① Phase I : 유발요인이 있은 후 수주~3개월 이내, 통증과 부종

② Phase II : 발병 후 3~6개월, 얇고 빛나는 차가운 피부

③ Phase III : phase II 3~6개월 후, 피부/피하조직 위축 (atrophy), flexion contracture

(5) 치료

① 초기부터 운동(mobilization)과 물리치료

② Adrenergic blocker, NSAIDs, calcium channel blocker

③ Stellate ganglion block

근막통증증후군 (myofascial pain syndrome)

1. 임상양상 (clinical manifestations)

(1) '유발 부위' 와 관련하여 국소적인 통증과 압통이 있는 상태

(2) 유발부위(**trigger point**) : myofascial pain syndrome의 진단에 중요

- Trigger point로부터 떨어진 부위에 연관통 (referred pain)
- 대개 muscle belly center에 위치
- 촉진하면 '근육이 뭉쳐 있는 듯(indurated and taut)' 하고 twitching을 일으키기도 한다.
- Trigger point를 누르면 pain이 유발되거나 악화됨

(3) 호발부위 : post. neck, low back, shoulder, chest

2. 치료 (treatment)

(1) Trigger point injection : **1% lidocaine**

(2) Spray (ethyl chloride) + stretch

(3) Massage

(4) Ultrasound

3. 예후 (prognosis)

(1) **대부분의 환자 예후는 좋다.**

(2) **일부에서 섬유근육통(fibromyalgia)으로 진행**

※ 위험요인 : anxiety, depression, nonrestorative sleep, fatigue

프리미어 내과

The Essence of Internal Medicine

PREMIER INTERNAL MEDICINE

알레르기

Allergy

알레르기학

Allergy

1

Immunologic Basis of Allergic Diseases

알레르기 질환의 면역학적 기초

알레르기 질환의 면역학적 기초

A. 정의 (definition)

1. 알레르기 (allergy)

· Hypersensitive immune response to **harmless environmental molecules**

* Allergen : 알레르기 반응을 유발하는 물질 (위에서 'harmless environmental molecule'가 allergen에 해당)

* Allergy 용어의 기원 : alos (altered) + logos (reaction)

* **아토피 (atopy)** : the genetically mediated **predisposition to produce specific IgE** following exposure to allergens

B. 인체 면역 체계 (human immune system)

1. 면역 체계 개요 (Figure 1-1)

(1) 목적 : self와 non-self를 구분하여 host defense를 수행

(2) 구성

① Innate immunity

② Adaptive immunity

(3) 정상 면역 반응

① Self molecule 및 해롭지 않은 항원에는 관용 (tolerance to self molecule and harmless antigen)

② 해로운 외부 항원에 대해 반응 (beneficial immunity against harmful pathogen)

(4) 비정상적 면역 반응

① 알레르기 : 해롭지 않은 항원에 대한 과민 반응 (hypersensitive response to harmless antigen)

② 자가면역 (autoimmunity) : Self molecule에 대해 반응 ('loss of self tolerance')

2. Innate immunity vs Adaptive immunity (Table 1-1)

Table 1-1. Innate immunity 와 Adaptive immunity 의 비교

Innate immunity	Adaptive immunity
Immediate response	Slow response (3-5 days required for clone to develop)
No memory of prior exposure	Memory of prior exposure
Receptors : PRRs	Receptors : BCR, TCR
Recognition of PAMP by PRRs	Recognition of epitope by BCR or TCR
Broad specificity	Narrow specificity

* Innate immunity와 adaptive immunity는 상호 보완적으로 host defense에 역할

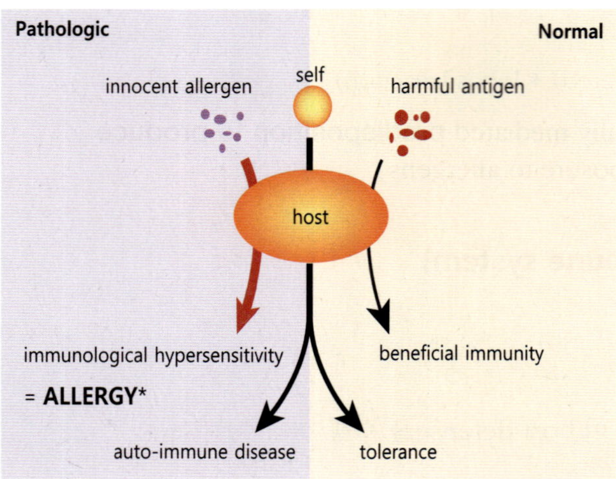

Figure 1-1. Immune system 개요

3. Innate immunity

· 피부, 점막 등의 physical barrier를 통과한 미생물이 체내에서 처음으로 맞부딪히는 상대가 innate immune system이다. 미생물 표면의 특징적인 문양 (이하 PAMP)을 바코드라고 가정하면, 이 바코드를 인식할 수 있는 체내 센서가 면역 세포에 존재 (이하 PRR)하는데, 이 PAMP와 PRR의 결합과, 미생물의 공격이 있음을 알리는 stress signal이 합쳐져 순차적으로 면역세포 기능이 활성화되고 침입자에 대한 공격을 시작하며, 추가적인 adaptive immune system을 작동시킨다.

(1) PAMPs (pathogen-associated molecular patterns) : 유전적 진화로 습득한 non-host pathogen에 대한 식별 표지자로, 인체에는 없으며 미생물에게만 존재

① PAMPs는 미생물의 integrity, survival, pathogenicity에 중요한 기능 물질

② 각 미생물 종별로 대표하는 PAMPs가 있다

eg, bacterial endotoxin은 모든 bacteria에서 공통적으로 lipopolysaccharide (LPS) PAMP이다.

(2) PRRs (pattern recognition receptors) : PAMPs를 탐지하기 위해 존재하는 세포막 수용체로, 특정 PRR은 특정 PAMP만을 인식한다.

eg, TLR4 : G(-) bacteria의 LPS를 인식

TLR9 : bacteria와 viral DNA의 CpG motifs를 인식

(3) Innate immunity의 방어 기능 (**Figure 1-2**)

① Immediate response : 미생물과 접촉한 상피면의 면역세포들이 즉시 반응하여 공격 및 신호 전달

② Infiltrative response : neutrophil, monocyte, NK cell 등이 해당 침투 위치로 infiltration하여 defense

③ Adaptive immunity 활성화 : antigen presenting cell(APC)가 adaptive immune system에 상기 침입자에 대한 정보를 전달

④ Homeostatic response : 미생물에 대한 defense가 종료되면 immune response를 종료하여 추가적인 불필요한 파괴를 중단시킴

(4) Innate immunity와 아토피성 알레르기 질환

① Allergen에 의한 innate immune 활성화 : 알레르겐은 PRR을 자극할 수 있는 물질들을 함유

② PRR의 자극 정도(dose, timing, genetic variation)에 따라 알레르겐에 대한 반응이 a 또는 b로 달라져 → 호흡기학 Chapter 5 'hygiene hypothesis' 참조

a. allergic : specific IgE 생성 및 allergic Th2 inflammation 유도

b. protective : specific IgG 생성 및 non-allergic Th1 inflammation 유도

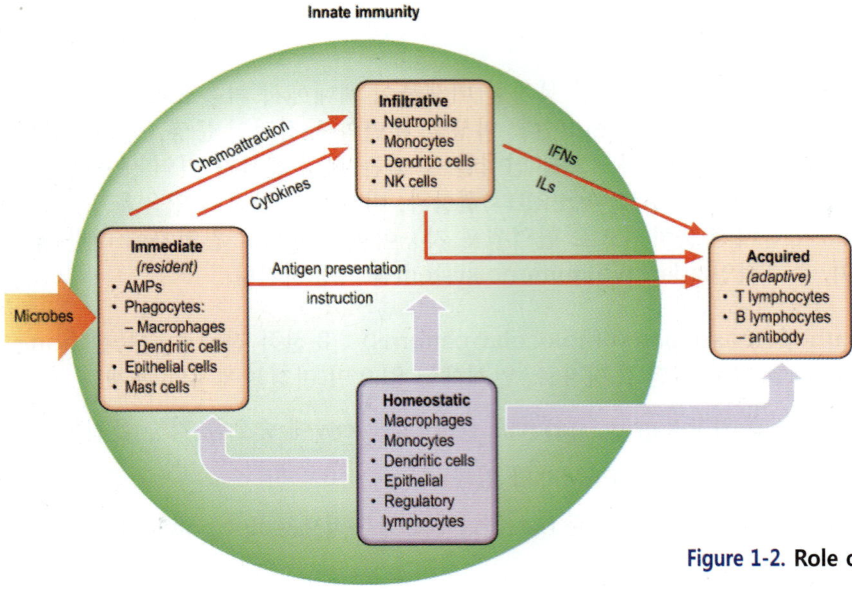

Figure 1-2. Role of innate immunity

4. Adaptive immunity

(1) T cell

① TCR (T cell receptor) : 1개의 mature T cell은 1개의 TCR만을 지니며, 한 사람에는 약 100만 종류의 TCR이 있어 다양한 antigen에 대해 대응 가능하다.

② 분류 및 명칭 : T cell marker인 CD(cluster of differentiation)에 따름

a. CD3 : pan-T cell marker

b. **CD4** : helper T cell (이하 Th cell)

c. CD8 : cytotoxic T cell (이하 Tc cell)

③ Tc cell : class I MHC molecule에 의해 제시된 antigenic peptide를 인식 (class I MHC molecule은 모든 유핵세포에 존재)

a. 역할 : infected cell을 공격 (미생물에 의해 공격받은 모든 유핵세포가 class I MHC molecule이 있으며 이를 통해 공격받는다는 사실과 signal을 표현할 수 있고, Tc cell이 그 signal을 받아 해당 세포를 정리하기 시작)

④ Th cell : class II MHC molecule에 의해 제시된 antigenic peptide를 인식 (class II MHC molecule은 APC에만 존재)

* **대표적인 APC** : monocyte, macrophage, B cell, dendritic cell

a. 역할 : 다음의 effector cell로 분화하여 adaptive immune system을 activation

b. **Effector Th cell** (Table 1-2)

〈1〉Th1 cell : macrophage activating factor, IFN-γ 등을 분비하여 cell-mediated immune response를 작동

〈2〉**Th2 cell** : IL-4, IL-5, IL-9, IL-10, IL-13 등을 분비하여 humoral immune response 및 anti-parasitic response를 작동

*__IL-4, IL-13__은 B cell의 antibody production activating signal

〈3〉Th17 cell : IL-17, IL-6, TNF 등을 분비 (최근에 존재가 밝혀짐)

(2) B cell

① 역할 : 항체를 생성 (humoral response)

② BCR (B cell receptor) = antibody

(B cell 표면에 존재하는 형태가 BCR, 이후 분비되는 형태가 immunoglobulin 항체)

a. Variable (V) region : 다양한 antigen에 대응 가능

b. Constant region : 항체의 특정 형태를 형성 - IgM, IgD, IgG, IgE, IgA

* IgM - 가장 원시적인 BCR

* IgG - 전체 항체의 85%

c. 항체의 형태

IgD, IgG, IgE - single immunoglobulin

IgM - pentamer (5개의 link)　　　IgA - dimer (2개의 link)

③ B cell의 분화

a. T cells의 stimulation에 의함

b. 3 종류로 분화 : germinal centers, memory B cells, plasma cells

Table 1-2. Th cells의 분류

	T cell을 활성화하는 cytokines	공격 대상
Th1	IFN-γ	Intracellular pathogen
Th2	IL-4, IL-5, IL-9, IL-10, IL-13	Parasite
Th17	IL-17, IL-6, TNF	Bacteria

5. Eosinophil (호산구)

(1) Terminally differentiated granulocyte로서 정상인에서는 소량만 존재하지만 병적인 상황에서는 골수에서 maturation↑ (수 일 소요)

(2) Eosinophil maturation signal : **IL-5**, IL-3, GM-CSF

(3) 기능 : parasitic infection에 대한 defense

(4) Eosinophil의 activation → 다음의 mediators를 분비한다.

① **Preformed granule-derived proteins** : MBP, ECP, EDN, EPO, CLC

② De novo synthesized lipid mediators : LTC4, PGE, TXB, PAF 등

③ Oxidative metabolite : reactive oxygen species

④ Cytokine, chemokine, growth factors

(5) 알레르기 질환과 연관성

① Asthma : airway infiltration

② Allergic rhinitis : nasal tissue infiltration

③ 일부 food allergic disorders : GI mucosal infiltration

④ 일부 drug allergic disorders : peripheral blood eosinophil count↑

6. Mast cell (비만세포, 비반세포)

(1) Tissue-dwelling effector cells : connective tissue, mucosal surface에 주로 존재

(2) 기능 : bacteria, parasite 감염에 대한 innate immune response

(3) Fc ε RI : high-affinity IgE receptor로서 mast cell과 basophil 표면에 다량 존재

(4) Mast cell의 activation (**Figure 1-3**)

① 대부분의 IgE는 Fc ε RI에 결합된 상태로 존재

② Allergen이 체내로 들어오면 specific IgE와 반응

③ IgE의 cross-linking 발생

④ Mast cell의 degranulation 시작 (**Table 1-3**)

(5) Type I hypersensitivity reaction의 임상양상은 주로 **mast cell mediator**에 의함

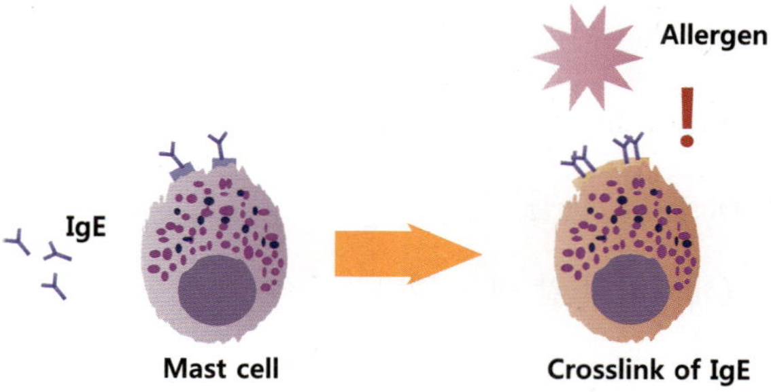

Figure 1-3. Mast cell 활성화
Allergen binding에 의해 specific IgE, FcεRI cross-linking → mast cell activation & mediator release

Table 1-3. Mast cell mediators : 종류와 특징

	주요 mediators	역할
Preformed	**Histamine** **Tryptase** Chymase, Heparin, Chondroitin sulfate 등	**Early response** **Edema** **Bronchoconstriction** **Vascular permeability**
Newly formed	**LTB4, LTC4, PGD4**	
Induced cytokine	**IL, MIP, MCP 등**	**Late response** **Inflammation** **Cell recruitment**

7. IgE antibody

(1) Allergen specific IgE의 생성 과정

① APC에 의한 allergen presentation

② T cell 과 B cell의 interaction

: Th2-dependent isotype switching (IgM → IgG → IgE) : **IL-4, IL-13**에 의해

(2) 기능 : parasitic infection에 대한 방어

(3) 아토피 (atopy) : 인체에 무해한 특정 알레르겐에 대해 specific IgE를 생성하는 개체의 유전적 특성을 말함 → **A** 참조

(4) Type I hypersensitivity reaction의 key role

8. Complement system (보체)

(1) Infection에 대항하기 위한 humoral innate immune component

(2) Liver에서 대부분 생산되며 serum protein의 5%를 차지

(3) 현재까지 25종류 이상이 밝혀져 있음 (세세하게 알 필요 없다)

(4) 기능

① **Opsonization** : foreign body surface를 보체가 coating함으로써 phagocytosis(by neutrophil) 되기 쉽게 함

② Inflammation 개시 : neutrophils을 염증 부위로 재빨리 동원

③ Anaphylatoxins 분비 : 혈관 확장 → 더 많은 염증 세포 및 방어 물질이 동원될 수 있게 함

(5) 주요 보체

① C3

a. 보체 activation에서 가장 핵심 … C3 cleavage로부터 모든 activation pathway 출발

b. Cleaved C3는 pathogen에 결합하여 phagocytosis되게 함 (**opsonin**)

② **C3a, C4a, C5a = anaphylatoxin**

a. anaphylatoxin receptor는 mast cell, basophil, eosinophil, smooth muscle cell 등 여러 면역 세포에 존재

b. C3a, C4a, C5a에 의해 활성화된 receptor에 의한 신체 반응

〈1〉Histamine-induced vasodilation (mast cell activation에 의함) : erythema, edema

〈2〉GI smooth muscle contraction

〈3〉Chemotaxis of neutrophils

〈4〉Enhanced phagocytosis

(6) 보체의 3 activation pathways : 경로는 복잡하고 다르지만 최종적인 기능은 같다.

* 기능

〈1〉Opsonin 생성

〈2〉Chemotaxis

〈3〉Anaphylatoxin에 의한 염증반응

〈4〉MAC (membrane attack complex) 생성을 통한 bacteria lysis

① **Classical pathway** : 주로 **immune complex** (Ag/Ab binding)에 의해 활성화 - **IgM, IgG**

② Alternative pathway : Pathogen에 존재하는 oligosaccharide 등에 의해 활성화

③ Lectin activation pathway : MBL (mannan-binding lectin)이 pathogen의 oligosaccharide를 인식함으로써 활성화

면역학적 과민반응 (immunologic hypersensitive reaction)

A. Gell과 Coombs 분류법 (Table 1-4, Figure 1-4)

1. Type I hypersensitivity

(1) 위의 Mast cell, IgE 내용 참조

(2) 특징

① Immediate reaction (알레르겐 노출 후 즉시, 또는 1시간 이내)
eg, 아나필락시스

② specific IgE 존재 확인 가능하다는 특징 : skin test, in vitro IgE measurement

2. Type II hypersensitivity

(1) 특징

① Type IIa : **antibody-mediated** cell lysis (**보체 활성화를 동반**)

② Type IIb : **blocking antibody에 의한 signal alteration으로 질환 발생**

(2) 대표 질환

① **Drug-induced** hemolytic anemia, thrombocytopenia (Figure 1-4) : **RBC나 platelet 표면에 제시된 약물 항원에 대해 IgM나 IgG 항체가 결합하여 보체를 활성화시켜 RBC/platelet을 파괴.** **eg,** penicillin **(Table 4-2 참조)**

② **수혈 반응** (ABO or Rh incompatibility) : anti-A/B isohemagglutinins, anti-Rh antibody

③ Myasthenia gravis, Graves' disease : **anti-acetylcholine receptor IgG Ab, anti-TSH receptor IgG Ab가 각각의 receptor에 정상 signal 대신 결합하여 signal alteration 일으켜 발생(Type IIb)**

Table 1-4. Classification of immunologic hypersensitivity reaction

	Type Ⅰ IgE-mediated (immediate)	Type Ⅱ Antibody-mediated cytotoxic		Type Ⅲ Immune complex	Type Ⅳ T cell-mediated (delayed type)		
Reactant	IgE	IgG or IgM		IgG or IgM	Th1	Th2	Tc
Onset	즉시형 & 지연형 (4~8hr)	수 시간 이상		7~14일	수 일 이상		
Effector	Mast cell	보체	Antibody alters signaling	보체	대식세포 활성화	IgE 호산구	세포파괴

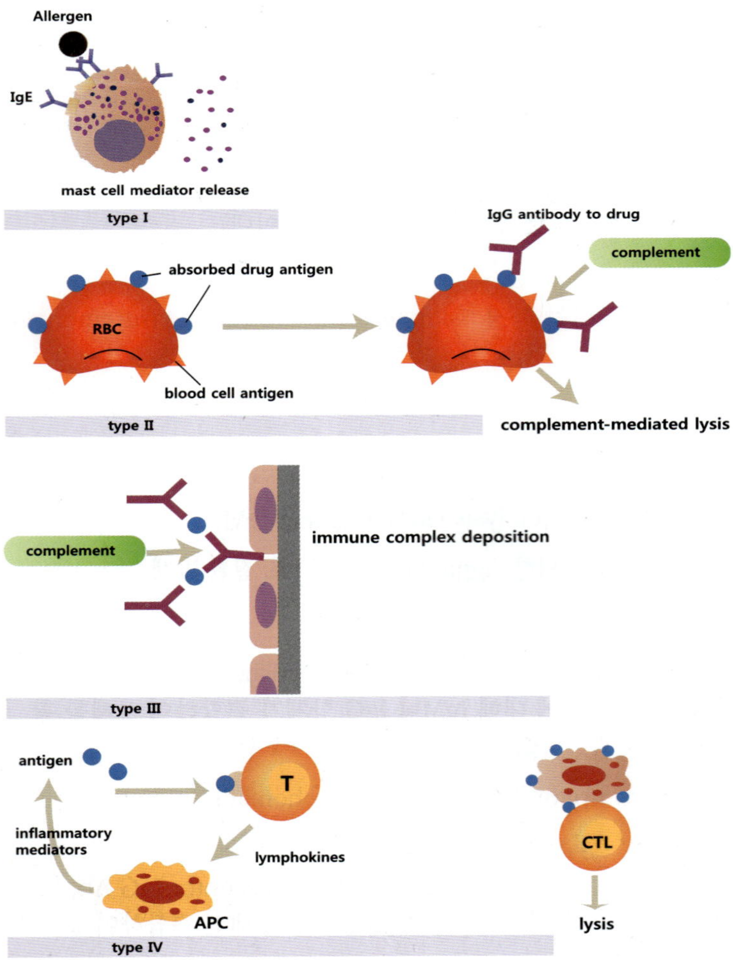

Figure 1-4. Gell과 Coombs 분류법에 의한 면역학적 과민반응

Type Ⅰ (IgE-mediated) : Allergen에 의한 IgE, FcεRI cross-linking으로 인해 mast cell이 activation되고 mast cell mediators가 분비되어 나타난다. **Type Ⅱ (Antibody-mediated cytotoxicity) :** drug-induced hemolytic anemia의 예. Penicillin 등 drug 사용으로 RBC 표면에 absorbed drug antigen이 표현되면 이를 IgG 항체가 인지하고 보체를 활성화시켜 RBC cell을 lysis시킨다. **Type Ⅲ (immune complex-mediated) :** Antigen-antibody immune complex가 과도하게 생성되어 특정 부위에 deposition되고 이것이 보체계를 활성화시켜 염증반응을 일으킨다. **Type Ⅳ (delayed type cell-mediated) :** T cell이 관여하는 지연형 세포매개 염증반응. ※실제 과민반응이 이 4가지 가운데 하나의 기전만으로 발생하는 경우는 드물다.

3. Type III hypersensitivity

(1) 특징

① Chronic persistent, 또는 repeated antigen (eg, drug) exposure에 의해 발생

② 다량의 **immune complex** deposition (normal clearance mechanism으로 제거 안 되어) → size 작은 capillary level에 주로 발생 (**해당 위치에 따라 증상 나타나**)

(2) 대표 질환

① **Serum sickness**

a. 원인 : **drugs (m/c)**, foreign antiserum, blood product, insect sting 등

b. **증상 : 발열, 관절통, 피부 발진** 등 (두드러기가 아님. Figure 1-5)

c. 경과 : **self-limited** (within days), rarely life-threatening

d. 치료 : 원인 drug 사용 중단, supportive care

e. NSAIDs의 적응증 : mild fever, mild arthralgia

f. Systemic steroid의 적응증 : high fever (〉38.5℃), severe arthralgia, extensive rash

② Arthus reaction : massive immune complex deposition에 의한 small vessels의 localized vasculitis

a. 원인 : Diphtheria/tetanus vaccine 등의 피내 접종 후 발생 가능

b. 증상 : 주사 부위 국소 통증, 부종, 괴사 (접종 후 4~12시간 내)

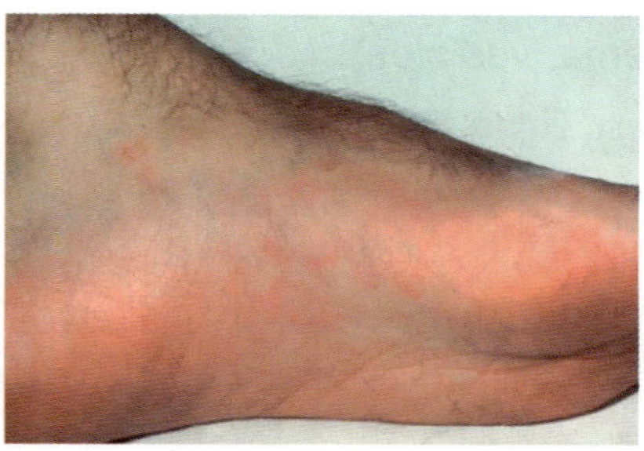

Figure 1-5. Serum sickness 의 피부 병변
ATG (anti-thymocyte globulin) 투여후 발생한 발열, 관절통을 동반한 피부 발진.

※ **Type IIa와 Type III hypersensitivity의 구별법**

(1) **공통점**

① 시작 : IgG 또는 IgM 항체 + 항원의 결합

② 염증 반응 : 보체의 활성화에 의함

(2) **차이점**

① 항원 자체가 직접적 원인 vs 항원 항체 복합체 침착이 원인

a. 공격받는 원인 항원이 해당 증상 발생의 직접적인 원인이라면 → Type IIa (적혈구, 혈소판, 이식 장기 등)

b. 항원과 항체가 이미 결합된 형태로 tissue 침착된 것이 원인 → Type III

② 혼동하기 쉬운 임상 양상의 예

a. **Goodpasture's disease** : : GBM에 존재하는 type IV collagen의 특정물질(α3 chain의 NC1 domain) 이 원인 항원으로서 항원이 존재하고 있는 glomeruli와 alveoli가 항체에 의해 공격받아 해당 장기 (kidney, lung)에 염증 유발 (Type IIa)

b. **Postinfectious glomerulonephritis *Ag/Ab와 GBM pore의 크기 차이** : streptococcus Ag-Ab binding complex(size 약 15nm)가 GBM pore (약 2~5 nm)를 통과하지 못하고 쌓여 신사구체 염증 유발 (Type III)

4. Type IV hypersensitivity

(1) 특징

① **Sensitized T cell(특히 Th cell)에 의한 cell-mediated immunity**

② Skin manifestation인 경우가 다수**이지만, 다른 장기/조직을 involve하기도.**

(2) 대표 질환

① Allergic contact dermatitis

a. 원인 : **Nickel** (장신구, 벨트, 동전 등), **항생제 피부 연고** (neomycin, bacitracin) 등

b. **증상 : 습진 (erythematous papules, edema, vesicles)**

c. 진단적 검사 : **피부 첩포 시험** (skin patch test, Figure 1-6)

*** Skin biopsy는 진단에 유용하지 않음**

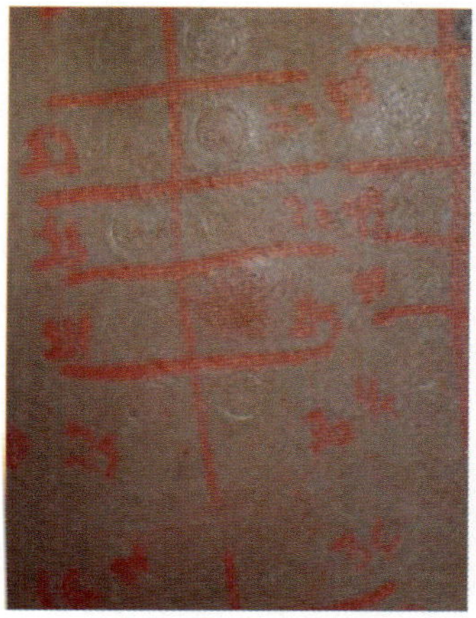

Figure 1-6. Skin patch test.
검사 방법 : 의심 알레르겐을 첩포 형태로 피부에 부착. 48hr/96hr에 판독을 하며, 피부 반응의 정도에 따라 scoring 한다. 검사 결과와 환자 병력의 연관성을 토대로 판단해야 한다.

2

Diagnostic Approach to Allergic Diseases

알레르기 질환에 대한 진단적 접근

서론

(1) 알레르기 질환에 대한 진단적 검사는 크게 다음과 같이 분류할 수 있다.

① Skin test : type I 과민반응 ※ Patch test는 Chapter 1의 type IV 과민반응 참조

② In vitro IgE measurement

③ Provocation test : 인과 관계의 확인

④ 기타 비특이적 혈액 검사 : total IgE, eosinophil count, tryptase 등

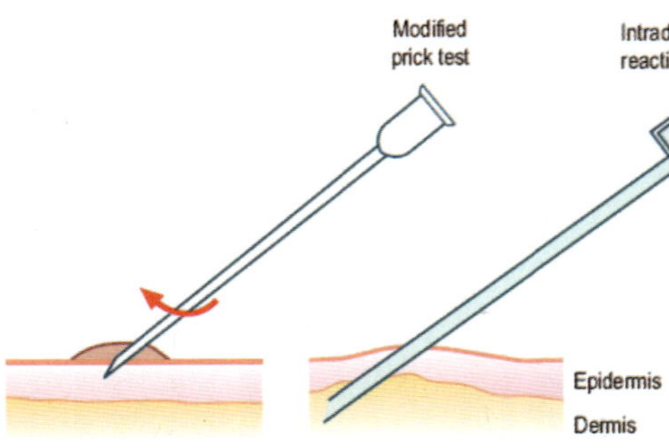

Figure 2-1. Skin test 방법.
Prick test vs intradermal test

피부 반응 검사 (skin test)

A. 제1형 과민반응 진단을 위한 피부 반응 검사 (Figure 2-1)

(1) **Specific IgE 항체**는 체내에서 주로 mast cell과 결합한 상태로 존재하고, mast cell은 skin에 다수 분포하고 있기 때문에, skin test는 specific IgE 항체 유무의 측정에 유리한 간편한 방법

(2) 대표적인 두 가지 방법은 피부 단자 검사 (skin prick test, **SPT**)와 피내 검사 (intradermal test, **IDT**)이며, 두 검사 모두 알레르겐 주사 후 발생하는 **팽진의 크기 (wheal size)**로 결과를 판독

1. 피부 단자 검사와 피내 검사의 차이 (Table 2-1)

(1) **피부 단자 검사** (skin prick test) : 알레르겐 시약을 주사바늘 등을 통해 epidermis 내로 시약을 도달시켜 피부 반응을 관찰

(2) **피내 검사** (intradermal test) : 알레르겐 시약을 주사바늘을 이용해 superficial dermis layer까지 주입하여 bleb을 만들어 피부 반응을 관찰

Table 2-1. 피부 단자 검사와 피내 검사의 공통점과 차이점

	피부 단자 검사 (SPT)	피내 검사 (IDT)
공통점 **(= 일반적인 피부 검사의 특징)**	**Specific IgE**를 검사하는 방법 **양성 대조군 반응이 양성이어야** 올바른 검사이다. **음성 대조군 반응은 음성이어야** 한다. **피부묘기증(dermographism), 심한 피부염** 환자에서는 시행할 수 없다. 복용 **약물의 영향**을 받는다. 양성 반응은 specific IgE 존재를 확인하는 의미가 있을 뿐이다. (Specific IgE가 존재한다고 질병의 원인인 것은 아니다) 결과의 해석에는 **clinical correlation**이 중요하다.	
차이점	high specificity 위음성의 가능성* almost safe 선별 검사로 이용됨	high sensitivity 위양성의 가능성** anaphylaxis 위험성 (+) pain 등의 불편함

* 피부 단자 검사의 위음성은 대개 insufficient prick-puncture가 원인이다.
** 피내 검사의 위양성은 대개 고농도 시약에 의한 irritation이 원인이다.

- 특이 IgE 항체 여부를 검사하는 primary test는 **'피부 단자 검사'**이다.
- **피내 검사**는 민감도가 높지만 위양성, anaphylaxis 가능성, 그리고 환자의 불편함 등의 **단점**이 있기 때문에 **임상적으로 필요한 경우에 사용**한다. eg, **임상적으로 원인 알레르겐으로 의심되지만 SPT (-)인 경우**
- SPT(+)인경우 피내 검사는 필요하지 않다.
- 정리하면, 일반적인 알레르겐 screening 목적으로는 피부 단자 검사만으로 충분하며, 약물 알레르기 등 원인 알레르겐 확인이 반드시 필요한 경우에는 피내 검사의 유용성이 있다.

2. 피부 반응 검사의 대조군

(1) 양성 대조군 (positive control) : 히스타민 (histamine)

* **양성 대조군 반응이 음성 → 복용중인 약물의 영향**을 우선 의심

(2) 음성 대조군 (negative control) : 생리 식염수 (saline)

* **음성 대조군 반응이 양성 → 피부묘기증(dermographism**, Chapter 3 참조**)**을 우선 의심

3. 검사 결과의 해석

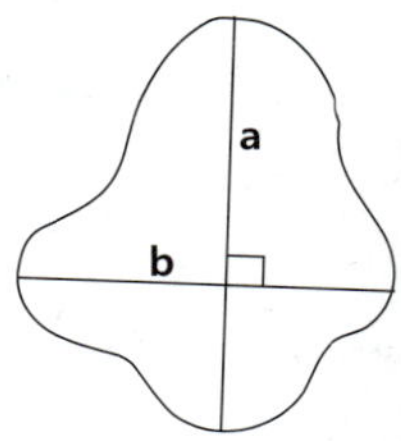

(1) 측정

① 검사 시행 15분 후에 팽진(wheal)과 발적(erythema)의 직경을 측정

… 실제 diagnostic value가 있는 것은 팽진의 크기이다.

② **팽진의 longest diameter (a)**와 **이에 직각을 이루며 중심을 지나는 직경 (b)**를 측정하여 **평균값 [(a+b)/2]** 의 형식으로 기록(=A)

③ 양성 대조군에서도 ②와 마찬가지로 기록(=H)

(2) 해석 : 두 가지 방법이 사용되고 있고, 개념만 알면 된다. (Table 2-2)

Table 2-2. SPT의 판독 기준

	Conventional		A/H ratio (R)	
	wheal	flare	wheal	flare
음성	0	0	0	0
약양성 (grade 1, 2+)	1~3 mm	〈 21 mm ≥ 21 mm	R 〈 1	〈 21 mm ≥ 21 mm
양성 (grade 3~6+)	≥ 3 mm	≥ 21 mm	R 〉 1	≥ 21 mm

* 국가나 지역별로 감작된 알레르겐 종류가 다를 수 있으므로, 적절한 알레르겐 종류 및 시약 선택이 중요하다.

① 양성 반응 : 팽진 크기 [(a+b)/2] 또는 A/H ratio로 판단
- 양성 : 팽진 크기 ≥ 3 mm 또는 A/H ratio ≥ 1
- 약양성 : 팽진 크기 〈 3 mm 또는 A/H ratio 〈 1

② 1개 이상의 알레르겐 (+) = Atopy (+)

③ Skin reactivity (팽진 크기)가 clinical reactivity를 의미하지는 않음

④ Inhalant allergen의 SPT 결과는 신뢰도 높음
(= 병력과 일치하는 경우 원인 항원으로 간주할 수 있다)

⑤ Food allergen의 경우 SPT 결과의 신뢰도가 낮기 때문에 (민감도 20~60%, 특이도 30~70%)
- 이 경우 **prick-to-prick test**를 시행하면 검사의 신뢰도를 향상시킬 수 있다.
- 또는 **immunoCAP 등의 in vitro test**가 유용할 수 있다.

4. 피부 반응 검사에 영향을 미치는 인자

(1) Allergen extracts : 표준화되고 잘 보관된 시약을 사용해야

(2) Body area : **검사 부위에 따라 반응이 다를 수 있다** … 등(back)이 가장 reactive

(3) Age : 50세 이후로는 skin reactivity ↓

(4) Skin conditions : 피부 병변이 없는 부위에서 검사를 시행해야

(5) **Drugs (Table 2-3)**

Table 2-3. 피부 반응 검사 전 약제별 중단 추천 기간

약제	중단 추천 기간
H1 antihistamine	대개 1주일 이상
H2 antihistamine	검사 당일
Systemic corticosteroid	
- short term (〈1주)	* 1주 이내 short course therapy는 중단 필요 없으나, long term
- long term	therapy는 중단해야 하는지 불확실
Topical corticosteroid	**10일 이상 중단 필요
Imipramine (TCA)	중단 필요
Phenothiazine	
Inhaled corticosteroid Theophylline β2-agonist Inhaled cromolyn	중단 필요 없음

* Long term systemic steroid : skin reactivity에 영향을 줄 수 있다고 생각되지만 실제적으로는 문제없다는 의견도 있다.
** Topical corticosteroid 1주 이상 사용한 경우 skin reactivity를 감소시킬 수 있다.

*** 기타, **β-blocker, ACE inhibitor, MAO inhibitor**는 skin histamine reactivity를 증가시키고 **anaphylaxis risk**를 높이기 때문에 검사 1일 전에는 일시적으로 복용을 중단한다.

5. 피부 반응 검사를 시행하기 어려운 경우

(1) **피부묘기증 (dermographism)**

(2) **심한 피부염**

(3) 항히스타민제 등 **medication을 중단할 수 없는 환자**

시험관내 특이 IgE 항체 측정법 (in vitro test of specific IgE)

1. In vitro specific IgE test의 의의

(1) 마찬가지로 **specific IgE 항체의 존재 여부**(=sensitization)를 확인하기 위한 목적

* 대부분의 경우 **일차적 선택은 피부 반응 검사**임

(2) 피부 상태나 투여 약물과 무관하게 시행 가능

(3) **Food allergy 환자**에서 유용할 수 있음

∵ food allergen은 피부 반응 검사의 신뢰도가 상대적으로 낮다

2. 현재 시점의 in vitro specific IgE test

※ Table 2-4 참조

(1) 과거의 RAST 검사법은 방사성 동위원소를 사용하며 민감도가 낮은 단점

(2) ELISA 검사법은 automation되어 있지 않아 시간 소요가 많고 대량 검사를 하기 어려우며 혈중 total IgE 항체 농도가 높을 경우 위양성 문제점

Table 2-4. 현재 우리나라에서 사용되고 있는 in vitro test의 장단점

	RAST	MAST	ImmunoCAP
장단점	민감도가 낮음 여러 항원 동시 검사 어려움 정량 검사 불가 방사성 동위원소 사용	민감도가 낮음 여러 항원 동시 검사 가능 반정량적 검사법	민감도, 특이도 높음 정량 검사법 표준화, 자동화 *현시점에서 가장 우수

(3) **MAST** (multiple allergen simultaneous test) **검사법**

① 한 번 채혈로 total IgE 와 **multiple allergen** specific IgE를 **동시**에 측정 (36종류)

② 검사법이 쉽고 큰 장비가 필요없어서 개인 의원에서도 시행 가능

③ 동시에 여러 알레르겐을 반정량적으로 검사할 수 있는 장점

④ 민감도가 상대적으로 낮은 단점

(4) **ImmunoCAP 검사법** - 기존의 in vitro test의 단점을 개선한 방법

① 표준화, 자동화

② WHO 표준 단위로 IgE 항체 **정량**적 측정

③ **민감도와 특이도가 높고** (피부 반응 검사 대비 약 80%), 위양성이 거의 없음

④ 한 번에 다수의 알레르겐 동시 검사가 어렵고 고가의 장비가 필요함

⑤ Food allergy에 의한 아토피 피부염 환자에서는 식품 유발 시험을 대신할 정도의 진단적 가치를 지닌 specific IgE level 기준값이 제시되어 있어 유용함

eg, 2세 이하 egg allergy 환자에서 immunoCAP 검사 결과 egg white specific IgE 〉2kU/L이면 양성 예측률 95%, 음성 예측률 95%

3. 피부 단자 검사와 in vitro test의 선택

※ Table 2-5 참조.

(1) 원인 알레르겐을 선별하기 위한 가장 보편적인 일차 검사법은 피부 단자 검사임

(2) 피부 단자 검사는 민감도가 높고, in vitro test는 특이도가 높음

(3) 두 검사법 공통적으로 결과의 해석은 환자의 병력을 토대로 이루어져야 한다(**알레르겐 노출로 인한 악화 여부에 대한 병력**).

Table 2-5. 피부 단자 검사와 in vitro test의 비교

피부 단자 검사	in vitro test
Wider selection of allergens Immediately available results Less time and expense	No risk of allergic reaction Not affected by drug, condition of skin Greater patient convenience Easier-to-document quality control

알레르겐 유발 검사 (allergen challenge test)

1. 서론

(1) 알레르겐 유발 검사는 standard diagnostic test (환자의 병력, 피부 반응 검사, in vitro test 등)을 통해서도 **여전히 원인 알레르겐을 규명하지 못하거나 혼동이 있는 경우**에 시행

(2) Local tissue/organ에서의 반응을 직접 알 수 있는 장점

(3) 유발 검사는 항상 systemic reaction risk의 가능성이 있기 때문에 필요성이 있을 때에만 시행

2. Nasal challenge

(1) 보편적인 검사법은 아님

(2) 비염의 감별진단, 또는 알레르기성 비염의 원인 알레르겐의 정확한 규명이 치료에 도움이 될 때

(3) Aspirin 과민반응이 의심되는 환자에서 lysine aspirin challenge (알레르겐은 아니지만!)

3. Oral challenge

(1) 알레르겐 유발 검사 가운데 임상적 의미가 가장 큼

(2) **Food allergy 진단의 the single most accurate test**

(3) 그 중 gold standard는 **DBPCFC** (double-blind, placebo-controlled, food challenge)

기타 검사

1. Serum total IgE

(1) 정상인의 혈청 농도는 지극히 낮으며, 알레르겐 노출/기생충 감염 또는 기타 병적인 상태에서 농도가 증가

(2) Total IgE level 만으로는 아토피성 질환의 진단에 큰 도움이 되지 않음 → **specific IgE가 중요** !

(3) 아토피성 질환 외에도 여러 병적인 상태에서 증가 : ABPA (allergic bronchopulmonary aspergillosis), atopic dermatitis, HIV infection, IgE myeloma, lymphoma, parasite infection 등

2. Peripheral blood eosinophilia

(1) 정의 : **〉 500 cells/mm^3**

(2) PB eosinophilia에서 고려할 질환

① 알레르기 질환(**아토피성 질환, 약물 알레르기**)과 **기생충 감염**이 가장 흔한 원인

② 기생충 감염의 경우 early infection 또는 larva migration 시기에 호산구 수치가 가장 높음

③ 기타 : ABPA, coccidioidomycosis, hypereosinophilic syndrome, hypoadrenalism, eosinophilic pneumonia/gastroenteritis

3

Anaphylaxis, Urticaria and Angioedema

아나필락시스, 두드러기와 혈관부종

아나필락시스 (anaphylaxis)

A. 용어 및 분류 (terminology and classification)

※ 전통적 분류법은 anaphylaxis(IgE-dependent)와 anaphylactoid reaction (IgE-independent)의 구분이었지만, 2005년부터 다음과 같이 용어 및 정의가 재정립됨

(1) **아나필락시스의 정의** (기전에 무관!) : **severe, life-threatening, generalized or systemic hypersensitivity reaction**

(2) 아나필락시스의 분류 - **면역학적**, **비면역학적**으로 구분 (**Figure 3-1**)

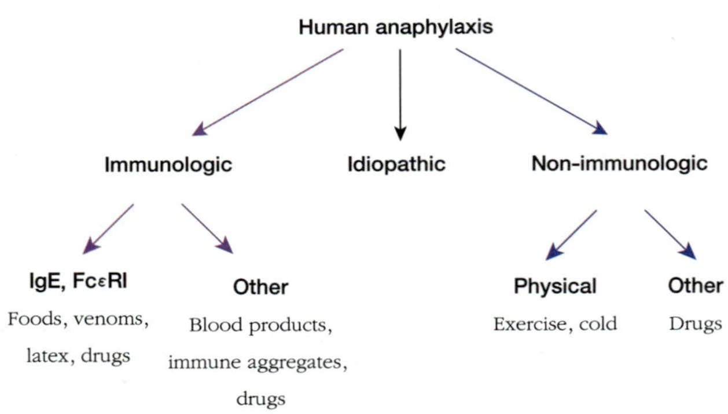

Figure 3-1. 아나필락시스의 분류
과거 개념의 아나필락시스와 아나필락시스양 반응은 임상적인 구별이 불가능한 경우가 많았다. 물론 대다수의 아나필락시스 반응은 IgE 매개성이다.

(3) **Immunologic anaphylaxis**

① **IgE 매개성 : 대다수** → Chapter 1 제1형 과민반응 참조

② IgG 매개성

③ Immune complex 매개성

(4) **Non-immunologic anaphylaxis**

※ 항체 등 면역학적 기전의 관여없이 발생하는 다른 기전의 mast cell/basophil activation

① Mast cells, basophils을 direct activation : **vancomycin (red man syndrome)**

② Direct mast cell degranulation : **opioid, radiocontrast media**

③ Cold exposure에 의한 histamine release : cold urticaria/anaphylaxis

④ Complement activation : propofol, paclitaxel

⑤ Bradykinin accumulation : ACE inhibitor

B. Chemical mediators of anaphylaxis

※기전이 다르더라도 다음의 **final pathway는 동일**하거나 유사

(1) **Mast cells, basophils의 degranulation**

① Preformed : histamine, tryptase, chymase, heparin

② Newly generated : arachidonic acid metabolites (PGD2, LTB4, LTC4, LTD4, LTE4, PAF)

(2) **Histamine**

① Local effect : urticaria → Chapter 2의 skin prick test 참조

② Systemic effect : hemodynamic change

③ H1, H2 receptor가 모두 관여

(3) **Tryptase**

① 역할 : complement system과 coagulation pathway를 activation

② 작용 : hypotension, angioedema, DIC

(4) Arachidonic acid metabolites

① 작용 : bronchospasm, hypotension, erythema

C. 임상 양상 (clinical manifestations, Table 3-1)

(1) Fatality의 주원인 : **respiratory arrest (70%), circulatory collapse (24%)**

(2) Anaphylactic shock : **distributive shock** (venous tone ↓) + **hypovolemic shock** (fluid extravasation에 의한 venous return감소)

(3) **Biphasic anaphylaxis** : 약 20%에서는 급성기 증상 회복 후 1~72시간 경과 뒤 더 심한 reaction 발생

Table 3-1. Anaphylaxis의 임상 양상

Cutaneous	**Urticaria and angioedema** **Flush** Pruritus (without urticaria)	**90%** **50%** 5%
Respiratory	**Dyspnea, wheeze** **Upper airway angioedema** Rhinitis	**50%** **55%** 15%
Dizziness, syncope, hypotension		**35%**
Abdominal	**Nausea, vomiting, diarrhea cramping pain**	**40%**
Miscellaneous	Headache Substernal pain Seizure	5~8% 4~6% 1~2%

D. 진단

(1) **아나필락시스의 진단 기준** (Table 3-2)

Table 3-2. Anaphylaxis의 진단기준

다음 3 criteria 중 1개라도 해당하는 경우 anaphylaxis를 강하게 의심해야 한다.
1. Acute onset (수 분~수 시간) + skin이나 mucosal tissue 침범 + 다음 중 적어도 1가지 발생 a. Respiratory compromise (eg, dyspnea, wheeze, stridor, hypoxemia) b. BP↓ 또는 end-organ dysfunction 증상 (eg, hypotonia, collapse, syncope, incontinence)
2. 가능성 높은(likely) allergen에 노출되고 수 분~수 시간 이내에 다음 중 적어도 2가지 발생 a. Skin-mucosal tissue 침범 (eg, hives, angioedema) b. Respiratory compromise c. BP↓ 또는 end-organ dysfunction 증상 d. Persistent GI symptoms (eg, cramping pain, vomiting, diarrhea)
3. 알려진(known) allergen에 노출되고 수 분~수 시간 이내에 BP↓ a. Infants, children : low systolic BP 또는 systolic BP 〉30% 감소 b. Adults : systolic BP 〈 90mmHg, 또는 baseline보다 systolic BP 〉30% 감소

※ 본 진단 기준은 다양한 임상 양상으로 나타날 수 있는 아나필락시스의 빠른 진단 및 epinephrine 치료를 위해 제안된 것으로, 1~3번은 각기 다른 임상양상을 가리킴
※ **가장 흔하게 접하는 경우는 1번** (피부 증상 + 호흡곤란/쇽)
※ 직전의 알레르겐 노출 병력과 2가지 이상의 장기 증상이 match되는 경우를 의미하는 것이 **2번**
※ 직전의 알레르겐 노출 병력과 **isolated hypotension**의 양상으로 나타나는 아나필락시스의 경우가 **3번**

(2) 진단에서 범하기 쉬운 오류 - 확률적으로는 낮지만 배제해서는 안되는 소견

① **정상 혈압이라는 이유로** 아나필락시스를 배제하는 경우 : shock은 중요하게 살펴봐야 할 증상이지만, 아나필락시스 증상 가운데 하나일 뿐이다.

② 두드러기, 혈관 부종 등의 **피부 증상이 없다는 이유로** 아나필락시스를 배제하는 경우 : 10~20% 정도에서 피부 증상이 나타나지 않는다.

③ **Bradycardia가 있다는 이유로** 아나필락시스를 배제하는 경우 : tachycardia가 흔하지만, 드물게는 bradycardia의 형태로 나타나기도 한다.

(3) 진단적 검사

※ 정상 level이라 하더라도 진단을 배제할 수 없기 때문에 그다지 유용하지 않다.

① Plasma histamine 측정 : 30분 이내 채혈

② Plasma or serum total tryptase 측정 : 15분~3시간 이내 채혈

③ 24-hour urinary histamine metabolite

E. Fatal anaphylaxis

※ 아나필락시스 환자 중 2% 정도에서 fatal (30분 이내 호흡부전, 또는 심혈관 허탈로 사망)

(1) 주 원인

① Drugs : 베타 락탐 항생제, 방사선 조영제, neuromuscular blocker 등

② Foods : peanuts, tree nuts, cow's milk

③ Insect stings : hymenoptera species

(2) **위험 인자**

① **Asthma** - the single most important risk factor

② Epinephrine을 주입하지 않거나 주입이 지연된 경우

③ Epinephrine에 반응하지 않는 경우

※ Epinephrine response를 감소시킬 수 있는 약제

: β-blocker, ACE inhibitor, ARB, alpha-blocker, MAO inhibitor, TCA

④ Other **cardiopulmonary diseases** : COPD, ischemic heart disease, CHF

⑤ Upright posture during anaphylaxis

⑥ Initial misdiagnosis

⑦ Systemic mastocytosis

F. 치료

※ 가장 중요한 것은 **rapid recognition & epinephrine treatment !**

… Fatal anaphylaxis의 경우 **30분** 이내에 사망할 수 있고, epinephrine injection은 증상 발생 30분 이내에 가장 효과적이다.

(1) **진단 : 임상적으로 !**

① 가장 흔한 증상은 피부 증상 (**Table 3-1**)

② **Danger signs** : 증상의 rapid progression, respiratory distress, persistent vomiting, hypotension, arrhythmia, chest pain, syncope

(2) Acute management

※ 가장 중요하며 가장 우선적으로 필요한 치료는 epinephrine injection !

※ 아나필락시스에서 epinephrine의 absolute contraindication은 없다.

① Initial assessment : airway, breathing, circulation, consciousness, skin

② Epinephrine injection : **anterolateral thigh에 IM injection 0.3~0.5 mL of 1:1000 solution (0.3~0.5 mg)**

※IM injection이 SC보다 흡수가 빠름

③ Supine position, leg elevation (가능한 한)

④ Oxygen supplement

⑤ 2개 이상의 IV line 확보

⑥ Normal saline infusion : 정상 혈압이더라도 필요 ∵ massive fluid shift 발생하므로

(3) 기타 고려사항

① Glucagon 투여 : β-blocker 복용중인 환자의 경우에는 epinephrine response가 감소하기 때문에 glucagon 투여가 필요

② 항히스타민제 : 두드러기와 가려움 등 피부 증상 호전에 효과적 (그외 증상에는 효과 없다)

③ Inhaled bronchodilator : epinephrine만으로 호전되지 않는 bronchospasm

④ Systemic corticosteroid : biphasic anaphylaxis 예방에 도움이 될 것을 기대하고 사용하지만 실제적인 benefit은 불분명

(4) 치료 후 관리 : **epinephrine self-injector** 사용법 교육

G. Food-dependent exercise-induced anaphylaxis

(1) 임상 양상은 food allergy(anaphylaxis)이지만, **food intake 후 2~4시간 이내에 exercise 하는 상황에서만** 발생하는 특징

(2) 진단 : physician-supervised (의사가 지켜보는 가운데) **food challenge**

H. 벌독 알레르기 (bee venom allergy)

1. 원인 (etiology)

· 'Stinger'를 가진 것은 order Hymenoptera (벌목) 뿐

(1) Family Bees (꿀벌과)

① Honeybees (꿀벌)

② Bumblebees (뒝벌)

(2) Family Vespids (말벌과)

① **Yellow jackets (말벌) (m/c)**

② Hornets (말벌)

③ Wasps (장수말벌)

2. 역학 (epidemiology)

(1) 전 인구의 20% 가량이 skin test (+) 추정

(2) Insect sting에 의해 adult의 25~60%, child의 8%가 systemic reaction 발생

3. 발병기전 (pathogenesis)

· Foreign protein injection → specific IgE/ IgG production → Mast cell, Basophil activation → mediators release

4. 임상양상 (clinical manifestations)

(1) 증상과 징후 (symptoms & signs)

※ "Systemic anaphylaxis" 또는 "large local reaction" : event 후 2~3분 이내에 **rapid onset** (드물게는 30분 이상)

① **Urticaria/angioedema (m/c)** (78%)

② Dizziness/**hypotension** (61%)

③ Dyspnea-**wheezing** (53%)

④ Throat tightness/hoarseness (40%)

⑤ Loss of consciousness (33%)

⑥ **Cutaneous only (14%)**

cf. Large local reaction : induration이 24~48시간까지 progression 한 뒤 수 일에 걸쳐서 resolution 된다.

(2) Fatal anaphylaxis 발생의 위험인자

① **Old age**

② **β-blocker use**

5. 진단 (diagnosis)

(1) Acute anaphylaxis + sting history

(2) Intradermal skin test

· Honeybee, yellow jacket, yellow hornet, white-faced hornet, Polistes wasp

6. 치료 (treatment)

(1) Epinephrine SC 1:1,000 0.5 mL q10min. × 3

(2) Anti-histamine, Glucocorticoid

① Life-threatening symptom에는 도움 안 돼

② 피부 증상에 도움 : duration & severity ↓

(3) Venom immunotherapy

① 거의 모든 환자에서 성공적

② 적응증 (indications)

· Life-threatening reaction을 경험한 경우

· 활동 중 sting 위험이 있는 사람

두드러기 (urticaria)

1. 정의 및 특징

(1) 두드러기 (urticaria, hives) : **가려움증**을 특징으로 하는 erythematous cutaneous elevation

- Scratch 등 물리적 상처가 없으면 **병변 흔적을 남기지 않음**
- Superficial dermis의 vessel dilatation 및 tissue edema

(2) 급성 두드러기

- Rapid onset과 resolution(수 시간 이내)을 특징으로 하는 self-limited course
- 원인 : drug, food, insect sting, infection

(3) 만성 두드러기

- 정의 : 매주 최소 2회 이상 증상이 있으면서 **6주 이상 지속**되는 두드러기
- 전체 두드러기의 약 30%

2. 급성 두드러기의 원인

(1) IgE 매개성 : drug, insect sting, latex, food (제1형 과민반응) 및 parasite infection

(2) **Direct mast cell activation** : opioid, muscle relaxant, vancomycin, radiocontrast media

(3) Physical urticaria : pressure, cold, cholinergic

(4) Arachidonic acid metabolism : NSAIDs, aspirin

3. 급성 두드러기의 진단과 치료

※ 병력과 신체 검진 소견상 특이 소견이 없다면 laboratory test는 불필요

(1) **증상 발생/악화의 원인 (trigger) 물질**을 파악하여 re-exposure 예방하는 것이 중요

(2) 48시간 이상 지속, pain이나 petechiae가 동반되면 skin biopsy가 필요 (urticarial vasculitis)

(3) 치료 : 원인 물질 중단, 필요시 2세대 항히스타민제 투여

4. 만성 두드러기의 원인

(1) Physical urticaria (약 30%)

(2) Food, drug 등 (약 1%)

(3) **Autoimmune (eg, 갑상선 자가항체), idiopathic**

5. 만성 두드러기의 진단

(1) 병력 : 원인 물질 (trigger)가 확인되는 경우는 10% 미만

(2) 기본적 검사

CBC with differential count
ESR, CRP
TSH, anti-thyroglobulin antibody, anti-microsomal antibody
ANA, C3, C4
Stool exam for ova, parasites

※Eosinophil ↑ → 기생충 감염 의심

※ANA, ESR ↑, C3 ↓ → SLE 등 전신질환 의심

※TSH, 갑상선 자가 항체 이상 소견 → thyroid autoimmune disease 의심

(3) **Autologous serum skin test**

① Mast cell stimulating serum factor의 존재 여부를 알기 위한 검사

② 방법 : 환자 본인의 fresh serum 0.03~0.05mL을 채혈하여 다시 환자에게 피내 주사하여 wheal 발생 여부를 본다.

③ 약 50%의 만성 두드러기 환자에서 (+)

(4) Skin biopsy - urticarial vasculitis가 의심되는 환자에서 시행

6. 만성 두드러기의 치료

(1) **Antihistamine (H1) - primary treatment**

① 증상이 심한 두드러기 환자에는 **1세대** 제제가 onset과 potency에서 가장 우수

② **2세대** 제제는 sedation과 anticholinergic effect가 없기 때문에 장기 처방에 유리

③ 단일 제제 최대 용량으로 조절이 불충분한 경우 2가지 항히스타민제 병용 투여

(2) Antihistamine (H2) - anti-H1 만으로는 효과가 불충분한 경우 시도해볼 수 있다.

(3) **Systemic glucocorticoids** - antihistamine만으로는 조절되지 않는 심한 두드러기와 혈관 부종 동반된 경우에 효과적이지만, 부작용의 이유로 장기간 투여하는 것은 부적절

(4) Cyclosporine - refractory chronic urticaria에서 효과적

(5) Anti-leukotriene - systemic steroid 사용 전에 병합요법으로 시도해볼 수 있어

※ 만성 두드러기 환자는 1년 이상의 장기 치료를 요하는 경우가 많으므로 부작용을 최소화하기 위한 적절한 약물치료가 중요하다.

혈관 부종 (angioedema)

1. 두드러기와 혈관 부종의 비교 (Table 3-3)

Table 3-3. Urticaria and angioedema

	Urticaria	Angioedema
침범 피부층	Superficial dermis	Deep dermis Subcutaneous tissue
분포	Body skin 어디나 가능	Face, lips, mouth, throat, larynx, extremities, genitalia
주 증상	Pruritus, swelling	Swelling, pain

※ 혈관 부종은 두드러기와 involved layer가 다르기 때문에 임상 양상은 다르게 나타나지만 병리 소견은 거의 동일

※ 혈관 부종은 **두드러기/아나필락시스에 동반**되어 나타나는 경우가 흔하며, **때로는 단독으로** 나타나기도 한다.

2. 임상 양상 (clinical manifestation)

(1) Usually benign (self-limited within 24~48hrs)

(2) Laryngeal angioedema : life-threatening

(3) 기타 edema와 **차이점**

① Rapid onset

② Asymmetric distribution (Figure 3-2)

③ Distribution not in dependent areas

④ Involvement of lips, larynx, and bowel

3. 원인

(1) Mast cell mediated : 두드러기에 동반되어 나타나는 경우

(2) Kinin-related : 두드러기 증상 없이 **혈관 부종 단독으로 나타나는** 경우

(3) Aspirin, NSAIDs

4. Recurrent angioedema without urticaria

(1) Medication - **ACE inhibitor, ARB, NSAIDs**

(2) **Hereditary angioedema (rare)**

① 원인 : C1 inhibitor의 deficiency (type I) 또는 dysfunction (type II)

② 유전 형태 : Autosomal dominant

③ Onset : 주로 10대~20대에 발병

④ 임상 양상

a. **Recurrent angioedema without urticaria**

b. **Unexplained recurrent episodic abdominal pain**

c. Unexplained laryngeal edema

d. **Family history** of angioedema

⑤ 경과

a. Attack은 2~4일 내에 저절로 호전됨

b. **Laryngeal attack**은 asphyxia로 **fatality 위험성**

c. GI tract attack은 surgical abdomen과 혼동될 가능성

d. 악화 인자 : **mild trauma (치과 치료 등)**, 임신, ACE inhibitor, 스트레스, menstruation

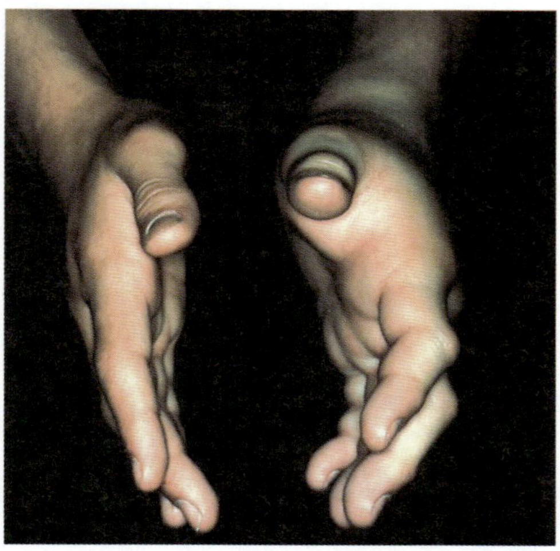

Figure 3-2. 혈관 부종의 피부 증상
HAE의 asymmetric involvement가 관찰된다.

⑥ Laboratory test : 혈청 보체 검사

a. 선별검사 : **C4** (C2) **감소**, C1 증가

b. 확진 : **C1 inhibitor 감소**

※ 실제적으로는 C4 감소 및 C1 inhibitor 감소를 확인하여 진단한 후, 1개월 후 같은 검사를 재차 반복하여 일관된 결과를 확인함으로써 확진

※ C1 inhibitor dysfunction에 의한 HAE도 있지만 (type II), 대부분은 deficiency에 의한 type I이다. Type II는 C1 inhibitor level은 정상이지만, function assay 상 50% 미만의 결과로 확진

⑦ 치료

a. Prophylactic danazol

b. Acute attack 시 : FFP 또는 C1 inhibitor concentrate

c. Tracheostomy : severe laryngeal edema 시

※ 일반적인 혈관부종과 달리 **epinephrine에 unresponsive**

물리 두드러기 (physical urticaria)

1. Cold urticaria

(1) 특징 : cold stimulus에 의해 발생하는 두드러기

(2) 진단 : **ice cube test** (**Figure 3-3**)

(3) Possible associated disease : cryoglobulinemia, cold agglutinin disease, cryofibrinogenemia, paroxysmal cold hemoglobinemia

(4) 치료 : 항히스타민제 (특히 **cyproheptadine**)

2. Cholinergic urticaria

(1) 특징 : generalized heat urticaria

(2) **유발 인자** : exercise, hot shower, sweating, anxiety 등

(3) 특징적인 피부 병변 : **좁쌀 크기의 작고 몹시 가려운 두드러기** (**Figure 3-4**)

(4) **진단**

① Methacholine skin test : methacholine 피내 주사 후 특징적 두드러기 발생하면 진단 가능

② Challenge by exercise : 10~15분 운동 후 특징적 두드러기 발생하면 진단 가능

(5) 치료 : 항히스타민제 (특히 **hydroxyzine**)

3. 피부묘기증 (dermographism)

(1) 특징 : "write on skin" (**Figure 3-5**)

4. Exercise-induced anaphylaxis

(1) 특징 : 운동 후 발생하는 두드러기, 혈관부종, 천명음, 저혈압 등

(2) **Cholinergic urticaria와의 차이점**

① 운동 외의 다른 유발 인자(hot shower, sweating, anxiety)에 의해서는 발생 ×

② 형태의 차이 : cholinergic urticaria는 좁쌀 크기의 작은 특징적 두드러기

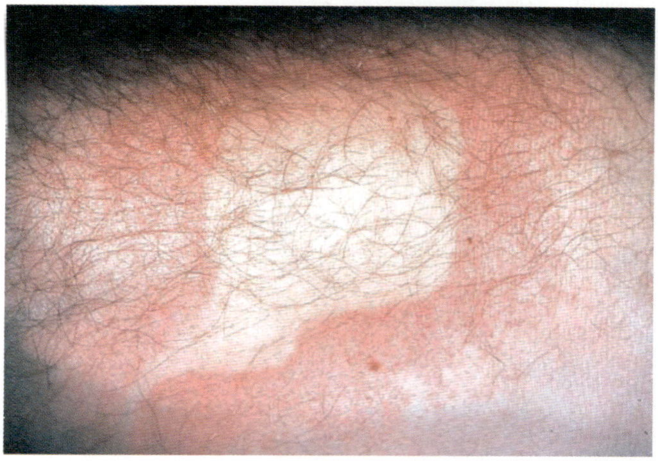

Figure 3-3. Ice cube test
Cold urticaria 환자에서 ice cube test 양성 소견 (ice cube 모양대로 urticaria 발생).

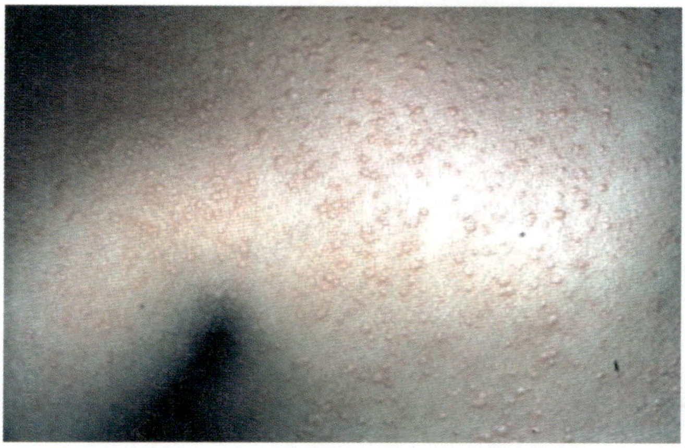

Figure 3-4. Cholinergic urticaria
좁쌀 크기의 특징적인 모양.

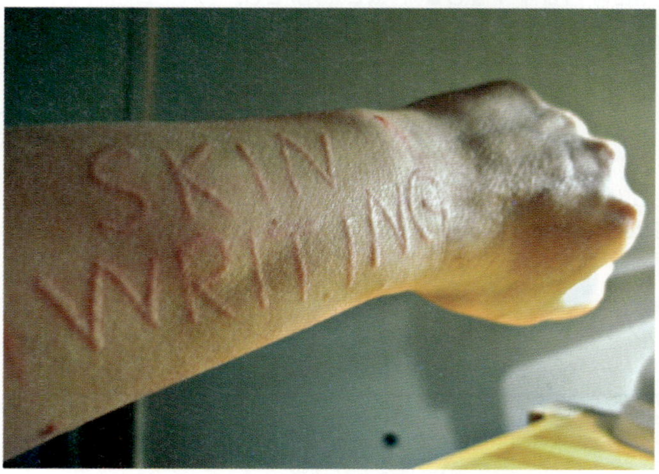

Figure 3-4. Dermographism
글씨 쓰기 등 물리적인 힘을 가하면 그 자리에 그대로 urticaria가 발생한다.

4

Drug Allergy

약물 알레르기

서론 (introduction)

A. 약물 이상 반응 (adverse drug reaction, ADR)

1. ADR의 분류 (Table 4-1)

Table 4-1. Classification of ADRs

Drug reaction	예시
Reaction occurring in most normal patients, given sufficient dose and duration of therapy (type A) (사용량과 기간만 충분하면 대부분의 사람에서 발생할 수 있는 이상 반응)	
Overdose	Acetaminophen → hepatic failure
Side effects	Theophylline → nausea, headache, tremor
Secondary or indirect effects	Antibiotics → GI bacterial alteration → eg, *C. difficile* colitis
Drug interactions	Erythromycin → theophylline/digoxin levels ↑
Drug hypersensitivity reactions restricted to a small subpopulation (type B) (일부만 발생)	
Intolerance*	Tinnitus after a single aspirin tablet
Idiosyncrasy**	G6PD deficiency : anemia after antioxidant drug
Immunologic drug reactions (allergy)	Anaphylaxis from β-lactam antibiotics

* Intolerance : subtherapeutic dose에서 side effects 발생한 것

** Idiosyncrasy : known pharmacologic property에 의한 것이 아니면서 immune-mediated도 아닌 drug effect

2. Type B adverse drug reactions의 기전

(1) **Drug allergy : 면역학적 기전에 의한 drug hypersensitivity reaction (type B).**

· 복습을 겸해 **penicillin allergy**를 예로 살펴보자(Table 4-2).

Table 4-2. Penicillin allergic reactions

Gell-Coombs 분류	기전	예시
I	IgE-mediated	Acute anaphylaxis, urticaria
II	Antibody-mediated cytotoxic	Hemolytic anemia, thrombocytopenia
III	Immune complex damage	Serum sickness, drug fever Some cutaneous eruptions and vasculitis
IV	Cellular hypersensitivity	Contact dermatitis, morbilliform eruption Interstitial nephritis, SJS/TEN, hepatitis

(2) **Drug idiosyncrasy (=pseudoallergic reaction)**

① 현상적으로 drug allergy 같아 보일 수 있으나 **non-immunologic mechanism**에 의한 것이며, 치료나 예후가 다를 수 있으므로 분명한 구분이 필요 (Table 4-3)

② Drug idiosyncrasy와 drug allergy의 일반적 특징 차이 (Table 4-4)

Table 4-3. Drug allergy와 drug idiosyncrasy의 흔한 예

Drug allergy (면역학적)	Drug idiosyncrasy (비 면역학적)
Anaphylaxis from β-lactams Halothane hepatitis Dermatitis from sulfonamide Serum sickness from phenytoin Hypotension after succinylcholine Quinine-induced thrombocytopenia Cisplatin-associated urticaria	Shock after radiocontrast media Aspirin-induced asthma Opiate-related urticaria NSAID-related urticaria (most) Hemolytic anemia due to choline Syncope after local anesthetics Flushing during vancomycin infusion Acute ciprofloxacin reactions (most) Isoniazid hepatitis

Table 4-4. Drug allergy와 drug idiosyncrasy의 차이점

	Allergic	Idiosyncratic
위험도의 지속성	시간이 흐름에 따라 감소	다양함
교차 반응성 패턴	Common structure	Common function

(3) **Radiocontrast media reactions**

① 기전

a. Idiosyncratic activation of mast cells or basophils

b. Hypertonicity to stimulate mast cells or basophils histamine release

② 위험 인자 : atopy, severe cardiovascular ds., radiocontrast reaction 과거력

③ **Preventive methods** (임상에서 증명된 방법들)

a. **Non-ionic, isotonic** radiocontrast media 사용

b. Premedication (radiocontrast media 주입 전)

: **Prednisolone + Diphenhydramine (anti-H1) + Cimetidine (anti-H2)**

(4) **Local anesthetics**

① 임상양상 : vasovagal syncope (**mimic anaphylaxis**)

② 기전 : **truly allergic인 경우는 매우 드물어**

③ 진단 : intradermal test 를 통해 true allergy가 아님을 확진할 수 있다.

(5) Opioid analgesics

① 기전 : mast cell로부터 직접 histamine release

(6) NSAID, Aspirin → NSAIDs 과민반응 참조

B. ADR의 역학 (epidemiology)

1. 일반적인 발생률

(1) ADR : 입원 환자의 10~20%, 외래 환자의 25% 이하

(2) Type B ADR : 전체 ADR의 10~15%

(3) Drug allergy : Type B ADR 가운데 6~10%

(4) 입원 환자 사망의 1/300이 ADR 원인으로 추정 (미국)

2. Type B ADR의 역학

(1) 가장 흔한 원인 : **β-lactam, NSAIDs**

(2) 증상 : **cutaneous reactions** (m/c) eg, maculopapular eruption, urticaria

(3) Anaphylaxis 원인의 8~62%가 drug allergy로 추정

C. How drugs are recognized by the immune system?

(1) 대다수의 약물은 자체적으로는 체내에서 **antigenicity**를 갖지 못함

(2) 일부의 macromolecule 약물은 자체적인 특성 (large molecular weight with multiple repeating epitopes)으로 체내에서 스스로 antigenicity를 가짐

eg, 인슐린

(3) 자체적으로 antigenicity를 갖지 못하는 대다수의 약물은 **carrier protein과 결합하게 되면 antigenicity를 획득(drug hapten, Figure 4-1)**

(4) 원인은 알 수 없지만, 특정 viral infection (EBV, CMV, HHV6, HIV) 상태에서는 drug hapten의 immunogenicity가 높게 나타나 drug allergy가 더 자주 발생

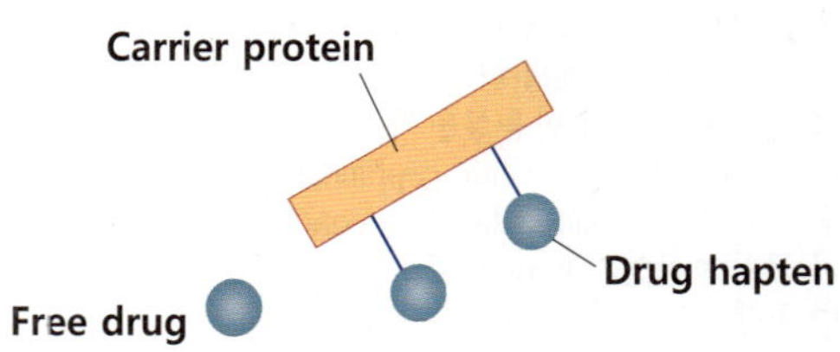

Figure 4-1. Drug hapten

베타 락탐 제1형 과민반응 (β-lactam immediate reaction)

A. 서론

(1) 베타 락탐 항생제 알레르기 반응은 다양한 임상 양상으로 나타남 (Table 4-2)

※ 특히 **immediate reaction(제1형 과민반응)**은 임상에서도 가장 흔히 접하게 되는 부분이기 때문에 잘 알아둘 필요가 있다.

(2) 체내에서 대사를 거쳐야 하는 대부분의 다른 약제들과 달리 베타 락탐 항생제는 physiologic condition에서 스스로 변형되어 drug hapten을 형성할 수 있다.

(베타 락탐 알레르기의 발생률이 높은 원인?)

B. 베타 락탐 구조

(1) Penicillin, Cephalosporin, Carbapenem, Monobactam 등은 공통적으로 **베타 락탐 고리 구조**를 갖고 있기 때문에 '베타 락탐 항생제'라고 함 (Figure 4-2)

(2) **공통 구조를 가지고 있기 때문에** penicillin과 cephalosporin, carbapenem 등은 면역학적 **교차 반응성**을 가질 수 있다. 단, **monobactam**은 베타 락탐 고리 옆에 second nuclear ring 구조가 없기 때문인지 immunogenicity가 약하며 면역학적 교차 반응성이 거의 없음.

(3) **Cephalosporin 중 1세대에 가까울 수록** penicillin과 교차 반응성이 강하며, 나중 세대일수록 교차 반응성이 낮음

(4) Non-penicillin 베타 락탐 항생제 알레르기 반응의 상당수는 side chain의 의한 것

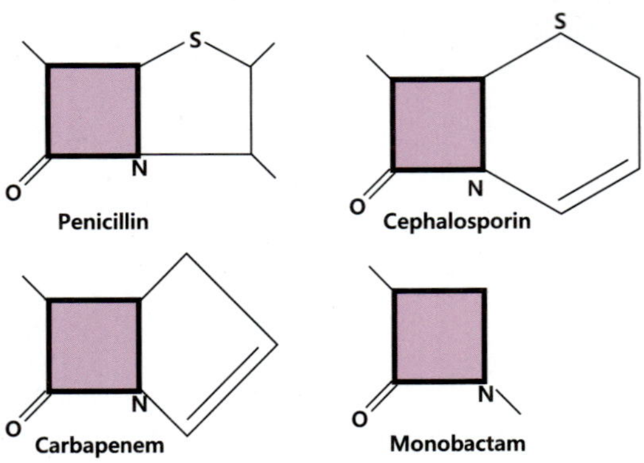

Figure 4-2. β-lactam antibiotics의 구조
Penicillin, cephalosporin, carbapenem, monobactam 등은 공통적으로 베타 락탐 고리 구조를 갖고 있기 때문에, 면역학적 교차 반응성을 가질 수 있다. 다만, bicyclic nucleus를 가진 penicillin, cephalosporin, carbapenem 등과는 달리, monobactam은 second nuclear ring 구조가 없기 때문인지 immunogenicity가 약하고 타 베타 락탐 항생제와 교차 반응성이 무척 약하다.

C. Penicillin 알레르기 반응의 두 가지 determinants

(1) Penicillin이 면역학적 항원성을 띄는 과정(hapten determinant)은 잘 규명되어 있음

(반면, 다른 베타 락탐 항생제들의 경우는 그렇지 않다.)

(2) 체내에 들어온 penicillin은 **베타 락탐 고리가 해체 (Figure 4-3의 붉은 화살표 위치)되면서 다음의 두 가지 형태로 변형**되는데, 이 물질이 면역학적 과민반응의 원인이 된다.

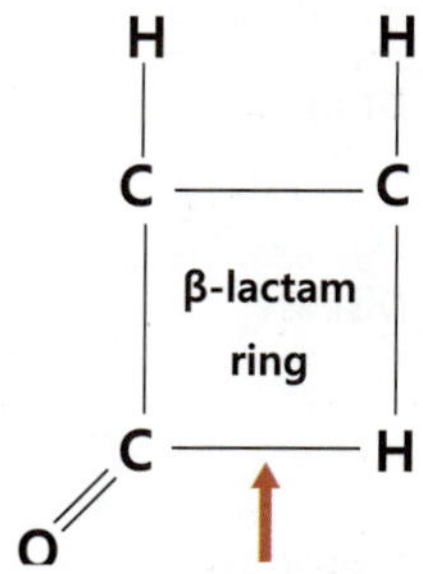

Figure 4-3.
β-lactam ring structure

1. 주결정소 (major antigenic determinant)

(1) 구성 : Penicilloyl group, 95%

(2) 주 임상 양상 : **Urticaria**

2. 부결정소 (minor antigenic determinant)

(1) 구성 : Benzyl penicillin과 그 외 대사산물 (Penicilloate, Penilloate), 5%

(2) 주 임상 양상 : **Anaphylaxis**

D. 위험 인자 (risk factors, Table 4-5)

(1) 경구 투여보다 **정맥 주사**의 경우가 더 치명적인 반응을 초래할 수 있다.

(2) 과거 페니실린 알레르기 반응을 보였던 사람은 발생빈도가 4배에서 6배 정도 높다.

(3) 가족력은 무관하다.

(4) 아토피 : 페니실린 알레르기의 발생빈도와는 무관, 알레르기 반응의 중증도와 관련

Table 4-5. 페니실린 알레르기 반응 발생의 risk factors

Association	Risk factors
Drug	치료 용량(dose)이 클수록, 치료 기간(duration)이 길 수록 약물 치료가 빈번할 수록 (frequency) Cross-reactive drug을 사용한 적이 있을 때
Disease	장기간 또는 반복적으로 치료할 필요가 있는 질환 (Need for prolonged or repeated courses of therapy) Concomitant medications (eg, allopurinol과 amoxicillin 함께 사용) Concomitant diseases (eg, EBV infection 있을 때 amoxicillin 사용)
Individual	이전 사용 시 알레르기 반응 있었을 때 (prior reaction history) Atopy

E. 진단 검사 (diagnostic test for penicillin allergy)

1. Penicillin 즉시형 피부 시험

※ Penicillin에 대한 specific IgE 항체 여부를 검사하는 방법

※ IgE 비 매개성 (제2형, 제3형, 제4형) 과민반응의 진단에는 도움 안됨

(1) Skin prick test (SPT) : 주결정소와 부결정소를 함께 검사해야 한다.

① 주결정소에 대해 : penicilloyl polylysine (PPL) 시약

· 국내에서는 PPL 시약 (PrePen)을 구할 수 없다.

· 대체 방법 : RAST 검사

② 부결정소에 대해 : MDM 시약 (minor determinants mixture)

· MDM 시약은 FDA 승인을 받지 못했기 때문에,
검사 직전 증류수에 녹인 penicillin G를 시약으로 이용함

(2) Intradermal test (IDT) : 임상적으로 의심되지만 SPT 결과 (-)인 경우에 시행

(3) **검사 해석** (Table 4-6)

① Skin test (+)인 경우 penicillin 제1형 과민반응 발생 위험은 50% 이상

② Skin test (-)인 경우 penicillin 제1형 과민반응 발생을 거의 배제 가능.
(알레르기 반응이 발생하더라도 urticaria 등의 경미한 수준이다.)

Table 4-6. Penicillin skin test 결과 및 과거력에 따른 실제 발생율 예측

Prior reaction	Penicillin skin test	Clinical reaction
과거력 무관	양성	50% 이상
과거력 (+)	음성	1~3%
과거력 (-)	음성	1% 미만

2. Cephalosporin 즉시형 피부 시험

(1) 피부 시험의 **임상적 유용성이 낮다.** Low predictive value

(2) 검증된 시약이 없기 때문에 native drug 그대로 시약으로 사용한다. No in vitro test

(3) **Skin test (+)**인 경우 cephalosporin 알레르기 **위험이 높다고 할 수 있지만**,

(4) **Skin test (-)**인 경우 cephalosporin 알레르기를 **배제할 수 없다**.

∵ naive drug이 아닌 degraded product가 면역반응의 원인일 수 있기 때문

3. 임상적 고려 사항 (clinical considerations)

(1) Penicillin 알레르기 병력이 있는 환자에서의 cephalosporin 투여 (**Figure 4-4**)

① **Penicillin skin test 음성**인 경우, cephalosporin 알레르기 반응 발생 확률은 **일반인과 동일한 1% 미만**이며, 발생하는 경우에도 두드러기 등의 경미한 반응 발생

② 2, 3세대 cephalosporin은 penicillin과 교차반응 가능성이 1세대보다 더 낮음

(2) Cephalosporin 알레르기 병력이 있는 환자에서 penicillin 투여 (**Figure 4-5**)

① **Penicillin skin test 음성**인 경우, 알레르기 반응의 원인이 **cephalosporin의 side chain**일 것으로 판단

(3) Cephalosporin 알레르기 병력(+) 환자에서의 다른 종류의 cephalosporin 투여

① Cephalosporin 계열 약물은 매우 다양하기 때문에 확실히 검증된 결론은 없음

② Cephalosporin 약물간의 교차반응성은 유사한 side chain을 가진 1세대/2세대 약물이 높음

(4) **Side chain이 다른 cephalosporin이라면 거의 안전**하다고 할 수 있지만, **통상적으로 skin test를 시행하여 음성 반응인 경우 사용하는 것이 권장**됨

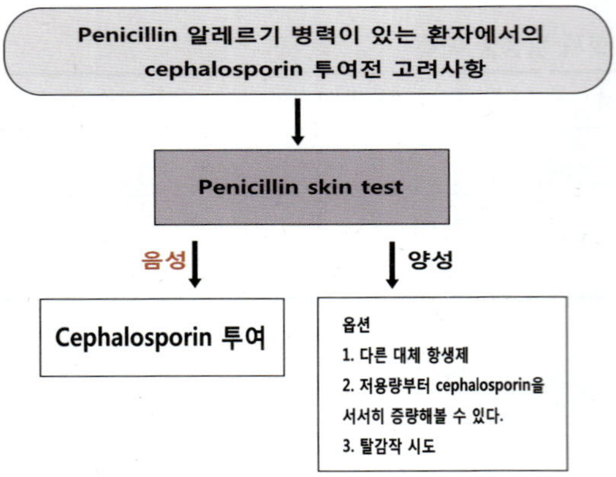

Figure 4-4. **Penicillin 알레르기 병력이 있는 환자에서의 cephalosporin 투여**

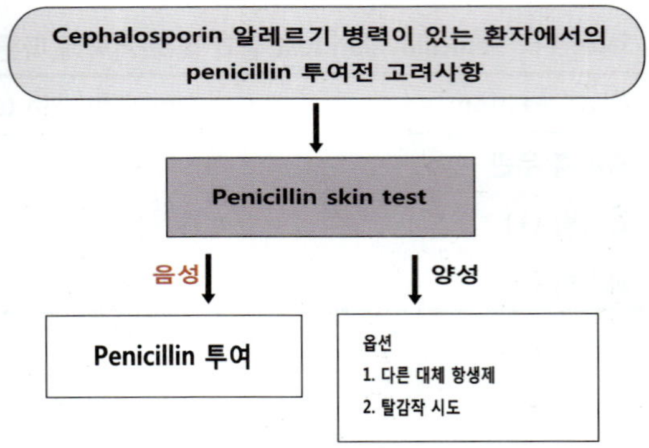

Figure 4-5. **Cephalosporin 알레르기 병력이 있는 환자에서의 penicillin 투여**

4. Monobactam

(1) Cephalosporin, penicillin과 교차반응성이 없다. (ceftazidime은 예외 : side chain이 동일)

(2) Cephalosporin, penicillin 알레르기 병력이 있는 환자에서 **안전하게 사용 가능**

5. Carbapenem

(1) Penicillin과 skin test의 교차반응성 : 10~50%

(2) 임상적 교차반응성은 이보다 훨씬 낮지만, 교차반응의 위험성은 항상 고려대상임

(3) Penicillin 알레르기 환자에서 carbapenem 사용이 반드시 필요한 경우는 skin test를 실시하고, skin test (-) 라면 저용량부터 graded challenge를 해볼 수도.

(4) **일반적으로 penicillin 알레르기 환자에서 carbapenem 사용은 권장하지 않는다.**

NSAIDs 과민반응 (NSAID idiosyncrasy)

A. 특징

(1) **Common function(COX-1 inhibition)에 의한 교차 반응성** (Table 4-4).

(2) **High risk group** : asthma patients, urticaria patients

B. 대표적 임상 양상 (clinical manifestations)

Table 4-7. NSAID/ASA idiosyncrasy의 임상 양상

Clinical syndromes	Hallmarks	Mechanism
Aspirin-induced asthma	Chronic eosinophilic rhinosinusitis Nasal polyp Persistent asthma	Leukotriene overproduction by COX-1 inhibition
Aspirin-sensitive urticaria/angioedema	Aggravated chronic urticaria Acute urticaria	

* 위 두 가지가 가장 대표적이며, 그외 anaphylaxis, hypersensitive pneumonitis도 발생할 수 있다.

C. Aspirin-induced asthma (AIA) → 호흡기학 chapter 5 참조

1. Hallmark

(1) Chronic eosinophilic rhinosinusitis

(2) Nasal polyposis

(3) Persistent asthma

2. Natural history

(1) Upper airway inflammation : Rhinitis가 첫 임상양상

(2) **Chronic rhinosinusitis with nasal polyp** : persistent rhinitis에서 진행한 결과

(3) Lower airway inflammation : **Asthma** : 대개 2~3년 후 발생

(4) **Aspirin hypersensitivity** - Aspirin/NSAIDs 복용에 의해 상기 증상 또는 피부 증상, anaphylaxis 유발

※ Chronic rhinosinusitis with nasal polyp, Persistent asthma, Aspirin hypersensitivity를 **Samter's triad** 라고 한다. (Samter는 이 가설을 처음 제시한 사람이다.)

3. 특징

(1) **AIA의 시작은 Aspirin/NSAIDs 복용력과 무관**

(2) **AIA의 악화는 Aspirin/NSAIDs 복용이 원인**. 따라서, 최근에는 **AERD** (aspirin-exacerbated respiratory disease)라는 명칭으로 바뀌고 있다.

(3) AIA의 asthma는 Aspirin/NSAIDs 복용과 무관하게 **severe persistent**인 경향

4. 역학

(1) **전체 asthma 환자 중 5~10%**

(2) Rhinosinusitis 및 nasal polyposis 를 동반한 asthma 환자 중 30~40%

(3) Usually adult, F 〉 M

5. 진단

(1) **Aspirin challenge test** : 유일한 방법

(2) **Oral aspirin challenge test** : gold standard

(3) Inhalational aspirin challenge test : lysine-aspirin을 사용

① Less sensitive

② Safer and faster

(4) **Nasal aspirin challenge test**

① Very safe : anaphylaxis 등의 systemic reaction을 유발하지 않는 장점

② 주로 nasal Sx을 호소하는 환자에서 유용

③ Severe asthma로 oral/inhalant challenge가 불가능한 환자에서 유용

④ Lower sensitivity : 음성으로 나올 경우 oral/inhalant challenge가 필요할 수 있다는 단점

6. 예방과 치료

(1) **Avoid aspirin/NSAIDs (strong COX-1 inhibitor)**

(2) **대체약물** : Table 4-8 참조.

(3) Anti-leukotrienes : 이론적인 예상보다 less effective

Table 4-8. Well-tolerated NSAIDs in aspirin-induced asthma

Weak COX-1 inhibitor	Acetaminophen Choline Mg trisalicylate	Salsalate Diflunisal
Preferential COX-2 inhibitor (고용량에서는 COX-1 inhibition가능)	Meloxicam	Nimesulide
Selective COX-2 inhibitor	Celecoxib	

약 발진 (cutaneous drug reactions)

A. Benign cutaneous drug reaction

1. Maculopapular eruption

(1) 일반적인 약 발진 (drug eruption)

(2) 약물 투여 **1~2주 이내** 발생

(3) Fever, pruritus를 동반하기도

(4) Severe cutaneous reaction의 초기와 감별이 어려울 수도

(5) 대개 **원인 약물 투여를 중단**하면 피부 병변이 소실

(6) 증상 호전이 필요하다면 oral antihistamine, topical corticosteroid 등으로 치료

2. Urticaria/angioedema

(1) 대개 면역학적 기전으로 발생 (type I hypersensitivity)

(2) 비면역학적 기전 호발 약물 : NSAIDs, ACE inhibitor, ARB, radiocontrast media

3. Fixed drug eruption

(1) 약물 재투여시 예전과 동일 위치에 erythema가 발생하는 것 (multiple episodes)

(2) Erythema 소실 후에는 hyperpigmentation이 남는다.

B. Severe cutaneous drug reactions

1. Hypersensitivity syndrome

(1) 약발진과 함께 **multiorgan reaction**이 동반되는 질환군 (**Table 4-9**).

(2) **흔한 원인 약물** : aromatic anticonvulsants와 allopurinol, lamotrigine, sulfonamide, abacavir, zalcitabine 등

(3) 약물 지속 복용 **2~8주** 경에 호발

(4) 호전된 이후 원인 약물에 재노출시 재발

(5) **Aromatic anticonvulsant** (carbamazepine, phenytoin, barbiturate) 끼리는 교차 반응성

(6) Mortality : 10% 미만

(7) 치료 : **원인 약물 중단** 및 **systemic corticosteroid**

2. Stevens-Johnson syndrome (SJS) 및 Toxic epidermal necrolysis (TEN)

(1) SJS와 TEN은 severity가 다른 동일 질환군

(2) **약물이 흔한 원인**

(3) **Blister**와 **epidermal detachment**가 가장 특징적인 피부 양상(**Table 4-9**)

(4) **Mortality : 10~30%**

(5) 치료 : **입증된 치료법은 없다. 조기 진단과 원인 약물의 즉각적인 중단**이 최선.

* Systemic corticosteroid는 도움이 되지 않는다.

* 항생제에 의한 SJS/TEN에서는 항생제 선택 및 사용에 주의가 필요하다.

Table 4-9. Clinical features of severe cutaneous reactions by drugs

진단	점막 병변	피부 양상	흔한 동반 증상
Hypersensitivity syndrome	없음	Severe maculopapular rash	Fever Peripheral blood eosinophilia Peripheral blood neutrophilia Hepatitis Lymphadenopathy
Stevens Johnson syndrome (SJS)	있음	Blisters on purpuric macules Skin detachment 〈10% of BSA	Fever
SJS/TEN	있음	Detachment 10~30%	
Toxic Epidermal Necrolysis (TEN)	있음	SJS 증상+ Detachment 〉30% of BSA	

* BSA : body surface area

약물 알레르기의 치료 원칙

1. 원인 약물 파악 및 진단 (identification of the offending drug)

(1) **자세한 투약 병력**을 파악하는 것이 중요

(2) 증상의 양상 및 onset : **Which type of hypersensitivity?** (Table 4-2)

(3) Drug start, stop, onset의 시간 연계성을 토대로 원인 약물 대상을 좁힌다.

(4) 중증도 평가 : 피부 증상의 severity 및 disease extent (multiorgan involvement 여부 : fever, eosinophilia, proteinuria, hepatitis, lymphadenopathy 등)를 평가해야

2. 원인 약물 투여 중단 (withdrawal of the offending drug)

(1) 이것만으로도 임상 경과가 좋아지는 경우가 많음

(2) **예외적 고려사항 - drug reaction의 severity와 drug necessity의 고려**

eg, Penicillin에 의한 urticaria 정도만 발생한 infective endocarditis 환자 : drug의 effect와 side effect의 경중을 따져야 한다(Mild skin reaction만 있는 경우, 원인 약물을 지속적으로 사용하면 알레르기 증상이 호전되기도).

3. 치료 (management)

(1) 제1형 과민반응의 경우, 초기 증상이 mild skin reaction이더라도 증상 호전 후 약물 재투여시 anaphylaxis risk를 고려해야함.

(2) 항히스타민제 등의 대증 요법 및 질환에 따른 systemic steroid 등의 투여 고려

4. 대체 약물 사용 (alternative drug)

(1) **Unrelated alternative medication**

① 항상 alternative drug이 좋은 것은 아니다 - efficacy, toxicity, cost 측면에서

② 피부 검사/유발 검사 등을 통해 오진 줄이는 것이 불필요한 대체 약물의 사용을 막을 수 있다.

(2) **Potentially cross-reactive medication** : 동일 계열의 다른 약제 (eg, 베타 락탐 항생제)

① **SJS/TEN의 경우에는 금기!**

5. 탈감작 (desensitization)

(1) 동일 약물의 재투여가 반드시 필요한 경우에 고려한다.

(2) **적응증** : **제1형 과민반응**, **비면역학적 과민반응 (idiosyncrasy)**, (경미한 제4형 과민반응)

(3) 일반적 과정 : 소량부터 시작하여 full dose까지 지속적으로 서서히 증량

(4) 목적 : clinical tolerance의 획득

(5) **SJS/TEN의 경우에는 금기!**

5

Rhinitis, Food Allergy etc.

비염, 식품 알레르기 등

비염 (rhinitis)

1. 비염의 정의

· 다음 중 한 가지 이상의 증상을 특징으로 하는 nasal mucosa의 염증성 질환

① Nasal congestion

② Rhinorrhea

③ Sneezing

④ Itching

2. 비염의 분류 및 감별진단

(1) Etiology에 따라 allergic, non-allergic, 그리고 비염 유사 질환으로 분류한다.

(2) **Mixed rhinitis** (combined allergic and non-allergic)

① Allergic rhinitis (이하 AR) 환자의 절반 이상이 mixed type

② Pure allergic, pure non-allergic 보다 흔함

(3) **Conditions mimicking rhinitis symptoms**

① Nasal polyps

② Anatomic abnormalities : septal deviation, tumor

③ CSF rhinorrhea

3. 비염의 역학

(1) Prevalence : 성인 10~30%, 소아 40%

(2) **알레르기성 비염의 risk factors**

① FHx of atopy

② Serum total IgE 〉 100 IU/mL before 6 yrs old

③ High SES

④ SPT (+) : asymptomatic SPT(+)는 향후 seasonal AR 발생의 중요한 risk factor

A. 알레르기성 비염 (allergic rhinitis)

1. 알레르기성 비염의 분류

(1) 전통적 분류 : seasonal vs perennial

① Seasonal allergen : grass, tree, weed pollens

② Perennial allergen : house dust mite (이하 HDM), cockroach, mold, pets

※ Seasonal AR 은 주로 소아/청소년, 반면 perennial AR은 주로 성인에서 많다.

(2) **ARIA 가이드라인 분류** : intermittent vs persistent - **주4일/4주 지속**을 기준 (Figure 5-1)

· 전통적 분류법의 단점을 보완. intermittent≠seasonal, persistent≠perennial

2. 알레르기성 비염의 기전 (Figure 5-2)

(1) **Early phase response - (제1형 과민반응)** : mast cell activation by IgE crosslinking

① Sneezing/itching

② Rhinorrhea (clear, watery)

③ Nasal congestion

(2) **Late phase response - (제4형 과민반응)** : tissue eosinophilia, T cell recruitment

① Nasal congestion/obstruction

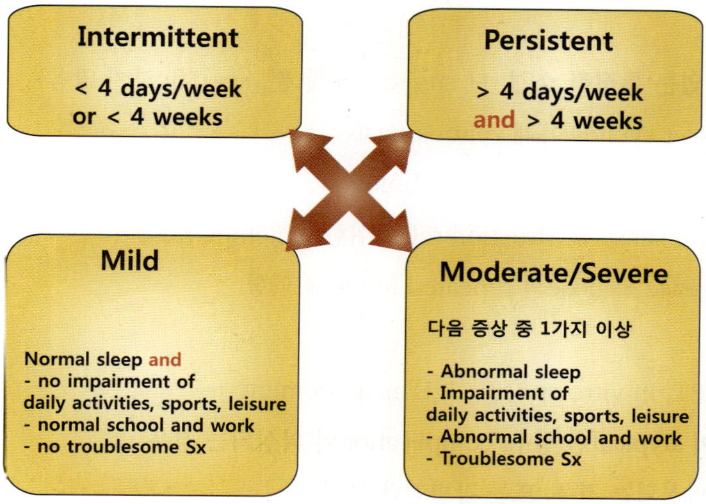

Figure 5-1. 알레르기성 비염의 분류 (ARIA 가이드라인)

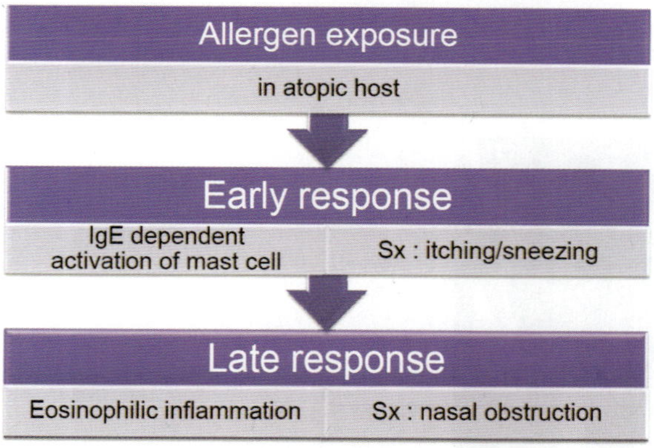

Figure 5-2. Brief view of the pathogenesis of allergic rhinitis

3. 알레르기성 비염의 진단

(1) 병력 - aggravating factor, Sx severity/frequency/duration, most troublesome Sx

※ **AR을 시사하지 않는 소견**

〈1〉 Unilateral Sx - 구조적 질환/악성 질환 의심

〈2〉 Bloody nasal discharge

〈3〉 Purulent nasal discharge - infectious rhinitis/sinusitis 의심 (단, AR에서도 sinusitis가 흔히 동반되므로, 이 소견이 있다고해서 AR이 아니라고 단정불가)

(2) 이학적 검진

(※ **AR에서 관찰될 수 있는 특징적 소견**, 단 suggestive할 뿐, specific하지 않음)

① Allergic shiner : lower eyelids 아래 venous stasis

② Allergic salute : persistent upward nose rubbing

③ Rabbit nose : itching sense/obstruction relief 위한 twitching nose

④ Transverse nasal crease ← nose의 repeated lifting에 의함

(3) 진단적 검사

① Specific IgE test : SPT, in vitro specific IgE measurement

② Rhinoscopy : **증상이 atypical인 경우, complication이 의심되는 경우**

③ CT : **complication 의심되는 경우, 또는 감별진단 목적**

※ Simple X ray 는 not useful

④ PFT : **천식 동반 여부**

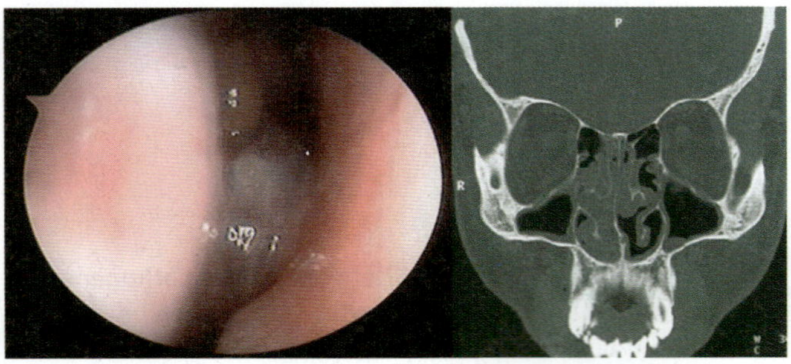

Figure 5-3. Nasal polyp
(좌) Rhinoscopy (우) CT

Table 5-1. 비염과 천식의 상관 관계 (one airway, one disease)

Epidemiologic	천식 환자의 80% 이상이 비염 증상 비염 환자의 15~40%가 천식 동반 비염은 천식 발생의 independent risk factor (2~3배)
Pathophysiologic	Th2 immune response
Clinical	(1) AR 환자의 intranasal steroid치료로 얻는 benefit ① 기관지 과민성 호전 ② 폐기능 호전 ③ 천식 증상 호전 ④ exhaled NO 감소 (2) 부비동염 치료는 천식 증상 호전 효과 (3) AR과 천식의 동일 치료 약제 : 예) LT receptor antagonist

4. 알레르기성 비염의 흔한 동반 질환 (comorbidities of AR)

(1) Sinusitis

· 비염과 흔히 동반되므로 이를 묶어서 흔히 rhinosinusitis 라고도 함
(코 점막의 edema로 sinus drainage에 문제가 발생)

(2) Nasal polyp (**Figure 5-3**)

· 진단에 rhinoscopy 또는 CT 등의 검사가 필요

(3) Otitis media with effusion

(4) Cough

· Posterior nasal discharge로 인한 chronic cough의 원인이 될 수

(5) Asthma

5. 비염과 천식의 상관성

· **"One airway, one disease"** 의 개념 (**Table 5-1**)

※ 비염 환자는 천식 동반 여부에 대한 screening이 필요하며, 동반된 경우 두 질환을 함께 control하는 것이 도움이 된다.

6. 알레르기성 비염의 치료

(1) Environmental control : allergen avoidance

(2) Pharmacologic therapy - INS 와 **항하스타민제가** mainstay

① **Oral anti-histamine** - sedation **부작용이 없는** 2세대**를 주로 사용**

a. 1세대 **제제는** anticholinergic effect**가 있기 때문에** rhinorrhea **조절에는 더 효과적** (**anticholinergic S/E** : **구갈, 변비, 배뇨 장애**, narrow-angle glaucoma)

b. **항히스타민제 간헐 복용보다는 지속 복용이 효과적**

② Intranasal anti-histamine

③ Oral decongestant (pseudoephedrine, phenylephrine)

a. nasal congestion relief **목적**

b. **부작용** : insomnia, irritability, palpitation, hypertension

④ Topical decongestant

a. Nasal congestion relief 목적

b. 부작용 : rhinitis medicamentosa (사용 3일만에도 발생 가능)

⑤ **Intranasal steroid (INS)**

a. AR 치료의 the single most potent therapy

b. Onset of action : 3~12시간 (: 사용 후 즉각적인 증상 호전은 없다)

c. INS 단독 요법 : 항히스타민제 + LTRA 병합요법보다 우수

d. Non-allergic rhinitis에도 효과적 (특히 NARES, vasomotor rhinitis)

e. AR과 동반된 안구 증상 호전에도 효과적

f. 전신적 부작용 : 거의 없음

g. 국소적 부작용 (rare) : nasal irritation, bleeding, nasal septal perforation

⑥ Systemic steroid : severe nasal congestion에서 단기 요법으로 사용 가능

⑦ Intranasal cromolyn sodium

a. Onset of action : 4~7일

b. 급성악화를 사전에 예방하기 위해 사용하며, 부작용 거의 없는 장점

⑧ Intranasal anticholinergics : rhinorrhea 감소 효과

⑨ LTRA (leukotriene receptor antagonist) :

a. 항히스타민제와 동등한 정도의 효과

b. **천식 동반 환자** 또는 INS 효과 없는 환자에서 고려 약물

⑩ Anti-IgE monoclonal antibody (Omalizumab) : 효과적이지만 비싸다

(3) **Immunotherapy**

① 적응증 : conventional pharmacotherapy에 반응하지 않는 severe AR 환자 (특히 single allergen이 원인인 경우에 더욱 효과적)

② 금기

〈1〉Severe, uncontrolled asthma

〈2〉Unstable cardiovascular disease

※ β-blocker 사용중인 환자에서는 주의!

③ 효과

〈1〉AR의 longterm remission

〈2〉New sensitization 예방

〈3〉소아 AR 환자의 천식으로의 진행 억제

(4) Surgery : **AR 자체의 치료법은 아니며,** conventional pharmacotherapy로 조절되지 않는 심한 nasal obstruction이나, **nasal polyp 등 동반 질환 있을 경우에 고려한다.**

(5) 임신 시 치료 (**Table 5-2**)

- **1st trimester 기간에는 가능한 모든 약물 치료를 중단한다.**

Table 5-2. 임산부에서의 AR 치료 (괄호 안은 FDA pregnancy category를 의미)

Safe	May be used (almost safe)	Contraindicated
LTRA (B) Cromolyn sodium (B) Antihistamine*	Intranasal steroid** Immunotherapy	Oral decongestant

* 1세대 chlorpheniramine, 2세대 cetirizine, loratadine 이 category B
** INS 중 budesonide가 category B

7. 기타 고려 사항

(1) Allergic conjunctivitis

① **AR 환자의 절반 이상에서 동반**

② **치료** : symptomatic treatment (**항히스타민제**, INS, LTRA)

(2) Oral allergy syndrome

① **원인** : pollen**과 특정** heat-labile food allergen**의** cross-reactivity

② **증상** : **특정** food intake**시** oropharynx **부위의 제1형 과민반응 증상**

③ **진단** : **prick to prick test**

eg, **사과 섭취 시 증상이 발생한다면, 사과 시약이 아닌 '사과 자체'를** prick **하여 피부 단자 검사를 시행** (시약으로 만드는 과정에서 항원성이 소실되기 쉬운 알레르겐이기 때문)

B. 비알레르기성 비염 (non-allergic rhinitis, Table 5-3)

Table 5-3. Non-allergic rhinitis.

Inflammatory, non-allergic	Non-inflammatory, non-allergic
Occupational Drug (NSAIDs, ACE inhibitor, β-blocker, sildenafil etc) Infection Aspirin intolerance NARES	Emotional Idiopathic Atrophic Gustatory Vasomotor Rhinitis medicamentosa Hormonal

1. NARES (non-allergic rhinitis with eosinophilia syndrome)

(1) 특징

① Rhinitis Sx + marked eosinophilia in nasal smear

② IgE↑ (-)

③ Good response to steroid therapy

2. Rhinitis medicamentosa

(1) 원인 : topical decongestant vasoconstrictor 장기 사용 (phenylephrine 등)

(2) 특징 : 2주 이상 상기 약물 지속시 발생하는 rebound congestion, 그리고 약물 효과 감소

식품 알레르기 (food allergy)

1. 식품 이상 반응 (adverse food reaction)

· Food allergy는 **면역학적 기전**에 의한 adverse food reaction

Table 5-4. Classification of adverse food reaction.

Food intolerance	Toxic contaminants (Salmonella 등의 toxin, 상한 고등어의 histamine) Pharmacologic property (커피의 caffeine, 오래된 치즈의 tyramine) Metabolic disorder (lactase deficiency, 흡수장애 등)
Food allergy	IgE 매개성 non-IgE 매개성
Food aversion	Panic disorder (음식 냄새를 맡거나 보는 것만으로 증상)

2. 식품 알레르기의 임상 양상 (clinical manifestation)

(1) Food-induced anaphylaxis (전체 anaphylaxis의 1/3)

※ **FDEIA (food-dependent exercise-induced anaphylaxis)**

a. Food intake 만으로는 증상 발생하지 않으며, intake 후 2~4시간 내 운동을 할 때 발생하는 특이한 anaphylaxis

b. 진단 : 유발검사 (food intake 후 exercise challenge)

(2) Food-induced **urticaria/angioedema :** food allergy 중 가장 흔한 양상

(3) GI anaphylaxis : food intake 후 즉시 발생하는 오심/구토/복통/설사 등의 GI Sx

Table 5-5. Food allergic disorders in adults

	IgE 매개성	Mixed	IgE 비매개성
전신적	Anaphylaxis, FDEIA		
피부	Urticaria, angioedema, Acute morbilliform rash	Atopic dermatitis	Contact dermatitis
위장관	Oral allergy syndrome GI anaphylaxis	Allergic eosinophilic gastroenteritis/esophagitis	Celiac disease
호흡기	Acute rhinoconjunctivitis Acute bronchospasm	Asthma	

3. 식품 알레르겐 (food allergen)

· 모든 식품이 알레르겐이 될 수 있지만, 연령층에 따라 다음의 식품들이 90% 이상의 원인을 차지

(1) **소아 : 우유**(milk), **달걀**(egg), **땅콩**(peanut), **콩**(soy), **밀**(wheat) **등이 흔함**

(2) **성인 : 어류**(fish), **패류**(shellfish), **땅콩**(peanut), **견과류**(nut) **등이 흔함**

4. 식품 알레르기의 진단

· 잘못된 진단은 불필요한 식품 회피의 원인이 될 수 있다.

(1) 병력 청취

① food allergy과 other adverse food reaction의 감별이 중요

② 원인 알레르겐

(2) 식품 일기 (diet diary) : 식품 섭취와 증상 발생의 연관성 파악 목적

(3) Elimination diets : 의심되는 식품을 식사에서 제외하는 것 → 진단 겸 치료

(4) Specific IgE test : SPT, in vitro assay → Chapter 2 참조

① IgE 매개성 식품 알레르기 진단에 도움

② SPT (-) 인 경우 원인 알레르겐에서 배제할 수 있음

a. SPT (-)이더라도, fresh fruit 등의 경우라면 prick to prick test로 재실시

b. SPT (+)인 경우, 원인 알레르겐일 'possibility'를 의미할 뿐, 임상적 연관성이 있어야 원인으로 판정

c. ImmunoCAP 등의 in vitro assay의 경우, 'diagnostic value' 이상 농도의 specific IgE 결과는 원인 알레르겐임을 의미함 (95% 확률)

(5) **DBPCFC (double-blind placebo-controlled food challenge)**

· 식품 알레르기 진단의 gold standard

· IgE 매개성 & non-IgE 매개성 식품 알레르기

5. 식품 알레르기의 치료

(1) Avoidance : "the only proven therapy"

※ 식품 알레르기는 시간이 지나면서 저절로 소실되기도 한다

(2) EpiPen (epinephrine auto-injector) : anaphylaxis, bronchospasm 등의 과거력이 있었던 환자에서는 필수

알레르기 질환의 일반적인 약물치료

A. Corticosteroids

(1) Systemic corticosteroid의 고려사항 → **내분비학** Chapter 4 **참조**

(2) Inhaled corticosteroid의 고려사항 → **호흡기학** Chapter 5 **및 Figure 5-4 참조**

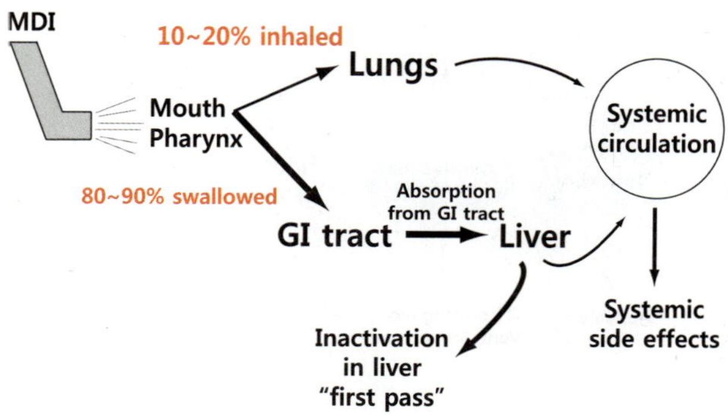

Figure 5-4. Inhaled steroid의 pharmacokinetics
MDI를 통해 체내로 들어오는 inhaled steroid 중 80~90%가 GI tract로 swallow되고, 이 중 대부분은 liver에서 대사되며 일부가 systemic circulation으로 흡수된다.

B. Antihistamines

※ 인체에는 4종류의 히스타민 수용체가 알려져 있으며, 이 가운데 알레르기 반응에 관여하는 주된 수용체는 H1 수용체이다. 일반적으로 말하는 항히스타민제는 H1 수용체 차단제(H1 antagonist)이다.

1. H1 antagonist의 분류

※ **Table 5-6** 참조

Table 5-6. Classification of H1-antihistamines

1st generation	2nd generation	Topical
Chlorpheniramine Diphenhydramine Hydroxyzine Cyproheptadine	Cetirizine Loratadine Ebastine Fexofenadine Levocetirizine	Azelastine Ketotifen

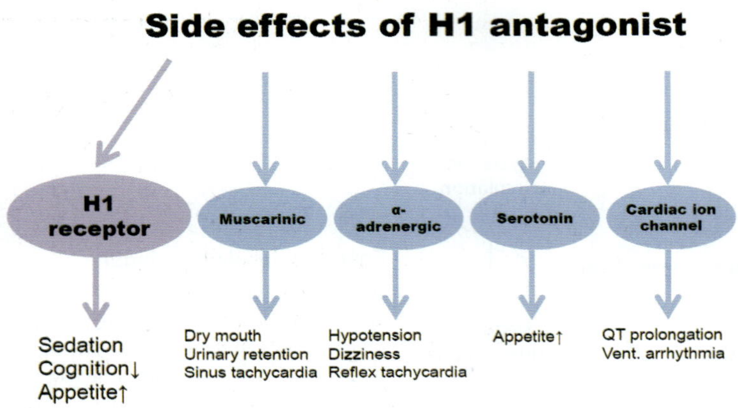

Figure 5-5. Potential side effects of H1 antagonist
H1 antagonist의 부작용으로는 BBB를 통과하는 성질(H1 수용체에 대한 작용)에 의한 부작용과, 기타 수용체에 대한 비선택적 작용에 의한 부작용이 발생 가능하다.

2. H1 antagonist의 부작용 (Figure 5-5)

(1) **대부분의 H1 항히스타민제 부작용은 1세대 제제에서 발생**

(2) **1세대 H1 항히스타민제 부작용의 기전**

① BBB (blood-brain barrier) 통과 (∵lipophilic)

② Non-selective effect on other receptors

※ 임산부에서 안전한 약제 : chlorpheniramine, loratadine, cetirizine, levocetirizine (※ hydroxyzine은 FDA category C)

C. Anti-leukotrienes (Figure 5-6)

(1) Leukotriene receptor antagonists (LTRA)

① 기전 : cysLT의 작용을 억제

② 약제 : zafirlukast, montelukast, pranlukast 등

(2) 5-lipooxygenase inhibitors (5-LO inhibitor)

① 기전 : 5-LO pathway를 중간 차단하여 LTB4 및 cysLT의 생성을 억제

② 약제 : zileuton 등

(3) 부작용

① Elevated liver enzyme

② Drug interaction : warfarin, theophylline

③ Churg-Strauss syndrome

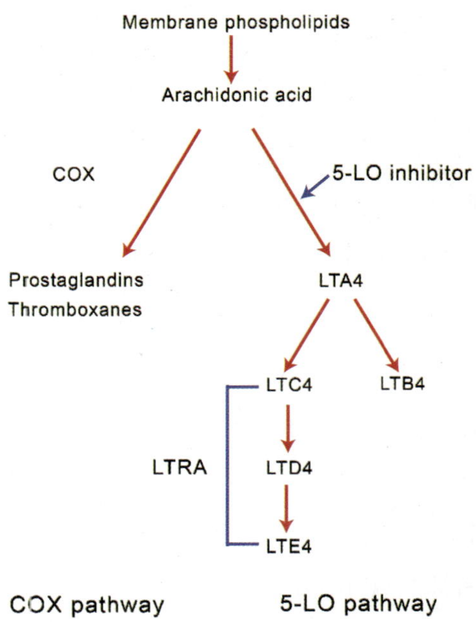

Figure 5-6. Arachidonic acid cascade
Leukotriene(LT)는 arachidonic acid cascade의 product로서 (1) potent bronchoconstrictor (2) eosinophil 및 neutrophil chemoattractant 작용을 통해 천식 및 기타 알레르기 염증 반응에 관여한다. Anti-leukotriene 중 5-LO inhibitor는 5-LO pathway를 중간 차단, LT receptor antagonist는 LTC4 과정을 차단함으로써 항염증 효과를 나타낸다.

D. 알레르겐 면역치료 (allergen immunotherapy)

(1) IgE 매개 반응에 의한 알레르기 질환에만 효과적 (주로 **흡입성 알레르겐**)

(2) **치료 효과가 입증된 질환**

① **알레르기성 비염**

② **알레르기성 천식**

③ **벌독 알레르기**

(3) 알레르기성 비염 및 알레르기성 천식 환자에서의 **적응증**

① 원인 알레르겐에 대한 IgE 매개 반응과 천식 증상의 연관성이 뚜렷한 경우

② 항원 회피가 불가능한 경우

③ 치료 약물 효과가 불충분하거나, 원하지 않는 경우

④ 원인 알레르겐이 수목, 목초, 잡초 화분, 집먼지 진드기, 곰팡이, 고양이, 바퀴벌레

⑤ 환자의 순응도가 좋은 경우

(4) 금기

① **절대적 금기증**

〈1〉 동반질환으로 심한 면역 질환이나 악성 종양을 지닌 경우

〈2〉 응급 상황시 epinephrine 사용이 불가능한 경우(심한 고혈압, 관상동맥질환)

〈3〉 환자의 poor compliance

② 상대적 금기증

〈1〉 연령 : 5세 미만, 50세 이상

〈2〉 임신중

〈3〉 중증 천식 : 적절한 약물 치료에도 폐기능 호전이 없는 경우 (FEV1 〈 70%)

(5) 체내 항체의 변화 : specific IgG의 증가 (protective Ab), specific IgE의 감소

(6) 치료 효과 : 증상↓, 약물 요구량↓, 기도과민성↓ (skin test reaction도 감소)

(7) 치료 방법 개요

① 피내 주사 vs 설하 투여 : 피내 주사가 more effective, 설하 투여가 more safe

② 원인 알레르겐의 선택 및 표준화된 알레르겐 시약 사용

③ 저용량부터 시작하여 점차 목표치까지 증량, 3~5년간 2~4주 간격으로 치료

④ 면역학적 변화(IgG↑, IgE↓)가 임상 효과로 나타나기까지 3~12개월 소요

⑤ 치료 종료 후에도 수 년 간 효과가 지속될 수 있음

E. Anti-IgE therapy

※ IgE 는 아토피성 천식에서 acute bronchoconstriction에 중요한 역할을 한다.

(1) Omalizumab : recombinant humanized IgG1 monoclonal Ab (피내 주사제)

(2) 작용 기전 (**Figure 5-7**)

① Free circulating IgE와 결합하여 mast cell 수용체(Fcε RI) 결합을 방해

② Omalizumab과 결합한 IgE는 hepatic reticuloendothelial system을 통해 clearance

③ Mast cell 수용체와 이미 결합한 상태의 IgE와는 결합할 수 없음

(3) Anti-IgE therapy in asthma

① 적응증

〈1〉Moderate to severe asthma

〈2〉Demonstrable hypersensitivity to a perennial aeroallergen (SPT or in vitro IgE test)

〈3〉Incomplete control despite appropriate dose of inhaled steroid

※ 설명 : total serum IgE level이 높은 중등도 이상의 아토피성 천식 환자에서 충분한 용량의 기존 치료 약제로 조절이 불충분한 경우 add-on therapy

② 효과

〈1〉Acute exacerbation 감소

〈2〉ER 방문 감소

〈3〉Inhaled or systemic steroid 요구량 감소

③ 부작용 : anaphylaxis (0.1%), injection site reaction (44%), urticaria (1%)

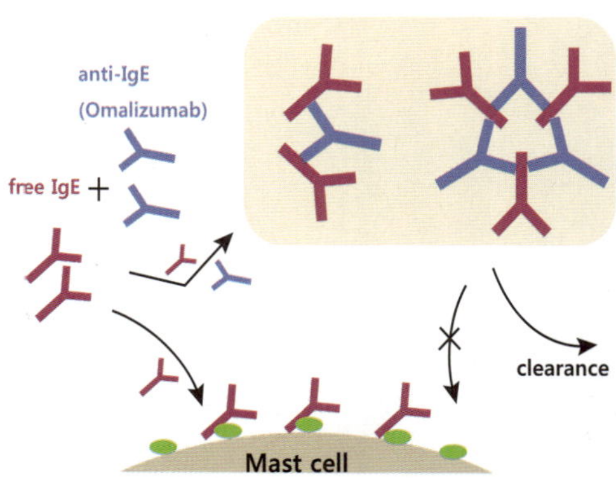

Figure 5-7. Omalizumab의 작용기전. Omalizumab은 free IgE와 결합하여 IgE가 mast cell 수용체에 결합하는 것을 방해한다. 이 결과, 알레르겐 노출 시 IgE에 의한 acute reaction을 억제할 수 있다.

Index

A

색인

B

C

D

E

F

G

H

I

J

K

L

M

N

O

P

Q

R

S

T

U

V

W

X

Y

Z

프리미어 내과(2판)
Volume 4
감염 · 류마티스 · 알레르기

2006년 8월 5일 1판 발행
2008년 2월 5일 수정판 발행
2010년 1월 10일 2판 1쇄 인 쇄
2010년 1월 15일 2판 1쇄 발 행

저 자 : 프리미어 의학연구회

값 25,000원

발 행 자 : 최병진

발 행 처 : 도서출판 고 려 의 학
(110-524) 서울 성북구 성북동 115-24 보문빌딩 3층
Tel. 765-0333, 0337
Fax. 743-2288
ISBN 978-89-7043-721-7
ISBN 978-89-7043-722-4(세트)

등록번호 : 제 1-519호 1978. 6. 29.